IMPFEN

IMPFEN

Die richtige Strategie

Carl-Friedrich Theill

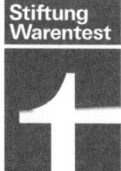

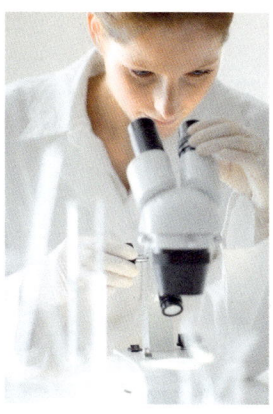
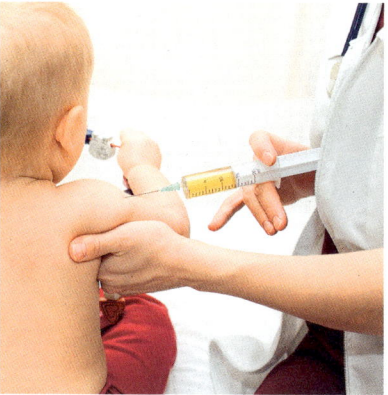
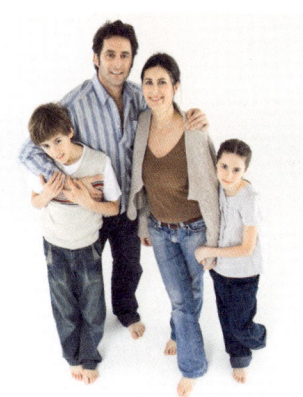

INHALT

9 IMPFEN AKTUELL – NEUE RISIKEN
9 Die Masern sind wieder da
16 Wichtige Baustellen
26 Kombinationsimpfstoffe – ein Problem?
28 Erst Pest, dann Pocken
29 Kinderlähmung (Polio)
30 Neue Impfstoffe

37 WIE IMPFEN FUNKTIONIERT
37 Die Immunabwehr
40 Qualitätsmaßstäbe
44 Wirksamkeit und Sicherheit

53 DIE ZUKUNFT HAT BEGONNEN
53 Neue Entwicklungen in Vorbereitung
56 Schwere Zwischenfälle: Einer auf Millionen
58 Studienergebnisse zu Impffolgen
64 Rechtsfragen, Rechtsfolgen
66 Zu viele Wirkstoffe?

69 EIN STREIT MIT TRADITION
69 Der bestrittene Erfolg
73 Impfen und Homöopathie — Nur ähnlich, nicht gleich
76 Ja, Jein und Nein
80 Online-Umfrage, Meinungsbild

87 IMPFEN KOMPAKT
87 Impfungen für Kinder – Schritte zur Entscheidung
93 STIKO-Empfehlungen
100 Impfungen für Erwachsene
106 Impfungen bei Allergien und Schwangerschaft
113 Impfungen für Reisende

126 IMPFLEXIKON
126 Impfungen für Kinder
146 Impfungen für Erwachsene
154 Impfungen tur Reisen

168 SERVICE
168 Zum Weiterlesen
168 Informationsquellen
169 Adressen
172 Register
176 Impressum

VORWORT

Lieber Leser, liebe Leserin,
wie man sich vor Eindringlingen schützt, ist bekannt. Auch und gerade, wenn sie im Internet wirken. Dort, im weltweiten Netz, lauern Viren. Sie können Daten kapern und unseren Rechner schädigen. Nur Vorsorge hilft – Abwehr mit Hilfe einer Firewall. Was bei weltweit vernetzten Informationssystemen richtig ist, gilt auch für unseren Organismus: Riskante Viren sind unterwegs und können schwere Krankheiten auslösen. Tabletten richten gegen Viren nichts oder nur wenig aus. Doch Möglichkeiten des vorbeugenden Gesundheitsschutzes stehen zur Verfügung: Eine persönliche Brandmauer durch eine geeignete Gesundheitsvorsorge.
Die Entscheidung, sich selbst und vor allem die Kinder impfen zu lassen, verursacht aber oft Sorgen und Ängste. Der Informationsbedarf ist groß – auch wegen neuer und kompakter Impfarzneimittel wie zum Beispiel Mehrfachimpfstoffen für (Klein-)Kinder. Welche Chancen bietet Impfen, welche Risiken gehen Geimpfte ein? Wie „ansteckend" wirken Impflücken? Wann sind Auffrischimpfungen nötig? Die Stiftung Warentest hat von einem Expertenteam Impfungen für Kinder und Erwachsene bewerten lassen. Sie wollen gewiss auch sicher reisen oder bei längeren Aufenthalten in fernen Regionen gesund bleiben. Ebenfalls dazu nennen wir Schutzimpfungen und weitere Möglichkeiten sinnvoller Gesundheitsvorsorge.
Die richtige Strategie heißt „Sicher Impfen": Im ersten Teil des Ratgebers finden Sie eine Bestandsaufnahme der aktuellen Impfsituation, die zurzeit wichtigen „Baustellen", auch im Streit der Meinungen; im zweiten Teil „Impfen kompakt" folgen praktische Hinweise rund ums Impfen für Kinder, Erwachsene und Reisende; im „Lexikon" finden Sie die wichtigsten Impfungen zu den jeweiligen Krankheitsbildern, alle Daten kompakt serviert auf einen Blick.
   Dieser Ratgeber soll der Orientierung dienen. „Impfen – die richtige Stratigie" ist ein Wegweiser zu einer differenzierten Entscheidung für einen sach- und fachgerechten Infektionsschutz. Für wen ist welche Impfung wichtig und warum, für wen vielleicht weniger oder eventuell gar nicht? **Wägen Sie ab. Sie sollen sich optimal schützen. Und dies bei möglichst geringem Risiko. Beides ist möglich.**

Carl-Friedrich Theill, Berlin im Winter 2012

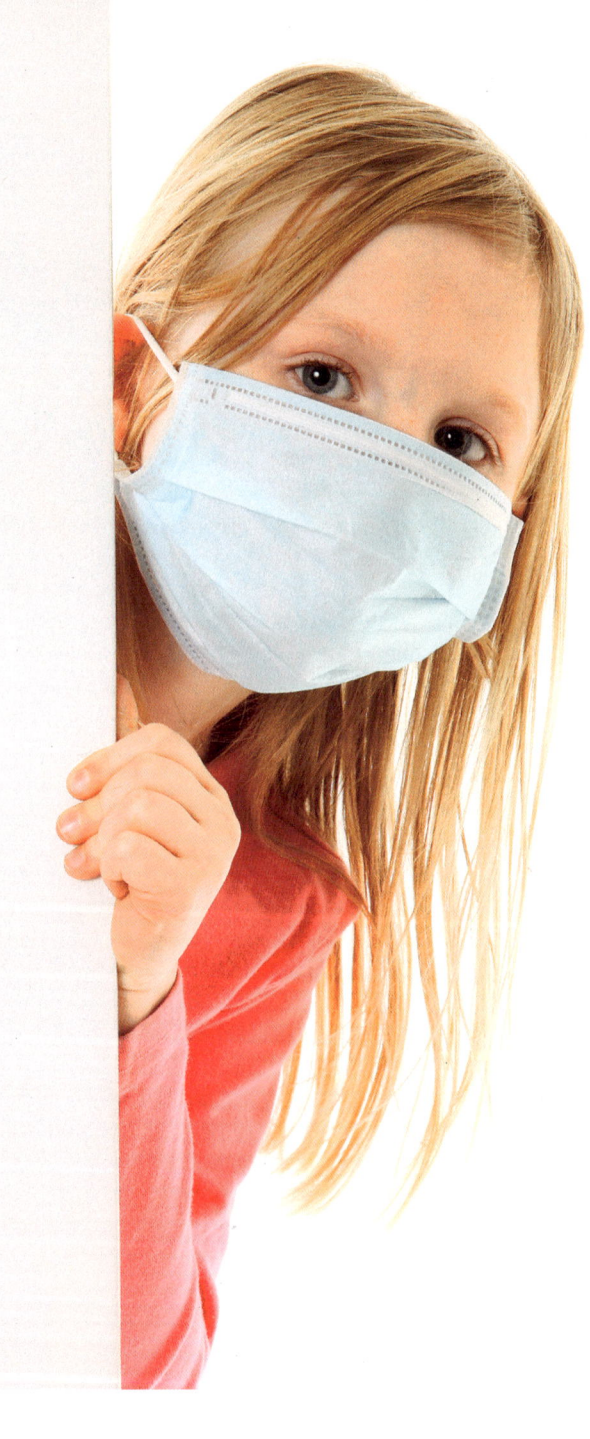

IMPFEN AKTUELL – NEUE RISIKEN

Von den Pocken, mit denen das „moderne" Impfen vor 216 Jahren begann, ist die Welt befreit. Seit 1977 existieren die „Blattern" in freier Wildbahn nicht mehr. Das könnte auch mit Erregern wie Masern, Mumps und Röteln gelingen. Doch einige Risiken nehmen zurzeit wieder zu. Es gibt viele gute Gründe, sich zu schützen – aber effektiv und richtig, und mithilfe verlässlicher Informationen.

DIE MASERN SIND WIEDER DA

Noch vor wenigen Jahrzehnten suchten gefährliche Epidemien die Bevölkerung immer wieder heim. Überraschend, heimtückisch, schicksalhaft. Heute ist die Angst vor Seuchen weitgehend geschwunden. Gefährliche Infektionskrankheiten haben in Mitteleuropa vielfach ihren Schrecken verloren. Manche gelten als (weitgehend) besiegt. Doch dieser Eindruck täuscht: Die Masern z. B. tauchen in Wellenbewegungen immer wieder auf.

Besonders stark war der Anstieg der gemeldeten Fälle bisher im Jahr 2011: In Europa wurden mehr als 26 000 Masernfälle registriert. Das war gegenüber dem Jahr 2007 eine Verdreifachung. In Deutschland wurden 1 607 Masernfälle gezählt – mehr als doppelt so viele wie jeweils in den beiden Jahren zuvor.

Auch örtlich kam es zunehmend zu nennenswerten Ausbrüchen. Im Jahr 2010 waren es insgesamt 202 Ausbrüche, die an das Robert-Koch-Institut übermittelt wurden, häufig in Schulen und dort wiederum in anthroposophisch ausgerichteten, aber auch in Heimen, Gemeinschaftseinrichtungen oder Krankenhäusern. Im März 2010 war mit mehr als 70 Masernerkrankungen zum Beispiel eine Schule in Essen betroffen – 311 von 762 Schülern waren nicht geimpft. Über Kontakte mit Infizierten traten nach dem Ausbruch in Essen die Masern auch in Gelsenkirchen, Mettmann, Wuppertal und Oberhausen auf. Um die Verbreitung von Masern besser eindämmen zu können, wird dringend geraten, auch Verdachtsfälle unverzüglich dem Arzt oder den Gesundheitsbehörden

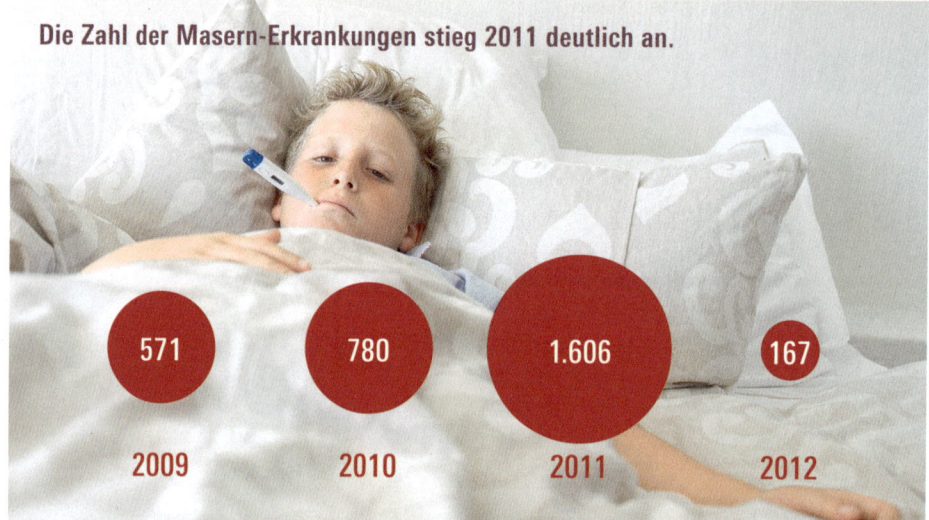

Die Zahl der Masern-Erkrankungen stieg 2011 deutlich an.

571 — 2009
780 — 2010
1.606 — 2011
167 — 2012

zu melden. Im Zusammenhang mit dem Masernausbruch in Essen wurde im Übrigen bekannt, dass in bestimmten Arztpraxen offenbar nicht geimpft worden war.

Masern zählen zwar zu den „Kinderkrankheiten", Kinderkram sind sie aber ganz und gar nicht. Sie können schwere gesundheitliche Komplikationen auslösen, aber selbst nicht direkt behandelt werden. Ein Schutz vor einer Maserninfektion und ihren möglichen Folgen ist nur vorbeugend möglich – durch eine Impfung.

Impfen dient in erster Linie dem eigenen Schutz und dem des persönlichen Umfelds. Hohe Impfraten verbessern aber auch den Schutz der Bevölkerung und jener, die gegen Masern (noch) nicht geimpft werden können, wie zum Beispiel junge Säuglinge.

Impflücken und andere Ursachen

Die Hauptursache für die Wiederkehr der Masern und anderer Infektionskrankheiten sind Impflücken. Die Ursachen für Zurückhaltung bei der Impfbereitschaft wiederum sind dabei vielfältig:

■ Sorglosigkeit und Impfskepsis. Die Risiken für nicht Geimpfte sind nicht bekannt

oder es herrschen Unsicherheit und Misstrauen. Immerhin geht es darum, dass schon Kleinkinder ab dem 2. Lebensjahr zu einem möglichst frühen Zeitpunkt geimpft werden sollen, beispielsweise mit einem Sechsfach-Kombinationsimpfstoff.

■ Mangelnde Konsequenz. Wenn eine notwendige Auffrischimpfung nicht rechtzeitig durchgeführt wurde oder sich der Immunschutz noch nicht endgültig aufgebaut hat, bleibt der Effekt einer Impfung oft unvollständig. Besonders groß sind Impflücken bei Jugendlichen. Die Kinder- und Jugendgesundheitsstudie des RKI zeigte, dass zum Beispiel bei Schülern ab elf Jahren die zweite Masern-Impfung häufiger fehlt. Das reduziert Wirkung und Dauer des Impfschutzes.

■ Vorsorge ohne Fürsorge: Gegen gefährliche Infektionskrankheiten wie die Masern werden statt erprobter und sinnvoller Vorsorgemaßnahmen immer wieder riskante Konzepte verfolgt, und das bei Kindern, zum Beispiel mit Masernpartys.

„Masernpartys"

So flammten lokale Masernepidemien auch dort auf, wo Eltern ihre Kinder an

„Masernpartys" teilnehmen ließen. Auf Masernpartys wird – aus falsch verstandener Abwehrstrategie – mit kleinen Kindern und den hochinfektiösen Masernkeimen russisch Roulette gespielt: Nicht gegen Masern geimpfte Kinder werden mit jenen zusammengebracht, die akut an Masern erkrankt sind. Nicht geimpfte Kinder sollen sich gezielt anstecken, um so ihre Immunabwehr auf natürliche Weise dauerhaft zu stärken. Denn wer einmal die Masern überstanden hat, wird in der Regel nicht mehr daran erkranken. Solche Veranstaltungen werden von Impfgegnern als eine Art Premium-Schutz propagiert – als lebenslanger Schutz ohne Impfrisiken.

Jedes Jahr Tote

Masernpartys zu organisieren zeigt eine verbreitete dramatische Fehleinschätzung der Risiken von meldepflichtigen Infektionskrankheiten wie den Masern.

Es kann nur dringend gewarnt werden: Denn an Masern erkrankte Kinder können

INFO Tödliche Langzeitfolge SSPE

Die **subakute sklerosierende Panenzephalitis** (SSPE) ist eine späte Komplikation, die Monate, manchmal sogar noch viele Jahre nach einer Maserninfektion auftreten kann. Wie SSPE entsteht, ist noch nicht vollständig geklärt. Sie zählt zu den langsamen Virusinfektionen (slow virus infections). SSPE bricht im Allgemeinen sechs bis acht Jahre nach den Masern aus (oder auch wesentlich später) und führt stets zum Tod.

Meist sind Kinder oder Jugendliche betroffen, die vor ihrem zweiten Lebensjahr die Masern durchgemacht hatten. Da Kinder erst ab dem 12. Lebensmonat gegen Masern geimpft werden können, sind sie nur geschützt, wenn sie sich nicht anstecken – zum Beispiel durch eine hohe Durchimpfungsquote in ihrer Umgebung.

Symptome der stets tödlichen Krankheit sind schwere Schäden wie Gehirnentzündung und Nervenschäden. Genannt werden drei Stadien: psychische Störungen und Demenz, Muskelkrämpfe (Myoklonien) und epileptische Anfälle, dann eine erhebliche Schädigung des Großhirns.

Das Risiko tödlicher Spätfolgen von Masern wird heute wesentlich höher eingeschätzt als früher – bisher mit fünf bis zehn pro einer Million Masernfällen. Die neuere wissenschaftliche Literatur geht von einer Häufigkeit von etwa einem bis zehn Fällen pro 10 000 bis 100 000 an Masern Erkrankter aus (siehe Risikotabelle, S. 166). Die absoluten Zahlen der Erkrankung sind allerdings in den letzten Jahren durch vermehrtes Impfen gegen Masern zurückgegangen.

INFO   Viele Gründe und Fakten für das Impfen

Es gibt eine Menge guter Gründe, zu impfen, und es gibt viel Wissen, das für die Impfentscheidung wichtig ist:

■ Zu allererst ist Impfen immer dann angesagt, wenn es keine Möglichkeit der direkten Behandlung gefährlicher, vor allem durch Viren ausgelöster Krankheiten gibt. Virusinfektionen kann nur vorgebeugt werden. Sie können nicht ursächlich behandelt werden.
■ Hohe Risiken und gefährliche Komplikationen der Erkrankung können durch eine Impfung vermieden werden.
■ Die Krankheitsrisiken sind beträchtlich und eindeutig höher als mögliche Risiken durch das Impfen selbst, seine Nebenwirkungen und Komplikationen.

Wichtige **Nahziele** werden erreicht – für sich selbst und auch für andere:
■ Persönlicher Impfschutz.
■ Bei doch auftretender Infektionskrankheit nach einer Impfung in der Regel ein milderer Verlauf.
■ Schutz auf Reisen, Schutz vor eingeschleppten gefährlichen Krankheitserregern.

Weiterer direkter und indirekter Nutzen:
■ Allgemein weniger Risiken durch Krankheiten.
■ Impfschutz für Schwangere und die Föten.
■ Ergänzender Schutz für jene Säuglinge und (Klein-)Kinder, die noch nicht geimpft werden können (und evtl. keinen hinreichenden Nestschutz haben).

■ Guter Schutz für Risikogruppen wie ältere Menschen, Immungeschwächte.
■ indirekter Schutz für (Klein-)Kinder, die noch nicht geimpft werden konnten oder können (Herdenimmunität, S.18).

Wichtige **Fernziele** können erreicht werden:
■ Bei sehr hoher Impfquote Schutz für die Gesamtbevölkerung. Das bedeutet: Schutz vor eingeschleppten Krankheiten auch für nicht Geimpfte („Herdenimmunität").
■ Gefährliche Infektionen („Kinderkrankheiten") wie Masern, Mumps und Röteln könnten ausgerottet werden.

Fortschritte der Wissenschaft werden genutzt:
■ Impfstoffe wurden und werden weiter verbessert.
■ Es gibt immer wieder und zunehmend neue Anwendungsgebiete von Impfstoffen und neue, verbesserte Impfverfahren.

Was beim Impfen darüber hinaus noch zu beachten ist:
■ Zurzeit ist bei den Zahlen zu Nebenwirkungen und Komplikationen durch das Impfen ein günstiger Trend festzustellen. Einige Ängste konnten inzwischen ausgeräumt werden: Impfen begünstigt zum Beispiel keine chronischen Krankheiten.
■ Wirksamkeit und Sicherheit: Impfungen haben ihren Sinn und Nutzen in der Praxis bereits vielfach eindeutig unter Beweis gestellt.

schwere Krankheiten erleiden und sogar daran sterben. In Deutschland gehen die Gesundheitsbehörden bisher von etwa ein bis zwei Todesfällen durch Masern pro Jahr aus. Im Jahr 2011 starben in Deutschland an Masern oder ihren Spätfolgen zum Beispiel ein junger Mann sowie ein sechs und ein zwölf Jahre altes Mädchen. Beide Mädchen litten an der gefürchteten Spätfolge einer Maserninfektion, der subakuten sklerosierenden Panenzephalitis (SSPE; siehe Seite 11). Die Zwölfjährige hatte sich mit zwei Jahren mit Masernviren infiziert und die Infektion zunächst überstanden, ohne Schaden zu nehmen. Dann brach die Krankheit wieder aus.

Neben der lebensgefährlichen Hirnentzündung als Folge einer Maserninfektion gibt es noch weitere Komplikationen wie Lungen- oder Mittelohrentzündungen – und dies mit einer statistisch gar nicht so geringen Wahrscheinlichkeit (Übersicht Seite 166).

Konkret bedeutet das: Bricht die Masernkrankheit aus, entwickelt sich

- eine Entzündung des Gehirns etwa bei einem von 1 000 erkrankten Kindern. Diese führt häufig zu bleibenden Hirnschäden. In etwa einem von einer Million Fällen tritt eine solche Enzephalitis nach bisheriger Datenlage zwar auch nach der Impfung auf – das ist aber tausend Mal seltener der Fall als bei einer Masernerkrankung eines nicht Geimpften.
- Bei vielen Erkrankten (etwa 15 bis 20 von 100) kommt es, so Erhebungen, bei

größeren Ausbrüchen zu Komplikationen wie Mittelohr- und Lungenentzündung.

- An Gehirnentzündung stirbt eins von etwa 10 000 masernkranken Kindern.

Dagegen sind mögliche Folgen der Masernimpfung in der Regel weniger schwerwiegend: Meist harmlose, gut beherrschbare Nebenwirkungen wie lokale Rötungen und Schwellungen an der Impfeinstichstelle oder kurzfristig auftretendes leichtes Fieber (Übersicht, Seite 166). Sie stellen eine Immunantwort des Organismus auf das Impfen dar, die zwar im Moment durchaus beunruhigend sein können, aber nicht von Dauer oder gefährlich sind.

Dreifachimpfung Masern, Mumps, Röteln

Auch die anderen vermeintlich banalen Kinderkrankheiten, die heute in der Regel mit einer Dreifachimpfung gegen Masern, Mumps („Ziegenpeter") und Röteln angegangen werden, können Komplikationen auslösen:

- Nach einer Infektion mit dem Mumps-Virus kann es in 10 bis 15 von 100 Fällen zu Hirnhautentzündungen kommen oder auch zu einer Hodenentzündung. Diese kann bei Infektion nach der Pubertät zu Sterilität führen.
- Die Rötelninfektion ist vor allem für Schwangere ein Risiko. Noch immer kommen jedes Jahr in Europa Kinder mit einer Röteln-Embryopathie (u. a. angeborene Taubheit, Blindheit, geistige Behinderungen) auf die Welt. Die Zahlen sind in den

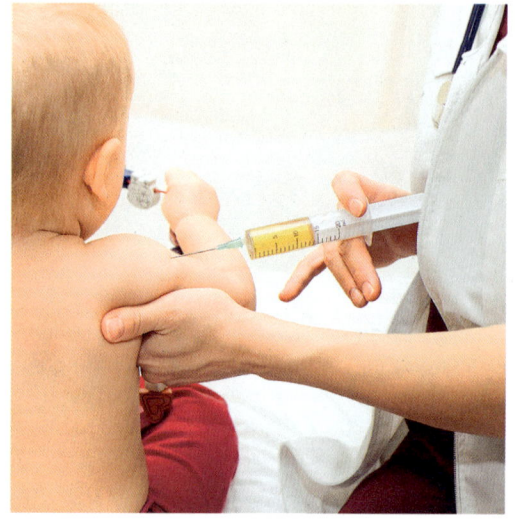

Gegen Masern, Mumps, Röteln gibt es heute in der Regel eine Dreifachkombinationsimpfung, dies zweimal (Impftermine siehe S. 92)

letzten Jahren aber infolge verbesserter Impfquoten geringer geworden und lagen zum Beispiel bei einem einzigen Fall im Jahr 2010 gegenüber 31 Fällen im Jahr 2007.

WHO: Seuchen ausrotten

Europa sollte zunächst bereits im Jahr 2007 frei von Masern sein, so das Ziel der Weltgesundheitsorganisation (WHO), dann laut Folgeplan im Jahr 2010, nun wurde bei Masern und Röteln das Jahr 2015 anvisiert. Die Weltgesundheitsorganisation hat die europäischen Staaten aufgefordert, die Masern verstärkt zu bekämpfen. Die Bundesrepublik Deutschland hat sich zu den Gesundheitszielen von WHO und der Europäischen Union (EU) verpflichtet. Angestrebt wird zum Beispiel

■ Masernerkrankungen mithilfe der Dreifachimpfung gegen Masern-Mumps-Röteln (MMR-Impfung) zu eliminieren.
■ Defekte durch Rötelninfektion beim Ungeborenen zu verhindern,
■ Diphtherie und
■ Neugeborenen-Wundstarrkrampf in Europa nicht mehr zuzulassen und
■ mitzuhelfen, Kinderlähmung (Poliomy-

elitis) weltweit auszurotten. Allerdings wurde verzeichnet, dass in Deutschland, aber auch in anderen europäischen Staaten wie Frankreich, Italien, Rumänien und Spanien die Masernzahlen wieder erneut anstiegen.

In den USA und Kanada wurde das Ziel, die Masern zu verbannen, dagegen bereits erreicht. Auch der gesamte südamerikanische Halbkontinent gilt inzwischen infolge konsequenter (verpflichtender – no vaccination, no school) Impfprogramme praktisch als masernfrei.

Impfziel 95 Prozent

Einen optimalen Schutz zum Beispiel vor Masernepidemien bieten nur sehr hohe Durchimpfungsraten in der Bevölkerung. Nach den reinen Impfzahlen erscheint das Ziel heute nah – aber es reicht immer noch nicht. Bei den Schuleingangsuntersuchungen aus dem Jahr 2005 hatten über 90 Prozent der Kinder die erste und nur rund 75 Prozent auch die zweite Masernimpfung erhalten. Im Jahr 2011 waren es im Schnitt bei der ersten Impfung 96,1 Prozent und bei der zweiten immerhin 90,2 Prozent. Aber um die Masern zu eliminieren, müssten mindestens 95 Prozent aller Kleinkinder bis zum Ende des zweiten Lebensjahres auch das zweite Mal gegen Masern geimpft worden sein. Erst das sorgt für einen dauerhaften Schutz. Erschwerend ist, dass die Quoten von 95 Prozent flächendeckend erreicht werden müssen – also in jedem Bundesland, jedem Kreis und in jeder Stadt. Die für eine wirksame Masernbekämpfung erforderliche „Durchimpfung" der Bevölkerung wird flächendeckend bisher nicht und regional bislang eher selten erreicht.

NAH, ABER NICHT DRAN

Die Impfquote bei der Masern-Mumps-Röteln-Impfung stieg im Schnitt von nur 19,4 Prozent im Jahr 2000 auf 91,5 Prozent im Jahr 2010 (2 Impfungen). An der Erstimpfung, z. B. der Dreifachimpfung gegen Masern, Mumps, Röteln (MMR-Impfung) ab dem 12. bis 15. Monat nehmen zurzeit mindestens 95 Prozent der Kinder teil. Das ist eigentlich optimal. Sicheren Langzeitschutz bietet aber erst die zweite Impfung zwischen dem 15. und 23. Monat (evtl. nachzuholen mit 5–6 Jahren). Hier liegt die Beteiligung zurzeit bei der MMR-Impfung im Schnitt bei etwa 90 Prozent. Das ist für diese Altersgruppe schon recht gut, wenngleich die Quote noch entscheidend gesteigert werden müsste. Impfquoten von 95 Prozent bei der zweiten Impfung wurden landesweit im Jahr 2010 (bei den Schuleingangsuntersuchungen) eher selten erreicht. Brandenburg, Mecklenburg-Vorpommern und Thüringen hatten für die zweite Masernimpfung die höchsten Impfquoten, im Durchschnitt 95 Prozent. Bremen war eins von neun Bundesländern, das über 90 Prozent (91,4 %) erreichte. Vier Bundesländer blieben knapp unter 90 Prozent. Das Schlusslicht war Sachsen (87,3 %). Damit hinkt Deutschland weiter dem Ziel der WHO hinterher, nach dem mindestens 95 von 100 Kindern zweimal gegen Masern geimpft sein sollten, um die Krankheit in Europa auszurotten.

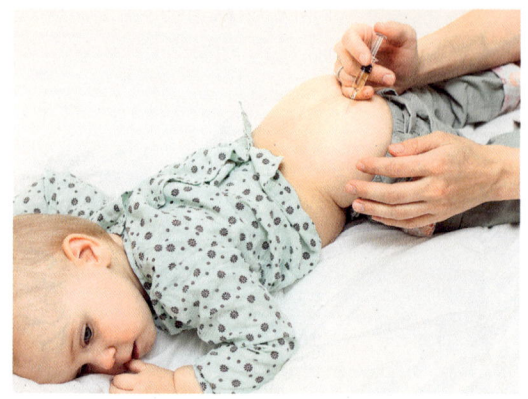
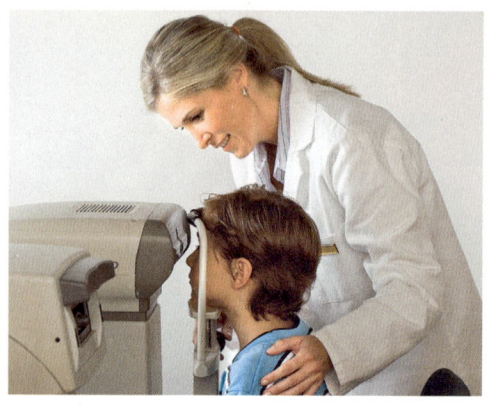

WICHTIGE BAUSTELLEN

Neben der Impfquote kommt es auch auf den richtigen Zeitpunkt an, zu dem geimpft wird. Die Analyse einer Befragung von vielen tausend Kindern und Jugendlichen, der Daten des Kinder- und Jugendgesundheitssurveys (KiGGS) sowie weitere Studien haben gezeigt, dass Kinder in Deutschland häufig zu spät und nicht zu den von den Experten der Ständigen Impfkommission (STIKO) empfohlenen Zeitpunkten geimpft werden.

Impftermine einhalten, Schutz auffrischen

Impftermine sollten wahrgenommen werden (Impfkalender, S. 92). Das gilt besonders auch für die Impftermine zur Zweitimpfung oder für notwendige Auffrischimpfungen.

■ Zum Beispiel hapert es mit dem Impfschutz von Kindern gegen Hepatitis B zur Verhinderung von Leberentzündung (Hepatitis) und Leberkrebs (Quote knapp 87 Prozent) – das ist für diese Altersgruppe unzureichend.

■ Für Jung wie Alt unzureichend sind bisher die Quoten der Zweitimpfung, insbesondere auch der anhaltende Impfschutz vor Masern durch die Auffrischimpfung im Jugendlichenalter (Impfungen für Erwachsene, S. 100 ff).

■ Auch die Impfung gegen Meningokokken (Seite 138, 161) mit Konjugatimpfstoff verläuft bislang nicht zufriedenstellend. Bis zum Jahr 2010 waren laut Erhebung nur mehr als 70 Prozent der zwei Jahre alten Kinder geimpft, etwas mehr als die Hälfte der Kinder bis zur Einschulung, aber nur etwa ein Drittel der Jugendlichen bis zum 18. Lebensjahr. Neue Empfehlungen betreffen die vierfach Konjugatimpfstoffe gegen Meningokokken der Typen A, C, W-135 und Y. Sie werden von der STIKO für Personen mit erhöhtem Risiko für schwere Meningokokkenerkrankungen empfohlen und für Reisende in Länder mit hohem Meningokokkenrisiko wie zum Beispiel in arabischen und anderen afrikanischen Ländern. Diese Impfstoffe sind inzwischen auch für Kinder ab einem Jahr zugelassen, sie sollten zuvor erst ab dem Alter von 11 Jahren eingesetzt werden. Die Empfehlung der Impfung aller Kinder im zweiten Lebensjahr mit einem Konjugatimpfstoff gegen Meningokokken der Gruppe C gilt weiterhin. Generell müssen die eingesetzten Impfstoffe natürlich für die jeweilige Altersgruppe zugelassen sein.

■ Bis zum Jahr 2008 waren nur 23 Prozent der Kinder gegen Windpocken geimpft (siehe auch Seite 142).

Vor der Schule geht es für die Kleinen zur Schuleingangsuntersuchung.
Dort wird, neben den körperlichen Untersuchungen, nach dem Impfstatus gefragt.

INFO Noch mehr gute Gründe zu impfen und weitere Informationen

- **Masern**: Bedenken Sie, Komplikationen bis hin zur Hirnentzündung und Tod sind als Folge einer Masernerkrankung möglich. Die bei Masern häufigen Fieberkrämpfe der meist kleinen Patienten können durch die Impfung weitgehend vermieden werden. Während laut Robert-Koch-Institut solche Krämpfe etwa bei einem von 15 Masernkranken auftreten, erleidet sie laut Statistik im Schnitt nur einer von 100 Geimpften. Vor allem auch bei jungen Erwachsenen mit Kinderwunsch sollte der Impfschutz überprüft werden. Eine Maserninfektion birgt z. B. ein erhöhtes Risiko für Fehlgeburten. In der Schwangerschaft kann gegen Masern nicht geimpft werden (Impfen und Schwangerschaft, Seite 107).

- **Keuchhusten**: Keuchhusten ist in den ersten Lebensmonaten besonders gefährlich. Bei Keuchhusten gibt es keinen Nestschutz. Der Nestschutz von Neugeborenen durch von der Mutter übertragene Antikörper ist gegen andere Infektionen für etwa drei bis sechs Monate wirksam. Dann übernimmt das sich entwickelnde Immunsystem des Kleinkindes diese Aufgabe.

- **Polio**: Erwachsene, die im Säuglings- und Kleinkindalter eine vollständige Grundimmunisierung sowie im Jugendalter oder später mindestens eine Auffrischimpfung erhalten haben oder

die als Erwachsene nach den Angaben des Herstellers grundimmunisiert wurden und eine Auffrischimpfung erhalten haben, gelten als vollständig immunisiert. Nicht Geimpfte erhalten eine Impfung mit inaktivierter Polio-Vakzine (IPV) entsprechend den Angaben des Herstellers. Ausstehende Impfungen der Grundimmunisierung werden mit IPV nachgeholt. Die routinemäßige Wiederimpfung ausreichend immunisierter Erwachsener ist inzwischen nicht mehr nötig. Früher galt eine 10-Jahres-Frist. Eine routinemäßige Auffrischung wird nach dem vollendeten 18. Lebensjahr heute nicht mehr empfohlen.

- **Diphtherie**: Ungenügend oder gar nicht geschützt gegen Diphtherie sind bislang noch viele Erwachsene. Für den ausreichenden Schutz ist alle zehn Jahre eine Auffrischimpfung erforderlich – in der Regel wird sie mit dem Tetanus-Impfstoff kombiniert.

- **Tetanus** (Wundstarrkrampf): Tetanus tritt inzwischen selten auf, verläuft aber so schwer, dass konsequentes Vorbeugen durch eine Impfung notwendig ist. Etwa die Hälfte der Erkrankungen kann tödlich verlaufen. Unzureichend geschützt sind vor allem Erwachsene, vor allem ältere Frauen. Eine Auffrischung dieser Impfung ist alle 10 Jahre nötig oder kann nachgeholt werden.

INFO Schutz für nicht Geschützte – Herdenimmunität

Eine hohe Impfquote in der Bevölkerung gegen verschiedene Infektionsrisiken wie Grippe oder Keuchhusten (Pertussis) schützt durch die Herdenimmunität in gewissem Maße nicht geimpfte (Klein-)Kinder und noch nicht geimpfte Säuglinge. Keuchhusten (Pertussis), Pneumokokkeninfektionen und solche mit Haemophilus influenzae Typ b können im Säuglingsalter besonders schwer verlaufen. Denn Säuglinge profitieren hier nicht ausreichend von den Antikörpern der Mutter, die diese vor der Geburt und über die Muttermilch an den Säugling weitergibt, dem Nestschutz. Säuglinge können erst ab der vollendeten 8. Lebenswoche gegen Diphtherie, Tetanus, Keuchhusten, Haemophilus influenzae, Poliomyelitis, Hepatitis B und Pneumokokken geimpft werden. Erst nach dem 11. vollendeten Lebensmonat folgen Auffrischimpfungen der Grundimmunisierung, die für einen nachhaltigen Infektionsschutz sorgen. Im 2. Lebensjahr stehen folgende Impfungen an: Gegen Meningokokken und im Mindestabstand von vier Wochen die zweimalige Lebendimpfung gegen Masern-Mumps-Röteln und Windpocken (MMR-Kombinationsimpfung mit Varizellen-Einzelimpfstoff oder Mumps-Masern-Röteln-Varizellen Kombinationsimpfstoff, MMRV), diese frühestens nach dem 15. Lebensmonat (Grundimmunisierung). Eine zweimalige MMRV-Impfung ist notwendig, um einen lebenslangen Impfschutz zu erreichen und dient auch dem Ziel, die Masern eines Tages regional oder im Idealfall europa- und weltweit ausrotten zu können. Dem Langzeitschutz dienen die Auffrischimpfungen für Tetanus, Diphtherie und Keuchhusten (Pertussis) im Alter von fünf bis sechs Jahren und für Tetanus, Diphtherie, Keuchhusten und Kinderlähmung (Poliomyelitis) im Alter von neun bis 17 Jahren. Der Schutz vor Keuchhusten durch Impfung oder auch als Folge einer durchgemachten Erkrankung hält im Schnitt nur etwa vier bis sieben Jahre an und muss deshalb aufgefrischt werden. Sonst kann zum Beispiel im Erwachsenenalter Keuchhusten erneut auftreten. Der wiederum wird dann nicht immer erkannt und kann insbesondere für Säuglinge und Kleinkinder ein hohes Infektionsrisiko darstellen.

Beim Impfschutz hierzulande ist noch vieles zu verbessern – auch im Vergleich zu anderen Ländern, sagen Experten.

IMPFSCHUTZ VORVERLEGT

Neben der Höhe der erzielten Impfquoten ist gerade bei Säuglingen auch der Zeitpunkt wesentlich, zu dem Impfschutz erreicht wird. Die Verträglichkeit moderner Impfstoffe und vor allem die gesundheitliche Gefährdung von Säuglingen hat zu einer Vorverlegung des Zeitpunktes der ersten Impfung geführt. Man beginnt heute nach den Empfehlungen der Ständigen Impfkommission (STIKO) im 3. bis 4. Lebensmonat zum Beispiel mit einer 6-fach-Kombinationsimpfung gegen Diphtherie, Tetanus, Keuchhusten, Haemophilus influenza B (Impfung gegen Hirnhautentzündung), Polio (keine Schluckimpfung mehr) und Hepatitis B, die bereits bei Säuglingen zu chronischer

Leberentzündung führen kann (Seite 128). Impfungen gegen Wundstarrkrampf (Tetanus) oder Grippe (Influenza) sind schon bei Säuglingen möglich, gegen Tetanus ab dem vollendeten zweiten Monat (9. Woche), gegen Grippe ab 6 Monaten.

Masern: Nach 1970 geborene Erwachsene sollten, wenn sie in der Kindheit nicht oder nur einmal gegen Masern geimpft wurden oder wenn der Impfstatus unbekannt ist, eine einmalige Masernimpfung erhalten, vorzugsweise mit einem Masern-Mumps-Röteln-Impfstoff. Es gibt auch einen Masern-Mumps-Röteln- plus Polio-Impfstoff, wenn beim Schutz vor Kinderlähmung, die gleichermaßen Erwachsene treffen kann, Nachholbedarf besteht.

Das eingrenzende Datum wurde festgelegt, weil bei Erwachsenen, die vor 1970 geboren wurden, häufig schon eine natürliche Immunität gegen die Kinderkrankheiten vorliegt – eine allgemeine Masern-Mumps-Röteln-Impfung und Impfung gegen Windpocken fand erst nach diesem Zeitpunkt statt. Bei unbekanntem Impfstatus oder fehlender Grundimmunisierung sollten die Impfungen im Erwachsenenalter aber auf jeden Fall nachgeholt werden.

Wenn zum Beispiel eine Masernerkrankung vor 1970 zuverlässig ausgeschlossen werden kann, ist sie auch in dieser Altersgruppe eventuell sinnvoll. Sie können dies in der Arztpraxis ansprechen.

- Mumps: Die Ständige Impfkommission hat die Empfehlung zur Mumpsimpfung

auf gefährdete Erwachsene ausgedehnt: Alle nach 1970 geborenen Erwachsenen in medizinischen Berufen mit Patientenkontakt sowie Beschäftigte in Gemeinschaftseinrichtungen und Ausbildungseinrichtungen für junge Erwachsene sollen auch gegen Mumps geimpft sein.

- Beim Tetanus (Wundstarrkrampf) gibt es mit zunehmendem Alter immer größere Impflücken: Der Anteil der Erwachsenen mit ausreichendem Impfschutz liegt im Schnitt bei 73 von 100 Menschen, ist mit zunehmendem Alter aber weitaus geringer. Bei Frauen über 65 Jahre lag die Impfquote nur noch bei 63 von 100, bei Männern über 65 Jahre bei 67 von 100, so eine Studie des Robert-Koch-Instituts aus dem Jahr 2009.

Nach neuen Empfehlungen der Ständigen Impfkommission (STIKO) sollte bei einer Tetanus-Auffrischimpfung der Kombinationsimpfstoff gegen Tetanus, Diphtherie und Keuchhusten verwendet werden.

- Auch eine Auffrischimpfung gegen Diphtherie wird empfohlen. Das Risiko, an der schon als überwunden geglaubten schweren Krankheit („Würgeengel der Kinder") zu erkranken, kehrte vor mehr als 20 Jahren vor allem über Osteuropa nach Deutschland zurück. Diphtherie tritt inzwischen wegen des gegenwärtig guten Impfschutzes in Deutschland aber nur noch selten auf. Säuglinge und Kleinkinder haben zurzeit eine ausreichende Immunisierungsrate – die aber soll erhalten und gesichert werden, auch bei Erwachsenen.

ERNSTE KOMPLIKATIONEN ZUM START

Älteren wird in Erinnerung sein, dass die ersten Polioimpfungen zu ernsten Komplikationen führen konnten. So wurde in etlichen Fällen durch den Impfstoff selbst Kinderlähmung ausgelöst. Heute wird in Deutschland als Impfstoff für die Routine-Impfung nur noch die inaktivierte Polio-Vakzine (IPV) empfohlen. Der zu injizierende Impfstoff kann selbst keine Polioerkrankung verursachen. Auch immunschwache Personen können deshalb ohne Risiko mit IPV geimpft werden.

Die Polio besiegt

Ein großes Impfziel wurde bisher in Deutschland realisiert – die Kinderlähmung (Polio) wurde besiegt. Der letzte aus dem Ausland eingeschleppte Poliofall ereignete sich 1978. Der letzte einheimische Poliofall durch einen Wildvirus trat im Jahr 1990 auf.

Im vergangenen Jahr wurde an den 50. Jahrestag der Polioschluckimpfung in Deutschland erinnert und an den Erfolg dieser Impfung. Ein Grund, die Hände in den Schoß zu legen, ist das freilich nicht. Der Schutz vor der Kinderlähmung bleibt auch in Zukunft ein wichtiges Ziel. Denn der Polio-Erreger kann aus anderen Regionen der Welt, zum Beispiel aus Afrika (wie Nigeria) oder Südasien (wie Indien und Pakistan, aber auch Afghanistan) wieder zu uns kommen. Die Impfung gegen Polio ist auch für Kinder sinnvoll und besteht aus einer Grundimmunisierung mit meh-

reren Impfdosen bei Kleinkindern und einer Auffrischimpfung bei Jugendlichen (Seite 133).

Im Jahr 2010 traten zum Beispiel erstmalig wieder Poliofälle in der WHO-Region Europa auf: Durch aus Indien eingeschleppte Polioviren kam es in Tadschikistan und anschließend in der Russischen Föderation zu Hunderten von Polioerkrankungen mit 19 Todesfällen.

Wie andere ansteckende Krankheiten auch, kann Kinderlähmung umso weniger Wirkung entfalten, je besser sich die Bevölkerung gegen eine solche hochansteckende Infektion schützt. Impflücken begünstigen dagegen grundsätzlich die Wiederkehr gefährlicher Seuchen. Das zeigten zum Beispiel auch die Poliomyelitis-Ausbrüche in den Jahren 1978 und 1992 in niederländischen Gemeinden, in denen (aus religiösen Gründen) Impfungen abgelehnt wurden.

Praxistests bestanden

Wie Impfen helfen kann, zeigen viele verschiedene Beispiele:

In Russland und den anderen Nachfolgestaaten der UdSSR erkrankten in den 1990er Jahren infolge sinkender Impfraten insgesamt über 150 000 Menschen an Diphtherie, mehr als 6 000 starben. Die Erkrankungszahlen in Osteuropa sind aufgrund von Impfprogrammen inzwischen erheblich zurückgegangen.

In Deutschland tritt Diphtherie zurzeit, wenn überhaupt, nur selten auf. Aber ohne konsequente Gesundheitsvorsorge muss das nicht so bleiben. Im Zuge von Epidemien auch in fernen Regionen können durch den internationalen Reiseverkehr gefährliche, hochansteckende Infektionskrankheiten auch (immer wieder) nach Deutschland gelangen.

Ein anderer Erfolg bei der Impfung gegen HiB
Das Bakterium Haemophilus influenzae (Typ B) kann bei Säuglingen und Kleinkindern schwere Hirnhautentzündungen verursachen. In der DDR wurden die Infektionszahlen registriert, was den Impferfolg

INFO WHO sucht unabhängigen Rat

War die Aufregung um die Schweinegrippe die größte Marketingkampagne aller Zeiten – ein Coup von Lobbyisten? Die **Situation**: Von den gegen die Schweinegrippe bestellten 50 Millionen Impfdosen Pandemrix® wurden zuletzt nur sieben bis acht Millionen verbraucht. In deutschen Kühlanlagen lagerten im Sommer des Jahres 2010 noch 27 Millionen Impfdosen für 225 Millionen Euro – die kontroversen Diskussionen um den Impfstoff gegen die Schweinegrippe und deren milder Verlauf hatten die Impfbereitschaft in der Bevölkerung erheblich gedämpft. Die Redaktion des „arznei-telegramm" hat seinerzeit unter dem Titel „Die gesponserte Pandemie – die WHO und die Schweinegrippe" Fakten problematisiert, die ein fragwürdiges Licht auf die Kampagne der Schweinegrippesaison im Jahr 2009 werfen.
Der **Vorwurf**: Erst die zum Teil von Lobbyisten veranlassten Änderungen der WHO-Leitlinien zu einer weltumfassenden Epidemie (Pandemie) hätten zu einer massenhaften Bestellung des Impf-

stoffes geführt. Die Passage, wonach nur dramatische Entwicklungen wie sehr hohe Erkrankungs- und Todeszahlen Voraussetzung für die Einstufung als Pandemie sind, war gestrichen worden. Die Einstufung der Schweinegrippe als Pandemie war somit Startschuss für die Impfstoffproduktion. Wegen des milden Verlaufs der Schweinegrippe und der kritischen Diskussionen in den Medien blieben die Länder dann auf 85 Prozent aller Impfdosen sitzen. Impfstoffe, die nicht genutzt worden waren, landeten im Müllheizkraftwerk – das Haltbarkeitsdatum war abgelaufen. Einige Mitglieder von WHO-Expertengremien sind finanziell auch mit der Pharmabranche verbunden.
Um in Zukunft Interessenkonflikte auszuschließen, soll nun das Beschlussverfahren geändert werden. Die WHO will „Maßnahmen ergreifen", die „die Organisation vor Rat schützen sollen, der durch kommerzielle Interessen beeinflusst ist". Im **Klartext**: Industrieunabhängige Berater sollen in den Gremien mehr Gewicht erhalten.

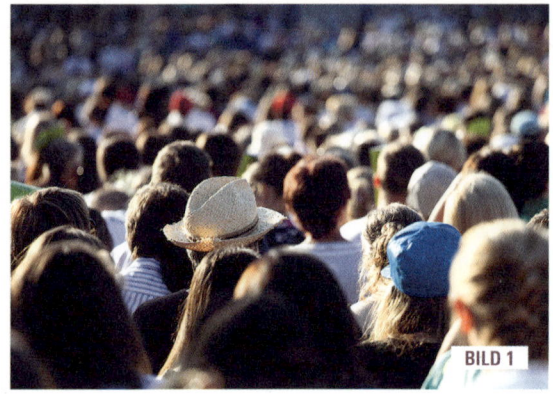
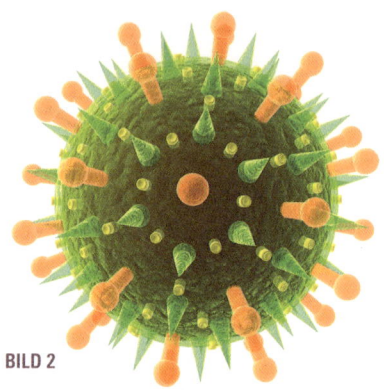

BILD 1
BILD 2

BILD 1: Bevölkerung auf engem Raum: Jedes Jahr im Winterhalbjahr sind bei uns aus Fernost Grippeviren im Anmarsch. Erhöhte Ansteckungsgefahr durch die Influenza besteht überall dort, wo viele Menschen aufeinandertreffen.
BILD 2: Grippevirus: Da Grippeviren sich immer wieder verändern, muss der Impfstoff pro Saison stets neu angepasst werden.

deutlich machte: Dort ereigneten sich in den Jahren vor der Wiedervereinigung jeweils etwa 100 bis 120 solcher Erkrankungen. Als 1990 die neue Haemophilus-Impfung eingeführt wurde, reduzierte sich die jährliche Fallzahl in den neuen Bundesländern auf weniger als zehn.

Risiken und Chancen, Chancen und Risiken

Es gibt aber auch Einschränkungen. Die Impfwelt ist nicht rundum heil („Was zu wünschen ist", Seite 23). Impfstoffe sind keine Alleskönner, Impfen hat Grenzen, die zu beachten, aber auch zu akzeptieren sind, zum Beispiel:

- Kein Impfstoff zeigt bei allen Anwendern eine sicher 100-prozentige Wirkung.
- Bei vielen gefährlichen Infektionen stehen Impfungen (noch) nicht zur Verfügung oder sind (vorerst) nicht möglich.
- Erfolg oder Misserfolg zeigen sich bei neu eingeführten Impfstoffen oft erst im Praxistest an vielen Menschen.
- Langfristige unerwünschte Effekte sind denkbar wie etwa die Verschiebung einer Erkrankung ins Erwachsenenalter; sie stellen sich erst später heraus.

- Durch Impfen können Krankheitsfälle auftreten, allerdings meist in abgemilderter Form, in seltenen Fällen jedoch auch mit schwerem Verlauf.

Es geht immer darum, Nutzen und Risiken gegeneinander abzuwägen. Dazu gehören zunächst einmal verlässliche Informationen (siehe Interview, Seite 33). Dazu gehört aber auch die bittere Wahrheit und Warnung, dass die Erkrankungsrisiken häufig bei nicht Geimpften um ein Vielfaches höher liegen als das Risiko durch die Impfung selbst. So liegt die Quote, als Nicht-Geimpfter durch Masern eine Hirnhautentzündung zu erleiden, bei 1:500 bis 1:10 000. Die Möglichkeit, dass die gleiche Komplikation als Folge der Masernimpfung auftritt (Impfung in der Regel mit Masern-Mumps-Röteln-Impfstoff) dagegen, bei einem Fall zu 1 000 000 (Langzeitfolge SSPE, S.11).

NATIONALER IMPFPLAN

Im Nationalen Impfplan für Deutschland, der noch nicht endgültig verabschiedet ist, werden Probleme des Impfwesens in Deutschland kritisiert und Verbesserungen gefordert: Zum Beispiel,

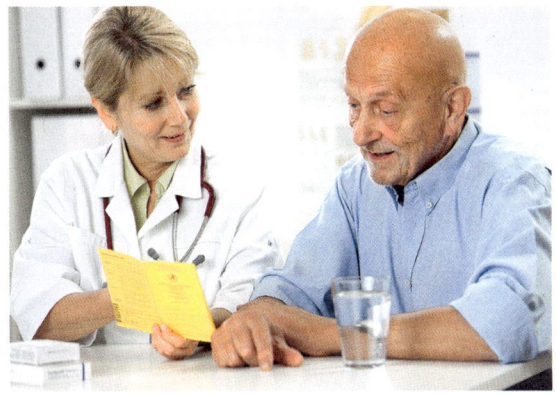

Impfung und Alter: Durch Grippe gefährdet sind vor allem auch alte Menschen und Immungeschwächte. Im Individualfall kann eine Grippeimpfung schützen.

dass die Bertung von Impfstoffen im Wesentlichen in den Händen der Impfstoffhersteller liegt und dass die meisten Studien aus den Reihen der pharmazeutischen Industrie finanziert werden. Angeregt wird, bei den Abläufen Neutralität und Unabhängigkeit zu stärken. Vorgeschlagen wird unter anderem ein aus Hersteller- und staatlichen Mitteln gespeister neutraler Pool, der von einer unabhängigen Institution zu verwalten wäre und aus dem unabhängige Kosten-Nutzen-Analysen und Langzeitstudien finanziert werden. Vorgesehen ist auch eine bessere

---

INFO   **Was zu wünschen ist**

Für **Gesundheitsbehörden**:

- Verbesserungen beim Erfassen, Melden und Dokumentieren von Impfnebenwirkungen und -komplikationen. Vermeiden von Schwachstellen und Grauzonen in der Informationskette.
- Kurze Entscheidungswege.
- Rasches und konsequentes Einleiten von (Gegen-)Maßnahmen.
- Stärkung der Position von Herstellern unabhängiger Sachverständiger.

Für **Eltern** und **Impfkandidaten**:

- Bereitschaft (von Eltern), sich ausführlich zu informieren, in der ärztlichen Praxis und auch zum Beispiel auf seriösen Wissenschaftsseiten im Internet (Adressen, Seite 169).
- Sorgfältiges Abwägen von Nutzen und Risiken des Impfens und des Nichtimpfens.

- Beachten von Zweit- und Auffrischimpfungen: Erst sie sichern den Impfschutz für längere Zeit bzw. auf Dauer und mindern Infektionsrisiken entscheidend.

In der **ärztlichen Praxis**

- Sorgfältige, unvoreingenommene und konsequente medizinische Beratung.
- Konsequentes Eintreten gegen „Masernpartys" und andere (wie Rötelnpartys etc.).
- Nach ggf. erfolgter Impfung Termin für Zweit- oder Auffrischimpfung sofort festlegen.
- Besser noch: Potenzielle Impflinge an den Termin zuvor noch einmal erinnern, ggf. per Post, Recall-Service oder Anruf (siehe auch Interview auf Seite 33).

INFO Spray statt Spritze

Jedes Jahr, wenn aus dem Fernen Osten die asiatische Grippewelle auf Europa zurollt, wird zur Grippeimpfung aufgerufen. Zur Impfung aufgefordert werden insbesondere Menschen mit viel Publikumskontakt wie medizinisches Personal, Ältere und chronisch Kranke mit eingeschränkter Immunabwehr sowie Schwangere.

Neuere wissenschaftliche Daten legen nahe, dass sich mittel- und langfristig durch ein anderes Vorgehen ein weitaus besserer Schutz der Bevölkerung gegenüber der Influenza erzielen lässt als mit der bislang praktizierten Impfung. Denn die Daten zum Nutzen bei Menschen über 65 Jahren sind nach neuen Auswertungen wenig belastbar. Der beste Impfschutz wird dagegen mit abgeschwächtem Lebendimpfstoff bei Kindern zwischen sechs Monaten und sieben Jahren erreicht.

Ob ein neues Impfkonzept gegen die Influenza durchzusetzen oder in erforderlichem Umfang umzusetzen wäre, steht auf einem anderen Blatt. Voraussetzung wäre die jährliche Durchimpfung aller Kinder und Jugendlichen mit dem aktuellen, auf die jeweiligen wichtigsten Virusvariationen abgestimmtem Impfstoff.

Die Immunantwort, also der Schutz vor Influenza, ist in jungen Jahren zwar besonders hoch, aber in jungen Jahren werden die Influenzaviren über Sozialkontakte auch besonders stark auf andere Menschen übertragen. Mit zunehmendem Alter lässt die Stärke der Immunantwort nach. Gerade junge Menschen zu impfen könnte also dazu dienen, in der Bevölkerung langfristig einen effektiven Schutz gegenüber Influenza aufzubauen. Das könnte Infektionen in größerem Maße verhindern als bei der bisher geübten Impfung von sogenannten Risikogruppen.

Der Erfolg einer frühen Grippeimpfung kann sich aber nur einstellen, wenn mehr als 90 Prozent der Kinder und Jugendlichen gegen Influenza geimpft würden – und das Jahr für Jahr. Akzeptanz für eine wiederholte Standardimpfung gegen Influenza auch bei jungen Menschen ist eventuell bei einer einfachen und bequemen neuen Impfmethode möglich. Der Influenza-Impfstoff per Sprühstoß als Nasenspray (zwei Anwendungen innerhalb von vier Wochen) ist seit 2012 durch die Europäische Arzneimittelbehörde EMA als Präparat Fluenz® mit Lebendimpfstoff auf dem Markt und für Kinder ab dem vollendeten zweiten Lebensjahr zugelassen zur Vorbeugung einer Infektion durch Influenzaviren. Gegenanzeigen sind u. a. Überempfindlichkeit gegen Eier oder Eiproteine oder schweres Asthma. Auch gilt: Keine Anwendung,

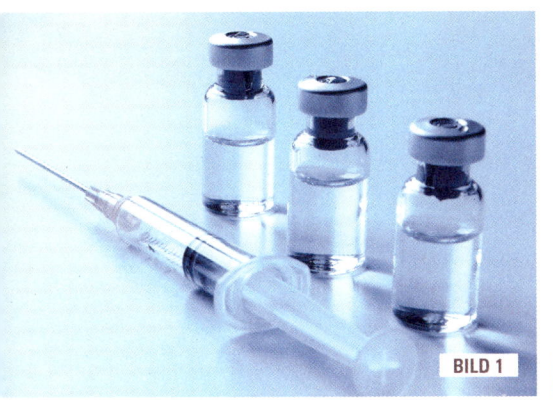 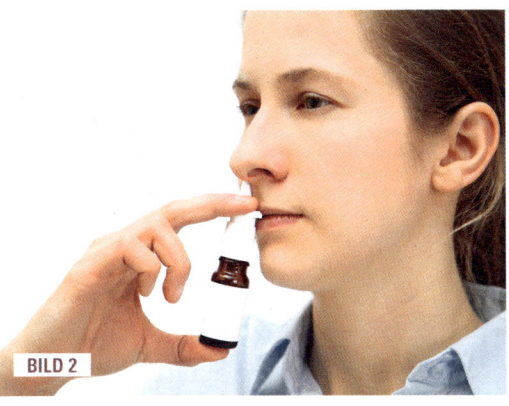

BILD 1: Bisher üblich: Grippeimpfstoff, der gespritzt werden muss.
BILD 2: Neuentwicklung: Grippeschutzimpfung als Nasenspray.

Abstimmung der mit Impfungen befassten Gesundheitsbehörden der Länder mit dem Paul-Ehrlich- und dem Robert-Koch-Institut sowie der Ständigen Impfkommission. Siehe auch „WHO sucht unabhängigen Rat" auf Seite 21.

Zweifel an Grippeimpfung

Die Aufgabe, die Impfquoten gegen die Grippe (Influenza) bei den Risikogruppen, denen die Impfung offiziell empfohlen ist, zu erhöhen, ist in Deutschland neben anderen Impfungen bisher ebenfalls noch nicht erreicht worden. Gerade dieses Ziel wurde zuletzt im Widerstreit der Diskussionen um zusätzliche Impfungen besonders gründlich verfehlt – Folge der letzten, zum Teil umstrittenen Impfkampagnen, insbesondere zur Vogelgrippe und zur Schweinegrippe in Europa in den Jahren 2006 bis 2008 bzw. 2009. Gegen beide konnte neben der üblichen Influenza noch zusätzlich geimpft werden.

Der Impfstoff, der jedes Jahr aufs Neue auf die Varianten des die Influenza auslösenden Grippevirus abgestimmt wird, enthält im Wesentlichen Teile von drei Influenza-Virustypen, die weltweit besonders häufig auftreten. Jetzt steht nach neueren wissenschaftlichen Erkenntnissen das gesamte bisher verfolgte Impfkonzept gegen die Influenza auf dem Prüfstand: Denn die Impfung schlägt bei bestimmten geimpften Gruppen weniger gut an. Je nach Al-

wenn eine Behandlung mit Salizylaten erfolgt (Risiko des Reye-Syndroms, einer lebensgefährlichen Lebererkrankung). Zu den häufigsten Nebenwirkungen gehören verstopfte oder laufende Nase, verminderter Appetit, Kopfschmerzen und Husten. Der Impfstoff kostet rund das Doppelte üblicher zu spritzender Grippe-Vakzine und wird noch nicht in allen Bundesländern von den gesetzlichen Krankenkassen erstattet. Fragen Sie bei Ihrer Kasse nach. Langfristig wäre ein Universalimpfstoff gegen die neu auftauchenden Grippeviren wünschenswert. Dann könnten die jährlichen Impfungen entfallen und nur ab und zu Auffrischimpfungen nötig werden. Daran wird derzeit gearbeitet.

ter und Gesundheitszustand schützt sie z. B. nur 50 bis maximal 90 Prozent der Geimpften vor der Grippe. Bei älteren Menschen über 65 Jahren ist der Impfschutz in der Regel am geringsten. Neben Menschen mit viel Publikumskontakt und/oder Immunschwäche durchgängig insbesondere ältere Menschen zu impfen, trägt somit kaum dazu bei, dass in der Bevölkerung gegenüber der Influenza eine hinreichende Immunität aufgebaut wird. Möglich wäre dies aber mit konsequentem Impfen junger Menschen. Dort ist die Schutzwirkung der Impfung weitaus größer – und hat auch für die Gesamtbevölkerung den besseren Effekt: Nach einer Modellrechnung würde bereits eine Impfrate von 20 Prozent bei Fünf- bis 18-Jährigen deutlich mehr Influenza-Todesfälle bei über 65-Jährigen verhindern, als wenn 90 Prozent dieser Altersgruppe direkt geimpft würden. Die generelle Impfung aller gesunden Erwachsenen über 60 Jahre ist nach Meinung der Experten der Stiftung Warentest aus diesem Grund eher wenig sinnvoll. Es bleibt also für die Eltern

zu überlegen, ob sie ihre Kinder regelmäßig gegen Grippe impfen lassen, wodurch nicht nur die Kinder, sondern auch andere Risikogruppen in der Gesellschaft indirekt geschützt werden. Eventuell wird eine komfortable medikamentöse Neuerung ohne Impfpieks die Akzeptanz einer frühen regelmäßigen Impfung gegen Influenza bei jungen Menschen und ihren Eltern erhöhen („Spray statt Spritze", Seite 24).

INFO FÜR IMMUNGESCHWÄCHTE

Impfung gegen Influenza (Grippeimpfung): Dass der Sinn der Durchimpfung älterer Menschen aus epidemologischer Sicht fraglich ist, heißt nicht, dass gezielte Impfungen gegen die Influenza dort im Individualfall keinen Sinn machen. Besonders wichtig ist sie zum Beispiel bei Menschen mit geschwächter Immunabwehr. Eine Virusgrippe belastet den Kreislauf stark. Das bedeutet für Herzpatienten ein hohes Risiko – ein wichtiger Grund neben anderen, sich vor einer Influenza-Infektion zu schützen, so gut es eben geht.

KOMBINATIONSIMPFSTOFFE – EIN PROBLEM?

Auch durch die Bündelung von Impfstoffen in einem einzigen Arzneimittel, also den Einsatz von Kombinationsimpfstoffen, konnten in den letzten Jahren die Durchimpfungsraten gesteigert werden. Zum Beispiel mit DTaP-Impfstoff gegen Diph-

therie, Tetanus und Pertussis ab Mitte der 1990er Jahre. Dadurch ist eine Vielzahl von Impfungen mit weniger Arztbesuchen zu bewältigen. Es gibt für alle Altersgruppen eine große Auswahl von Kombinationsimpfstoffen verschiedener Firmen, in

- Dreifachimpfstoff MMR: Gegen Masern, Mumps, Röteln. Standardimpfung zur Grundimmunisierung von Kindern.
- Vierfachimpfstoff MMR-V: Gegen Masern, Mumps, Röteln, Varizellen (Windpocken). Laut STIKO für die erste Impfung getrennte Gabe von MMR und Varizellenimpfung, die zweite dann mit Kombinationsimpfstoff.
- Dreifachimpfstoff DTaP: Gegen Diphtherie, Tetanus und (azellulär; aktiver Impfstoff, enthält aber nur Teile des Keims) Pertussis (Keuchhusten). Verbesserte die Impfbereitschaft.
- Fünffachimpfstoff DTaP-IPV(injizierbare Polio-Vakzine)-Hib-Impfstoff: Gegen Diphtherie, Tetanus, Pertussis, Poliomyelitis, Hib (Haemophilus influenzae Typ b). Nur noch IPV wird empfohlen; keine Schluckimpfung mehr. Dieser Impfstoff wird im ersten Lebensjahr dreimal gespritzt, im Alter von 2, 4 und 6 Monaten. Auffrischimpfungen sind im Alter von 15–24 Monaten und für DTPa-IPV mit 4–7 Jahren notwendig. Weitere Auffrischimpfungen gegen Diphtherie und Tetanus (dT) sind mit 11–15 Jahren und danach alle 10 Jahre angezeigt. Soll noch gegen Hepatitis B (HBV) geimpft werden, kann auch der Sechsfachimpfstoff verwendet werden. Er kann mit den Impfungen für Säuglinge kombiniert werden oder aber im Alter zwischen 11 und 15 Jahren verabreicht werden.
- Sechsfachimpfstoff DTaP-HepB-IPV-Hib: Gegen Diphtherie, Tetanus, Pertussis, Hepatitis B, Poliomyelitis (IPV), Hib. Vier Injektionen statt 24 Einzelimpfungen. Der hexavalente (altgriech. hex = sechs) Sechsfachimpfstoff wird per Injektion zur Grundimmunisierung und Auffrischimpfung bei Säuglingen und Kleinkindern eingesetzt. Bei Einhalten des Impfschemas sind so über 90 von 100 Kindern gegen diese Infektionskrankheiten geschützt.

unterschiedlichen Kombinationen, als Injektion oder Schluckimpfung und/oder auch unterschiedlich durch die Kassen rabattiert. Der bekannteste Mehrfachimpfstoff ist wohl der gegen Masern, Mumps und Röteln (MMR-Impfstoff), aber es gibt auch solche mit vier, fünf oder sechs Komponenten. Empfohlen werden Kombinationsimpfstoffe für Kinder, weil sie die Handhabung vereinfachen, die Zahl der Injektionen sowie der Impftermine verringern und die Kosten senken. Eltern sind bei Mehrfachimpfstoffen häufig beunruhigt. Das zeigte auch die Internet-Befragung durch die Stiftung Warentest. Sind die heute, insbesondere bei Kinderimpfungen gebräuchlichen Mehrfachimpfstoffe mit Wirksubstanzen überladen und zu viel für den kleinen Kinderkörper? Die Vielzahl von Antigenen könnte, wird befürchtet, die Zahl der Impfreaktionen erhöhen. Nun werden die Einzelkomponenten aber nicht einfach zusammengemixt, sondern neu abgestimmt. Insgesamt werden bei solchen Impfstoffen somit nicht mehr, sondern insgesamt weniger Impfstoffkomponenten eingesetzt, so auch von Wirkverstärkern, Konservierungs- und anderen Hilfsstoffen. Auch das kann das Risiko von Impfreaktionen grundsätzlich mindern. Zu bedenken ist auch: Einzelimpfungen haben gewisse Nebenwirkungsraten – in der Summe übersteigen sie leicht die der Kombiimpfung. Sie können bei Ihren Kindern auch auf andere Impfschemata zum Teil mit Einzelimpfstoffen zurückgreifen, was aber einen häufigeren Impfpieks nach sich zieht. Lassen Sie sich beraten.

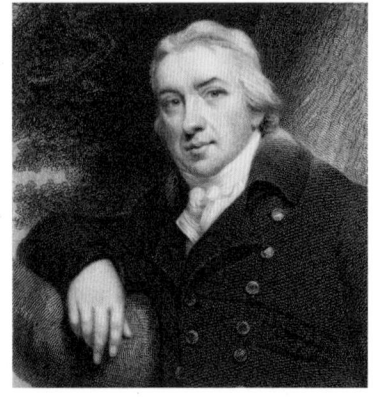

Der Wundarzt Edward Jenner (1749–1823) nutzte im Jahr 1796 als Erster eine risikoarme Form des Impfens gegen die Pocken. Er gilt als „Erfinder" des modernen Impfens.

ERST PEST, DANN POCKEN

Geschichte basiert auf Geschichten. Die Geschichte des Impfens beginnt mit dem Leid der Menschen vor der entscheidenden Entdeckung durch Edward Jenner. Nachdem zwischen dem 14. und 17. Jahrhundert die Pest die Menschen in Angst und Schrecken hielt, folgte, als diese Seuche endlich abebbte, das Jahrhundert der Pocken. Sie konnten praktisch immer und überall im Lande ausbrechen. Die Infektion mit Pocken galt lange als Schicksal, die Ärzte standen der Krankheit recht hilflos gegenüber. Besonders bitter: An Pocken starben vor allem viele Kinder. Es erkrankten aber auch Erwachsene, die die Pocken noch nicht durchgemacht hatten; wie 1768 zum Beispiel die österreichische Kaiserin Maria Theresia im Alter von 50 Jahren. Aus Anlass ihrer Genesung wurde später eine Gedenkmedaille geprägt.

Kuhpocken gegen Pocken

Der Beginn modernen Impfens wird auf den 14. Mai 1796 datiert. Mit einem Experiment bewies an diesem Tag der englische Wundarzt Edward Jenner, dass harmlose Kuhpocken Menschen vor den lebensbedrohlichen Pocken schützen können – und das wies 28 Jahre später den Weg zu einer modernen Impfung gegen die Seuche. Pocken sind inzwischen passé. Den Impfstoff für die „Vakzination" nahm Jenner von einer Melkerin, die sich an der Hand mit Kuhpocken infiziert hatte, und impfte einen Jungen. Bei ihm bildeten sich Pusteln, heilten aber wieder ab. Wochen und Monate später infizierte er James Phipps mit Menschenpocken. Bei dem jungen Patienten entwickelte sich keine Pockenkrankheit. Weitere erfolgreiche Versuche folgten. Wie damals Krankheitserreger beim Impfen einzusetzen, gilt heute als verwerflich. Heute gehört es zur Strategie modernen Impfens, die Immunabwehr mit speziellen, möglichst risikoarmen Impfstoffen zu stimulieren.

Riskante Strategien

Jenner gilt deshalb als „Erfinder" des modernen Impfens. In der Volksmedizin wurde Impfen bereits praktiziert, zum Beispiel in England, Frankreich, Italien – allerdings vor allem in einer riskanten Form: Im Gegensatz zu den harmlosen Kuhpocken wurden die gesunden Impflinge zum Beispiel den verdünnten, dennoch infektiösen Seuchenerregern direkt ausgesetzt – ein riskantes Unterfangen. Eine solche Impfung konnte nicht nur Schutz vor kommenden Pockenepidemien bedeuten, sondern Infektion, den Ausbruch der Krankheit und den Tod. In England wurde das

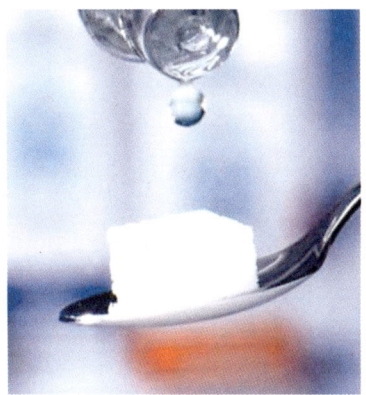
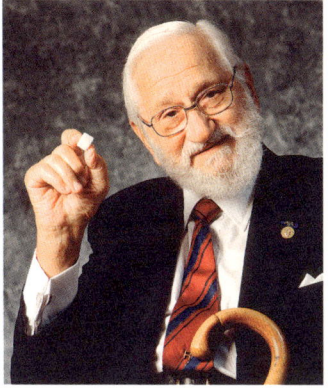
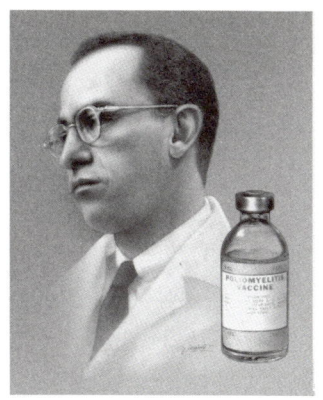

Die Schluckimpfung gegen Kinderlähmung (Polio) mit einem Zuckerstück wurde von Albert B. Sabin (1906–1993) entwickelt. Sie löste zunächst die Impfung per Injektion nach Jonas Edward Salk (1914–1995, rechts) ab. In Deutschland und in anderen Industrieländern mit geringem Polio-Risiko wird heute der Totimpfstoff injiziert. In vielen Entwicklungsländern mit höherem Risiko wird die Schluckimpfung (Lebendimpfstoff) eingesetzt.

Verfahren Variolation (Pocken lat. Variola) genannt. Der Begriff Vakzine (Impfstoff) stammt vom italienischen Vacca (Kuh), nachdem Impfmaterial von der Kuh gewonnen wurde. Im Jahre 1721 wurde in Deutschland eine „Pockeninokulation" beschrieben, später „Blattern-Belzen" genannt. Heute erinnert an die Pockenimpfung nur noch die runde bis blattförmige kleine Impfnarbe am Oberarm älterer Impflinge. Diese Impfung ist nicht mehr nötig. Die Pocken sind weltweit ausgerottet und existieren nur noch zu Wissenschaftszwecken in einigen Laboratorien.

KINDERLÄHMUNG (POLIO)

Von Polioerkrankungen, der Kinderlähmung, zeugen bereits Berichte aus dem 19. Jahrhundert. Im Jahr 1840 wurden zum Beispiel in einem medizinischen Werk Lähmungserscheinungen der Beine durch eine oft mit hohem Fieber einhergehende Krankheit beschrieben. Heute ist Polio in unseren Breiten zwar ausgerottet, kann aber nach wie vor aus Afrika, Asien oder Südamerika eingeschleppt werden. Eine direkte Möglichkeit der Behandlung existiert nicht, nur rechtzeitiger, vorbeugender Schutz durch eine Impfung. Eine erste allgemeine Impfung gegen die Kinderlähmung (Polio) gibt es seit dem Jahr 1954 (Schluckimpfung mit Totimpfstoff).

Der Erzfeind

Es ist also noch gar nicht so lange her, als z. B. in Europa und den USA ständig Polio-Epidemien aufflammten, und niemand wusste, wie ihnen begegnet werden konnte. Nach Jahren relativer Ruhe gab es stets aufs Neue unerklärliche Ausbrüche, meist im Sommer und bei Kindern und Jugendlichen, vorwiegend Jungen. Das Poliovirus war hochansteckend. Stark frequentierte Orte zu meiden, Schließung von Schulen und Gemeinschaftseinrichtungen besserte nichts. Vermutet wurde, dass mangelnde Hygiene zur raschen Verbreitung des Erregers beitragen könnte. Ausgabe von Trinkwasser nur noch in Flaschen, das Propagieren häufigen Händewaschens oder das Händeschütteln zu unterlassen – alles vergebens. Die Bevölkerung war den Epidemien, die Verkrüppelungen und Tod nach sich zogen, hilflos ausgeliefert. Eindrucksvoll beschreibt das zum Beispiel der US-Romancier Philip Roth in seinem Roman „Nemesis" („Der Erzfeind") vor dem Hintergrund dramatischer Geschehnisse im sommerlichen, glutheißen Newark im US-Staat New Jersey gegen Ende des Zweiten Weltkriegs.

„Impfen ist süß ..."

Im Jahr 1952 impfte der Forscher Jonas Salk sich und seine Familie mit einem ersten Polio-Impfstoff. Bis 1954 nahmen in den USA mehr als 1,8 Millionen Kinder an den landesweiten Tests zur Immunisierung gegen Poliomyelitis mit dem inaktivierten Impfstoff teil, der injiziert werden musste. In den Vereinigten Staaten waren sie die „Polio-Pioniere". Als im Jahr 1961 der von Dr. Albert Sabin auf der Basis abgeschwächter lebender Viren entwickelte Polio-Impfstoff von der amerikanischen Regierungsbehörde zugelassen war, löste dieser in großen Teilen der Welt die Vakzine von Salk ab. Die Schluckimpfung wurde mit einem auf ein Zuckerstückchen geträufeltem Lebendimpfstoff und der Werbung „Schluckimpfung ist süß, Polio ist grausam" den Kindern, den Eltern und der Öffentlichkeit schmackhaft gemacht. 2011 wurde hierzulande an 50 Jahre Polio-Impfung nach Albert Sabin erinnert. Heute wird bei uns der Impfstoff, der die Salk-Variante weitgehend abgelöst hat, in der Regel in den Oberarm gespritzt.

NEUE IMPFSTOFFE

In den letzten Jahren sind zahlreiche neue Impfstoffe zugelassen worden, dazu zählen unter anderem:
- Rotavirusimpfstoffe,
- Impfstoffe zum Schutz vor Gebärmutterhalskrebs (humane-Papillomavirus-Impfstoffe; HPV-Vakzine, Seite 100),
- Masern-Mumps-Röteln-Varizellen-Kombinationsimpfstoffe,
- Impfstoff zum Schutz vor Zoster und Nervenschmerzen nach Abschluss der Therapie,
- Influenza-Impfstoff aus Gewebekultur an Stelle aus bebrüteter Hühnereier,
- Influenza-Spray-Impfstoff.

Generell ist das Impfen heute durch die Weiterentwicklung von Impfstoffen zu möglichst risikoarmen Vakzinen sicherer als noch vor wenigen Jahrzehnten. Insgesamt erlebt das Impfen durch neue Ver-

Zwei Bundesbehörden haben ein Ziel: Qualität und Sicherheit beim Impfen. Sie sind in Deutschland unter anderem für Infektionsfragen und Impfungen zuständig und mit der Qualität von Impfstoffen befasst: Das Robert Koch-Institut in Berlin bzw. das Paul-Ehrlich-Institut in Langen bei Frankfurt am Main. Namensgeber sind zum einen **Robert Koch** (1843–10), Mediziner, Entdecker des Tuberkuloseerregers, Nobelpreisträger, Gründer der modernen Bakteriologie und medizinische Mikrobiologie. Er war zuletzt Direktor des Instituts für Infektionskrankheiten in Berlin und entwickelte methodische Grundlagen der bakteriologischen Forschung wie feste Nährböden zur Züchtung von Bakterien und den Einsatz der Mikrofotografie.

Paul Ehrlich (1854–15), Mediziner, Nobelpreisträger, beschrieb die Immunisierung, entwickelte Medikamente und Grundlagen für die Beurteilung von Sera, Medikamenten und Impfstoffen.

Robert-Koch-Institut (RKI): Die zentrale Einrichtung der Bundesregierung auf dem Gebiet der Krankheitsüberwachung und -vorbeugung. Kernaufgaben sind Erkennen, Verhüten und Bekämpfen insbesondere der Infektionskrankheiten. Das RKI berät die zuständigen Bundesministerien und wirkt bei der Entwicklung von Normen und Standards mit. Es informiert und berät die (Fach-)Öffentlichkeit. Das vom RKI entwickelte Meldesystem erfasst zur Überwachung der Situation übertragbarer Krankheiten Daten des Infektionsgeschehens in der Bevölkerung. Dem Robert-Koch-Institut angegliedert ist die **Ständige Impfkommision** (STIKO) mit in der Regel 18 Experten. Sie entwickelt und spricht die in Deutschland als wissenschaftlicher Standard akzeptierten Impfempfehlungen aus. Rechtlich wirksam sind die Empfehlungen erst, wenn sie von den Bundesländern in die öffentlichen Empfehlungen aufgenommen werden. Dann werde sie auch von den gesetzliche Krankenkassen bezalt. Bewertet werden kontinuierlich Daten zu Impfstoffen und Erkrankungen, denen durch Impfen vorgebeugt werden kann. Die STIKO folgt in wesentlichen Punkten der **evidenzbasierten Medizin**. Ärzte, die ihre Patienten so behandeln, nutzen neben der eigenen Urteilskraft, die sie durch Erfahrung erworben haben (klinische Expertise), zum anderen die Ergebnisse klinisch relevanter Forschung (Evidenz). Eine (finanzielle) Unabhängigkeit der Mitglieder der Kommission wird vom Gesetz nicht gefordert, die Offenlegung eventueller Interessenskonflikte wäre aber sinnvoll.

Das **Paul-Ehrlich-Institut (PEI) für Impfstoffe und biomedizinische Arzneimittel** ist mit der Kontrolle von Impfstoffen befasst und gibt diese bei Unbedenklichkeit frei. Auch Chargenprüfungen werden vorgenommen. Die eigene experimentelle Forschung ist Voraussetzung für die Beratung von Bundesregierung, Landesbehörden, Weltgesundheitsorganisation, Europäischer Arzneimittelbehörde, Europäischer Kommission, Europarat und anderen. Genehmigung klinischer Prüfungen und die Zulassung bestimmter Arzneimittelgruppen, Erfassung und Bewertung von unerwünschten Wirkungen sollen sicherstellen, dass nur Arzneimittel mit positivem Nutzen-Risiko-Verhältnis in Verkehr kommen. Online steht eine Datenbank zu Impfnebenwirkungen bereit: www.pei.de „Patienten und Verbraucher" anklicken und „Informationen zu Impfstoffen und Impfungen".

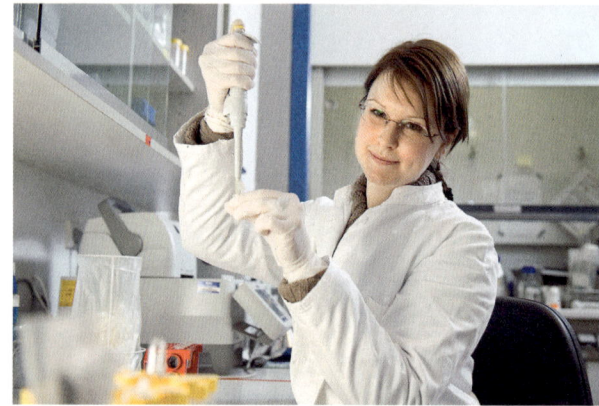

fahren der Impfstoffherstellung sogar eine neue Qualität. Aber Neuentwicklungen bergen prinzipiell auch das Risiko noch unbekannter Nebenwirkungsmöglichkeiten, da zunächst keine Erfahrungen mit einer großen Zahl von Geimpften vorliegen.

Konjugatimpfstoffe

Der neuen Generation moderner Konjugatimpfstoffe (lat. conjunctus = verbinden) gehört wohl die Zukunft. Es wird damit gerechnet, dass sie und eventuell weitere neue Verfahren die herkömmlichen Polysaccharidimpfstoffe Schritt für Schritt ersetzen werden.

Bei Konjugatimpfstoffen wird ein spezifisches Polysaccharid mit einem Trägerprotein gekoppelt, ein Teil des Krankheitserregers, der die Antikörperbildung auslöst, also an ein Eiweiß gebunden. Durch die Koppelung zum Beispiel der Bestandteile der Pneumokokken-Hülle an ein Trägerprotein kann, wie sich zeigte, das Immunsystem von Kleinkindern gut auf den Impfstoff reagieren.

Diese Impfstoffe ermöglichen es im Gegensatz zum Antigen in traditionellen Polysaccharid-Impfstoffen, dass bei Kindern in den ersten beiden Jahren durch eine Impfung eine Immunantwort ausgelöst werden kann („Wie Impfen funktioniert", ab Seite 37). Somit können schon Säug-

linge und Kleinkinder zum Beispiel vor Meningokokken und Pneumokokken geschützt werden. Der ungenügende Schutz vor schweren bakteriellen Erkrankungen für diese Risikogruppe hatte zur Entwicklung von Konjugatimpfstoffen geführt.

IMPFSTOFFLISTEN IM NETZ

Beim Paul-Ehrlich-Institut sind Impfstoffgruppen und Präparatelisten unter anderem mit Beschreibung der Inhaltsstoffe und der Impfstoff-Charakteristik (zum Beispiel „Konjugatimpfstoff") aufzurufen: www.pei.de unter dem Stichwort „Informationen zu Impfstoffen und Impfungen" im Bereich „Patienten und Verbraucher".

Die Impfstoffe in der Navigation sind nach Krankheiten oder Krankheitserregern geordnet. Sie finden jeweils die zugelassenen Mono- und Kombinationsimpfstoffe in einer gemeinsamen Liste. Bei den einzelnen Produkten sind häufig Links zu weiterführenden Informationen wie der Packungsbeilage oder bei zentralisiert zugelassenen Produkten zu den öffentlichen Bewertungsberichten (EPARs) eingefügt. Es gibt auch Links auf Seiten des Robert-Koch-Instituts, zu Texten, die umfassend über die betreffende Krankheit informieren, so auf dem Pfad www.rki.de im Bereich „Infektionsschutz" unter „Impfen".

Kontrolle und Prüfung von Impfstoffen obliegt dem Paul-Ehrlich-Institut (PEI) in Langen. Eine zweite Bundesbehörde, das Robert-Koch-Institut (RKI) in Berlin, überwacht, berät und informiert unter anderem zu übertragbaren Infektionskrankheiten und allen Impffragen.

INTERVIEW „Auch in Schulen müsste an das Impfen erinnert werden."

Professor Dr. Winfried V. Kern ist Leiter der Klinik für Infektiologie am Universitätsklinikum Freiburg und Mitglied der Expertenkommission der Stiftung Warentest.
Die allgemeinen Impfquoten bei Kindern haben sich in den letzten Jahren in der Regel stark verbessert. Gibt es heute vielfach eine eher pragmatischere Einstellung zum Impfen als früher und warum?
Ich glaube, wesentliche Gründe dafür sind eine bessere Aufklärung und eine intensivere Betreuung durch die Kinderärzte.

Ist Impfen heute insgesamt sicherer geworden?
Definitiv. Im Laufe der Zeit wurden und werden schlecht verträgliche Impfstoffe durch bessere ersetzt. Komplikationen werden genauer erfasst und können heute epidemiologisch auch besser aufgearbeitet und bewertet werden.

„Impfungen haben zum Teil eine erstklassige, andere nur eine zweitklassige Beweislage zum Nutzen." Was ist darunter zu verstehen?
Einige Impfungen sind bezüglich sogenannter klinischer Endpunkte studiert, d. h. die Schutzwirkung wird direkt gemessen durch Erfassen der Infektionskrankheit. Die von den Wissenschaftlern oft geforderten klinischen Endpunktstudien sind aber meistens Beobachtungsstudien ohne direkten Vergleich zwischen Impfung und Nicht-Impfung. Andere Impfstoffe wiederum sind nur untersucht bezüglich der Immunantwort, von der man dann annehmen darf, dass sie einen ausreichenden Schutz vor der Erkrankung bedeutet.

Wir stellen im Ratgeber Impfen in der Regel positiv zu bewertende Impfungen vor, die auch von der STIKO empfohlen werden. Es gibt also zugelassene Impfungen, die von der STIKO nicht ausdrücklich empfohlen werden – was sind zum Beispiel die Gründe für die unterschiedliche Einordnung?
Beispiel könnte die Impfung gegen Hepatitis A sein. Oder auch gegen Rotavirus. Gründe sind teilweise die Notwendigkeit pharmakoökonomischer Berechnungen, die auf Bundesebene angefragt werden, bevor eine Impfung als allgemein zu empfehlen betrachtet wird. Einfach gesagt heißt das, sich zu fragen, wie kosteneffektiv die Impfung ist und wie die Kostenentwicklungen und auch die Preisspannen einzuordnen und zu bewerten sind.

Warum ist es noch relativ schwer, kleinere Impflücken zu schließen? Immerhin geht es ja darum, bestimmte Krankheitserreger auszurotten und latente Bedrohungen, die plötzlich sehr nah sein können, zu eliminieren.

Es wird immer einen gewissen Prozentsatz unter den Menschen geben, bei denen aus ganz unterschiedlichen Gründen eine Umsetzung der Empfehlungen nicht gelingt. Gründe dafür sind meines Erachtens fehlende Einsicht oder Desinteresse, fehlende Erreichbarkeit oder Kontaktmöglichkeit und vieles andere. Dass Impfungen grundsätzlich abgelehnt werden, ist eher selten der Fall.

Auch bei den Zweitimpfungen ist die Impfbeteiligung inzwischen gestiegen, aber noch nicht genug. Besonders bei Jugendlichen gibt es Impflücken – wohl eher aus Nachlässigkeit. Sollte an Zweitimpfungen nicht noch einmal besonders und gezielt erinnert werden?
Ja, die Frage ist, durch wen erinnert werden sollte. Es gibt eine Reihe von Jugendlichen bzw. junge Erwachsene, die ja gar nicht mehr zum Arzt gehen (brauchen) oder bei denen der Arztkontakt sehr selten ist. Hier müsste meines Erachtens in Schulen (jedweder Art) eine Impfinformation bzw. ein Aufruf zum Impfen erfolgen.

In der Tendenz sind Erwachsene selbst eher bereit, sich impfen zu lassen, als ihre kleinen Kinder. Ist das nicht verständlich?
Natürlich ist es verständlich, dass Eltern angesichts der im rechtlichen Sinne erfolgten „Körperverletzung" und aus Angst vor eventuellen Nebenwirkungen ein großes Vertrauen haben

müssen, um die Impfung bei Kleinkindern zu akzeptieren. Umso wichtiger ist eine umfassende Impfberatung.

Welche Fragen sollten bei einer Impfberatung zunächst angesprochen und geklärt werden, wenn es um kleine Kinder geht und die Eltern verunsichert sind?
Wichtig ist es zu fragen, welche ganz konkreten Ängste bestehen, und ob diese Ängste auf einer falschen Information oder falsch verstandenen Information beruhen könnten; wichtig ist es auch, über das Verhältnis zwischen Schutzwirkung bzw. fehlender Schutzwirkung bei nicht durchgeführter Impfung und Rate milder und potenziell schwerer Nebenwirkungen zu sprechen.

Ist Impfberatung für Ärzte schwierig, ein Balanceakt? Wie nachdrücklich kann man überhaupt argumentieren? Zum Beispiel bei dem Hinweis, dass möglichst frühe Impftermine eingehalten werden sollen?
Wenn man es ernst mit der Aufklärung zum Impfen nimmt, ist es mitunter schwierig und in der Regel zeitaufwendig. Es handelt sich ja um statistische Wahrscheinlichkeiten, die man miteinander vergleicht. Das wird vielfach nicht gleich verstanden. Also muss konsequent informiert werden. Die Fakten laut der gesicherten wissenschaftlichen Erkenntnisse sind deutlich zu benennen. In den letzten Jahren sind viele Impfungen hinzu-

gekommen, wie zum Beispiel die HPV- oder Rotavirus-Impfung.

Gibt es bei neuen Impfungen trotz neuer Chancen nicht immer auch ein gewisses Maß an Ungewissheit zu möglichen Nebenwirkungen, weil zunächst die großen Zahlen von Geimpften fehlen?
Die Zuverlässigkeit der Information über Wirkung und Nebenwirkung nimmt selbstverständlich in den ersten Jahren nach Zulassung zu; sehr seltene Nebenwirkungen können nur beobachtet werden, wenn entsprechend viele Impfstoffe verabreicht worden sind.

Würden Sie in solchen Fällen zur Zurückhaltung raten, insbesondere bei Kindern?
Das ist zu differenzieren, da man bei vielen Totimpfstoffen Erfahrung hat mit sehr ähnlichen Produkten und Herstellungsverfahren, und die Wahrscheinlichkeit für eine Reihe von unerwünschten Ereignissen darüber bereits teilweise abschätzbar ist. Auch wenn es einen neuen Impfstoff gibt, sind nicht alle Reaktionen neu, sondern teilweise aufgrund der Vorerfahrungen bereits bekannt und mehr oder weniger wahrscheinlich. Dies alles wird in den Impfempfehlungen bereits nach bestem Wissen berücksichtigt.

Was ist, wenn die Eltern zum Beispiel noch Zeit gewinnen und etwas abwarten wollen?
Das ist in der Tat alles eine Frage der Zeit: Wie viel Zeit wollen/brauchen die Eltern? Wie viel Kapazität und wie viel Zeit hat der Arzt, erneut und wiederholt ausführlich zum Thema zu sprechen? Eine verantwortungsvolle Entscheidung beruht letztlich immer auf dem besten Wissen und zuletzt natürlich auch auf Vertrauen.

Es fällt auf, dass Impfkomplikationen meist von Herstellern gemeldet werden. Ist das ein Zeichen für Mängel beim Meldesystem?
Nein, hierzu gibt es ja eine Verpflichtung des Herstellers. Der Hersteller erhält die Informationen ja infolge von Vorkommnissen und Erfahrungen aus der Impfpraxis, auch international und durch aktuelle wissenschaftliche Erkenntnisse.

Ist die Immunabwehr auch mit konventionellen Mitteln zu stärken? Welchen Stellenwert hat das aus medizinischer Sicht?
Zu nennen sind immer wieder Bewegung, wenig Alkohol und gesunde Ernährung. All das unterstützt und stärkt die Immunabwehr, kann aber den Schutz vor gefährlichen Viren und anderen Erregern durch Impfen nicht ersetzen.

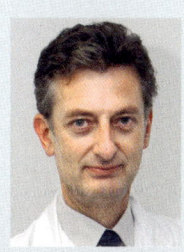

Professor
Dr. Winfried V. Kern

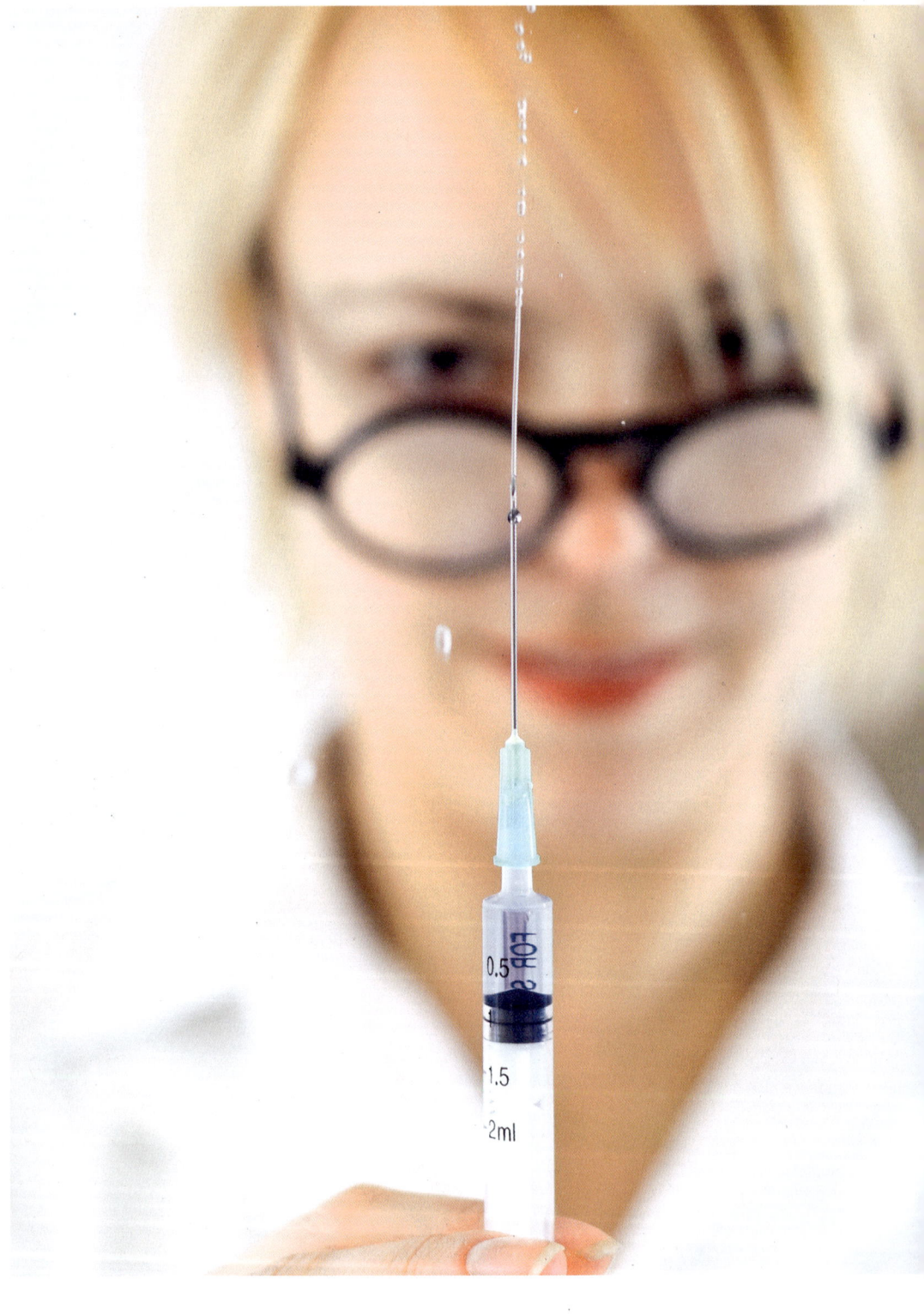

WIE IMPFEN FUNKTIONIERT

Unser Organismus verfügt über eine potente körpereigene Abwehr. Mit dem Immunsystem stehen ihm Schutzmechanismen gegen Krankheitserreger zur Verfügung. Ohne sie wären wir Viren, Bakterien, „Parasiten" (Protozoen) oder Giften völlig ausgeliefert. Auch Impfen sorgt vor, verstärkt zudem die Immunabwehr und senkt das Risiko, sich anzustecken, in der Regel ganz erheblich.

DIE IMMUNABWEHR

Impfen ist eine junge Wissenschaft mit alten Wurzeln. Wie uns das körpereigene Immunsystem im Einzelnen schützt, wissen die Gelehrten im Grundsatz noch gar nicht so lange. Noch zu Beginn des vorletzten Jahrhunderts hielten Mediziner es für möglich, dass Krankheiten durch giftige Dämpfe ausgelöst werden könnten, die aus der Erde austreten. Erst Robert Koch (1843–10) und Louis Pasteur (1822–95), die großen Forscher und Mitbegründer der Bakteriologie und der modernen Mikrobiologie, wiesen in den Siebzigerjahren des 19. Jahrhunderts nach, dass ansteckende Krankheiten wie Cholera, Milzbrand und Tollwut durch Bakterien verursacht werden. Louis Pasteur werden die Prinzipien zugeschrieben „isolieren, inaktivieren und injizieren": Die Erreger werden aus einem erkrankten Organismus isoliert, inaktiviert und dann als Impfstoff gespritzt. Der französische Chemiker entwickelte so Impfstoffe gegen Geflügelcholera, Milzbrand und Tollwut. Die mikrobiologischen Abläufe im Körper, auf denen die Impfmethode beruht, wurden erst in modernen Zeiten zunehmend entschlüsselt. Viele Nobelpreise, gerade in jüngster Zeit, würdigen die Erforschung des Immunsystems. Es beschert der Wissenschaft immer wieder neue Erkenntnisse und eröffnet Möglichkeiten, diese in der Medizin zu nutzen. Doch viele Fragen zu immunologischen Wirkweisen sind noch offen.

Ein natürlicher Vorgang

Der Mechanismus von Schutzimpfungen folgt den Pfaden natürlicher Prozesse im

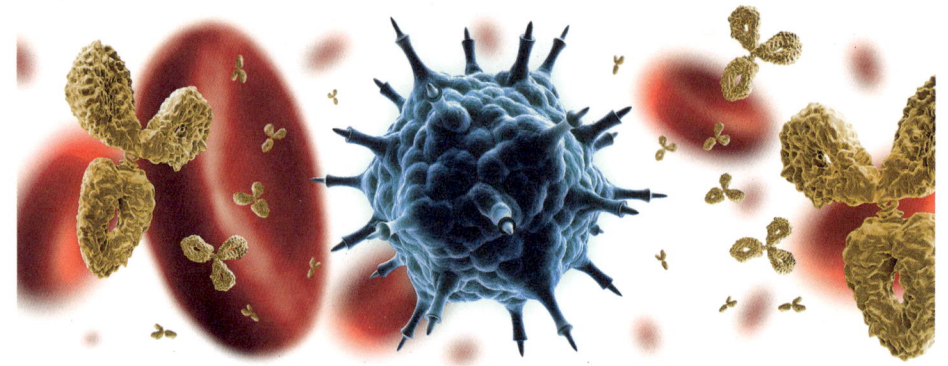

Die Immunabwehr unseres Körpers ist vielfältig und effektiv – dennoch ist mitunter Unterstützung erforderlich.

Körper: Beim Impfen werden Abläufe der Immunabwehr genutzt und dazu eingesetzt, die natürliche Immunabwehr des Organismus anzuregen und zu stärken. Das gilt auch in Fällen, wo viele sich sorgen, dass zum Beispiel Mehrfachimpfstoffe den kindlichen Organismus, insbesondere bei Säuglingen und Kleinkindern, überfordern könnten. Beim Robert-Koch-Institut wird darauf hingewiesen, dass

■ diese Impfungen sich gegen rund ein Dutzend besonders gefährlicher Erreger richten,

■ sich das Immunsystem von Säuglingen und Kleinkindern täglich mit Tausenden Keimen, darunter auch potenziellen Erregern, auseinandersetzt,

■ die Impfung selbst das Abwehrsystem stimuliert und das Immunsystem trainiert und

■ auch die Immunabwehr per Impfung ein natürlicher Vorgang ist.

Abwehr – Hand in Hand

Das Immunsystem schützt uns mithilfe verschiedener Mechanismen. Die Systeme zur Abwehr von Krankheitsrisiken ergänzen sich, arbeiten Hand in Hand:

Abwehrstoffe, die Antikörper, helfen bei der Vernichtung von Erregern und verhindern eine unkontrollierte Ausbreitung.

Sie werden gegen Viren, Bakterien und Protozoen („Parasiten") gebildet. Eine unkontrollierte Ausbreitung wird durch gezielte Abwehr verhindert. Keime werden vernichtet, Zellgifte inaktiviert. Immunzellen vollbringen pausenlos wahre Wunder. Eine Unzahl unterschiedlichster Krankheitserreger werden umgehend erkannt – und wir vor ihnen geschützt. Das ist selbst dann der Fall, wenn diese Krankheitserreger für das Abwehrsystem völlig neu sind.

Immer wieder erkannt werden die Erregen von „Gedächtniszellen", B-Lymphozyten (B-Zellen). Sie zählen zu den weißen Blutkörperchen (Leukozyten) und bilden Antikörper. Das sind Eiweißpartikel, die sich an Krankheitserreger oder andere körperfremde Substanzen anheften und diese unschädlich machen. „Gedächtniszellen" merken sich die Strukturen des Krankheitserregers, speichern die Informationen zur spezifischen Immunreaktion, wenn der Körper erneut dem gleichen Antigen ausgesetzt wird, und sorgen mit passenden Antikörpern für eine rasche und wirksame Immunantwort, können Krankheitserreger im besten Fall rasch abwehren: Krankheitserreger werden bekämpft und unschädlich gemacht. Solche Abläufe nutzt auch die Medizin mit dem Einsatz von Impfstoffen.

Infektionen, also die Ansteckung mit Krankheitserregern, erfolgen vor allem durch Bakterien und Viren. Sie dringen in den Organismus ein und entern Zellen, nisten sich dort ein und vermehren sich. Entzündliche Prozesse werden ausgelöst, wenn das Immunsystem mit ihnen nicht fertig wird, den Angriff durch Bakterien oder Viren nicht (umgehend) parieren kann. Gegen Infektionen durch **Bakterien** stehen Antibiotika mit unterschiedlichen Wirkmechanismen zur Verfügung. Sie hindern Bakterien an der Vermehrung (bakteriostatische Wirkweise) oder töten sie ab (bakterizide Wirkweise). Es gibt Impfungen gegen bakterielle Organentzündungen wie jene aus der Pneumokokken-Familie. Im Gegensatz zu den Bakterien ist **Viren**, die keinen eigenen Stoffwechsel haben und sich innerhalb von Wirtszellen entwickeln und vermehren, mit Medikamenten schlechter beizukommen. Antibiotika wirken gegen Viren nicht. Sie sind somit bei viral bedingten Entzündungen wie Grippe oder bei durch Viren ausgelösten Entzündungen der Nasennebenhöhlen keine geeigneten Mittel. Dennoch wird von Impfgegnern gelegentlich behauptet, man könne doch auch mit Antibiotika die gefährlichen Infektionen in den Griff bekommen, wenn sie denn nun wirklich einmal auftreten sollten. Ein gewisser Effekt kann allerdings mit Virostatika erreicht werden. Mit ihrer Hilfe wird im Krankheitsfall versucht, so z. B. bei HIV/Aids, die Virenvermehrung zu blockieren oder wenigstens zu mindern. Die Behandlung birgt gewisse Risiken, da Viren wegen der rasch ablaufenden Vermehrungszyklen gegenüber den Wirkstoffen leicht resistent werden können. Gegen gefährliche Viren bleibt uns also im Wesentlichen als Schutz die körpereigene Immunabwehr und somit in vielen Fällen – falls (bereits) möglich – die Vorsorge durch Impfen. Vor allem auf diese Weise sind bestimmte virusbedingte Erkrankungen in nennenswertem Umfang vorsorglich zu vermeiden. Oder die Krankheit verläuft nach einer Impfung in einer milderen Form. Impfungen können zwar bestimmte Nebenwirkungen haben, aber durch eine Impfung wird das (geringe) Risiko des Impfens gegen das weitaus größere Risiko gesetzt, nicht geimpft zu sein. Immer wieder gegen Influenza propagierte Neuraminidasehmeer (z. B. Tamiflu® oder Relenza®) werden in ihrem Nutzen eher überschätzt.

Lebend- und Totimpfstoffe

Eingesetzt werden heute abgeschwächte oder abgetötete Krankheitserreger, auf die der Organismus mit Antikörpern und Gedächtniszellen reagiert. Lebendimpfstoffe sind heute nicht mehr ansteckend, Totimpfstoffe ohnehin nicht. Es gibt aber Impfstoffvarianten, die die Häufigkeit von möglichen Nebenwirkungen weiter senken sollen. Bei Totimpfstoffen sind dies zum Beispiel gereinigte Spaltvakzine bzw. solche aus reinen Antigenen (Impfstoffe aus einzelnen Antigenen), d. h. mit weniger oder mehr gereinigten Bestandteilen der Erreger. Der Hintergrund: Totimpfstoffe sind abgetötete Erreger und tragen noch viele unerwünschte Bestandteile mit sich. Beispiel Keuchhusten-Impfstoff: Die abgetöteten Erreger von Totimpfstoffen waren zunächst noch recht belastet mit Nebenwirkungen. Die reineren Impfstoffe sind davon frei. Deshalb geht man vermehrt zu Spaltvakzinen oder besser noch reinen Antigenen über. Bei „Spaltvakzi-

Schritt zu Impfstoffherstellung: Die Vermehrung des Virus für hierzulande zugelassene Impfstoffe erfolgt oft in bebrüteten Hühnereiern.

nen" handelt es sich um mehr oder weniger nach klassischer Methode gereinigte Impfstoffe. Antigenimpfstoffe dagegen haben ein sauberes Antigen plus definiertes Adjuvanz als Wirkverstärker, da mit größerer Reinheit diese Impfstoffe meist ihre volle Wirkstärke verlieren. Bei vielen Impfungen gibt es entweder Totimpfstoff oder Antigenimpfstoff. Dies ist z. B. bei den Antitoxinimpfstoffen (Diphtherie, Tetanus) und bei Hepatitis der Fall. Auch sie schaffen die Voraussetzungen für eine effektive Antwort des Immunsystems.

Zu unterscheiden sind zwei Formen:

Die aktive Impfung zielt auf einen möglichst langfristig wirkenden Schutz. Das Verfahren benötigt eine gewisse Zeit, den Schutz aufzubauen. Mit abgetöteten oder abgeschwächten Erregern wird der Organismus veranlasst, Antikörper und Gedächtniszellen zu bilden. Dieses geschieht in mehreren Trainingsschritten mithilfe bestimmter Impfzeitpunkte und Wiederholungsimpfungen nach einem bestimmten Impfschema. Erst dessen Einhaltung stellt den Schutz durch eine Impfung sicher. Spätere Auffrischimpfungen erinnern den Organismus über die Gedächtniszellen an die effektive Strategie, sich zu schützen. Das Immunsystem soll wieder genügend Abwehrstoffe bilden und bereithalten.

■ Die passive Impfung: Hierbei werden Konzentrate aus Antikörpern von Menschen injiziert, die eine solche Erkrankung bereits durchgemacht haben. Im Unterschied zur aktiven bietet die passive Impfung einen sofortigen Schutz gegen die Erkrankung, allerdings nur für etwa drei Monate. Bei einigen Krankheiten wie der Tollwut kann per passiver Impfung ein Sofortschutz erreicht werden – das bietet sich an, wenn ein Mensch aktuell mit einem gefährlichen Krankheitserreger in Kontakt gekommen ist oder in ein Land reisen will, wo bestimmte Infektionen weit verbreitet sind und keine Zeit mehr für eine Grundimmunisierung bleibt.

■ Die Simultanimpfung: Um einen sofortigen und gleichzeitig einen langfristigen Schutz aufzubauen, wird gleichzeitig passiv und aktiv geimpft, zum Beispiel bei Neugeborenen, deren Mütter an Hepatitis B erkrankt sind. Eine Infektion mit der übertragbaren Leberentzündung ist so in nahezu allen Fällen zu verhindern.

QUALITÄTSMASSSTÄBE

Impfstoffe sind schon deshalb Medikamente besonderer Art, weil sie in der Regel für Gesunde bestimmt sind. Bei ihnen ist der vorbeugende Gesundheitsschutz das Ziel – gleichermaßen bei Säuglingen, (Klein-)Kindern, Erwachsenen, Alten und Jungen, Geschwächten wie Kerngesunden, bei Schwangeren. Wir sollen durch Impfstoffe vor gefährlichen Infektionen geschützt werden und uns selbst und an-

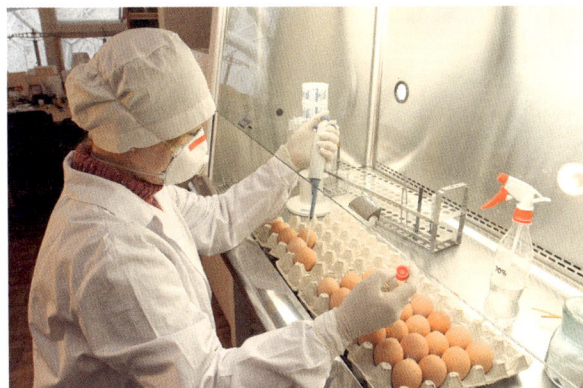

dere nicht anstecken oder Schaden nehmen. Impfungen sollen allen größtmöglichen Schutz geben. Sie sollen keine unkalkulierbar hohen Risiken bergen.

Bei Arzneimitteln geht es dagegen in der Regel darum, Krankheiten zu heilen oder diese zu beeinflussen. Daher sind bei der Abwägung von Chancen und Risiken andere Werte ausschlaggebend. Für Viren, mit denen wir uns anstecken können, stehen keine wirksamen Arzneimittel zur direkten Behandlung zur Verfügung. Daher gelten Impfungen als die einzigen wirksamen Arzneimittel gegen Virusinfektionen.

Impfstoffherstellung

Die Herstellung von Impfstoffen ist ein komplizierter, vielschichtiger Prozess. Impfstoffe werden auf der Basis abgeschwächter und inaktivierter Krankheitskeime oder ihrer molekularen Bestandteile produziert. Manchmal werden nah verwandte Erregerstämme genutzt. So kann das Immunsystem auf die mögliche Erkrankung vorbereitet werden. Auch wurden und werden eine Reihe von Zusatzstoffen, zum Beispiel zur Konservierung oder Verstärkung der Schutzwirkung, eingesetzt, die potenziell giftig sind. In einigen Impfstoffen sind Formaldehyd, Aluminium, Phenol oder Quecksilber enthalten – allerdings in äußerst geringen

Konzentrationen und unterhalb der Grenzwerte, die als gesundheitsschädlich erachtet werden. Die Aufgaben der Substanzen sind verschieden: Sie sollen Impfviren abtöten (wie Formaldehyd), die Immunantwort verstärken (wie Aluminiumhydroxid) oder den Impfstoff haltbar machen (wie Phenol).

Geschichte mit Rückschlägen

Impfstoffe werden laufend weiterentwickelt, verbessert, früher oder später neuen wissenschaftlichen Erkenntnissen angepasst, manchmal auch erst nach öffentlichem Druck von Fachkreisen. Ursache für den Fortschritt war allerdings auch die wechselvolle Geschichte der Impfstoffherstellung mit zahlreichen Irrtümern und Rückschlägen.

Impfstoffe mussten in vielen Fällen zurückgezogen oder durch neue, risikoärmere ersetzt werden. Die Geschichte des Impfens zeigt etliche Beispiele des Scheiterns und rund um das Impfen handfeste Skandale: Auch der führende Mikrobiologe des 19. Jahrhunderts, Robert Koch, der dem Krankheitserreger der Tuberkulose („Schwindsucht") auf die Spur kam, war davon betroffen. Er hatte mit dem von ihm entwickelten und kommerziell angebotenen Impfstoff gegen Tuberkulose einen spektakulären Misserfolg: Das Tuberkulin, an das viele Menschen Hoffnungen geknüpft hatten, tötete die Tuberkuloseerreger gar nicht wie erwartet ab; es kam nach Impfungen zu Todesfällen. Deutlich wurde schon damals, wie wichtig bei der Herstellung von Impfstoffen verlässliche wissenschaftliche Tests, Analysen und Dokumentationen sind (siehe auch Seiten 27/28).

Drei Verfahren

Die Vakzinierung (von ital. vacca, die Kuh) gegen die Pocken erfolgte mit dem Eiter entzündeter Euter von an Kuhpocken erkrankten Tieren (siehe auch Seite 28). Kuhpocken selbst sind für Menschen nicht gefährlich.

Die Impfstoffherstellung hat für Laien auch heute noch zum Teil gewöhnungsbedürftige Aspekte: Zum Beispiel, dass sich in den bebrüteten Eiern zur Gewinnung von Grippeimpfstoff Kükenembryos entwickeln oder dass bei der Herstellung von Zellkulturen zum Beispiel Bestandteile wie Nieren von Meerkatzen, Maushirn oder menschliche Zellen genutzt werden.

Heute wird ein Impfstoff im Wesentlichen mithilfe einer dieser drei Techniken hergestellt:

■ Traditionelle Impfstoffherstellung mit angebrüteten Eiern von Hühnern, die unter speziellen Bedingungen gehalten werden – wie bei Impfstoffen gegen Grippe (Influenza). Zunächst werden in die Eier geringe Mengen des Virus gespritzt, gegen das geimpft werden soll. Anschließend werden sie für ein paar Tage bei über 37 Grad maschinell bebrütet. Das Vi-

rus vermehrt sich. Die Eier enthalten schließlich eine virushaltige Flüssigkeit. Mithilfe spezieller Maschinen wird diese Flüssigkeit aus dem Eiweiß der Eier entnommen. Das Material wird vielfach bearbeitet, gefiltert und gereinigt, in seine Bestandteile zerlegt, erneut gereinigt und konzentriert. Viren werden durch Chemikalien oder durch Erhitzen abgetötet (Totimpfstoff) oder abgeschwächt. Für den Impfstoff sind nur bestimmte Teile der Viren-Oberfläche erforderlich, die Antigene. Mehrere Kontrollen sollen sicherstellen, dass das Produkt einwandfrei hergestellt wird.

■ Impfstoffherstellung mit Zellkulturen: mithilfe von Nährmedien für Krankheitskeime aus tierischem oder menschlichem Zellmaterial.

■ Impfstoffherstellung mithilfe der Gentechnologie: Für die Produktion des Impfstoffes werden hier keine lebenden Viren eingesetzt. Bestimmte Teile ihres Erbgutes werden aber in Bakterien, Hefepilze oder anderes Zellmaterial eingeschleust. Die „Wirte" produzieren dann Bruchstücke bestimmter Bestandteile der Virenhülle – den Impfstoff. Diese Rekombination ist ein komplizierter Prozess, zum Teil etwas weniger wirkungsvoll, aber eben auch mit weniger Nebenwirkungen verbunden. Ein Ansteckungsrisiko besteht nicht.

Gentechnisch hergestellte Impfstoffe

Auch per Gentechnik erstellte Impfstoffe gegen Cholera und bestimmte Arten des humanen Papillomavirus (HPV) gegen Ge-

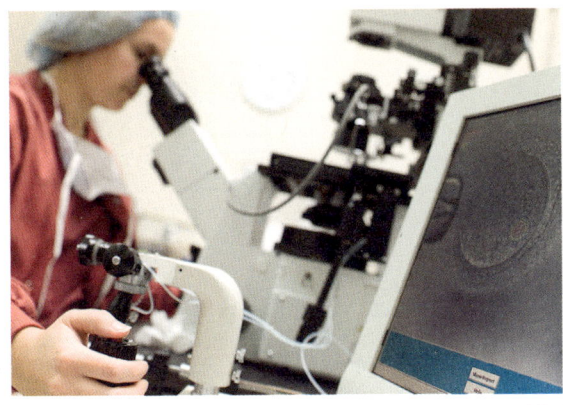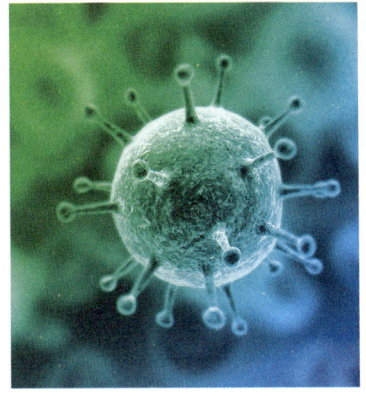

Durch die Entwicklung der Elektronenmikroskopie im 20. Jahrhundert, die eine sehr viel höhere Auflösung erlaubt als die Lichtmikroskopie, liegen heute von zahlreichen Viren detaillierte Bilder vor. In vielen Fällen ist der genetische Code der Krankheitskeime bekannt. Dieses Wissen wird zum Beispiel zur gentechnischen Herstellung der Hepatitis-B-Vakzine in Hefezellen genutzt. Der Impfstoff besteht lediglich aus einem spezifischen Oberflächenmolekül des Hepatitis-Virus, dem sogenannten HBs-Antigen.

bärmutterhalskrebs sind auf dem Markt. Gentechnisch hergestellte Impfstoffe, an denen noch geforscht wird, sollen zum Beispiel Hepatitis C oder auch der Grippe (Influenza) vorbeugen.

Weitere Verfahren wie die direkte Impfung mit Virus-DNA sind noch in der Erprobung. Die menschlichen Zellen sollen hier selbst das Virus-Protein herstellen und im geimpften Organismus eine Immunreaktion bewirken. Das ist aber erst einmal Zukunftsmusik und muss noch zahlreiche Tests durchlaufen.

Vorteile von Verfahren der Gentechnologie bei der Impfstoffherstellung sind unter anderem der Zeitgewinn, da zum Beispiel das Züchten abgeschwächter Erreger entfällt und die Immunabwehr sofort trainiert und die passenden Antikörper gebildet werden können.

Wenn bestimmte Antigene dem Körper schneller zugeführt werden können, ist die Antwort des Immunsystems meist stärker. So lässt sich die Verträglichkeit von Impfstoffen verbessern, zum Beispiel durch den Einsatz von weniger Impfstoff bei gleich gutem Ergebnis. Solche DNA-Impfstoffe sind schnell und kostengünstig

herzustellen und sicher. Denn die DNA verbleibt in einer Zelle, verbreitet sich nicht im Organismus. Der Impfstoff lässt sich zudem einfach lagern.

Unterschiedlich wirksam

Allerdings haben Impfstoffe eine unterschiedliche Wirksamkeit. Bislang funktionieren DNA-Impfstoffe bei Menschen überraschend schlecht.

Bei den Polysaccharid-Impfstoffen zum Beispiel gegen Meningokokken oder Pneumokokken war bei Kindern unter zwei Jahren die Immunantwort auf das Antigen relativ schwach. Und bei Erwachsenen war der Schutz meist eher begrenzt. Außerdem wurde festgestellt, dass es bei weiteren Impfstoffgaben zu immer schlechteren Immunantworten kam. Auffrischimpfungen, die sonst in der Regel den Mechanismus der Immunantwort wieder auf Trab bringen, boten hier keine hinreichende Lösung.

Deshalb ging und geht es darum, Impfstoffe ständig zu verbessern. Die Polysaccharide werden zum Beispiel an bestimmte Trägerproteine wie das Diphtherie- oder das Tetanus-Toxoid gekoppelt (konjugiert), um dem Immunsystem das Erkennen zu erleichtern, das Langzeitgedächtnis zu fördern und die Immunantwort zu verstärken. Toxoide sind Giftstoffe, bei denen die für ihre Giftigkeit verantwortlichen Eigenschaften zerstört werden. Gegen Erkrankungen durch Pneumokokken wie Hirnhautentzündung, Blutvergiftung oder eine bestimmte Form der Lungenentzündung sind solche entschärften, risikoarmen Impfstoffe zugelassen, zum Beispiel für alle Kinder ab dem dritten Lebensmonat.

 KEUCHHUSTEN – IMPFSTOFF VERBESSERT

Möglich sind bei Keuchhusten schwerwiegende Komplikationen wie Lungenentzündung, Krampfanfälle und Gehirnschäden. Bis etwa 1995 war der Einsatz von Ganzkeim(Lebend-)Vakzinen üblich. Es kam zum Teil zu Impfkomplikationen wie Fieberkrämpfen. Inzwischen wird besser verträglicher azellulärer Impfstoff eingesetzt: Dieser aktive Impfstoff enthält nur Teilkomponenten des Keimes und ist risikoarm (siehe auch Seite 60).

WIRKSAMKEIT UND SICHERHEIT

Die Entwicklung von Impfstoffen kann, wenn es sich um Neuentwicklungen handelt, viele Jahre in Anspruch nehmen. Sie beginnt mit einer
- Forschungsphase und vorklinischer Entwicklung und Tests, zum Beispiel an Affen, gefolgt von einer
- Entwicklungsphase mit klinischen Studien zur Sicherheit und Verträglichkeit des Impfstoffs an einer kleinen Gruppe gesunder Freiwilliger (weniger als 100) in der Phase I.
- Erhebung weiterer Daten zur Wirksamkeit und Sicherheit erfolgen an mehreren hundert Probanden der Zielindikation in der Phase II und schließlich
- an mehreren Tausenden, häufig Zehntausenden Probanden in der Phase III. In diesen Studien wird dann festgestellt, inwieweit der neue Impfstoff gegen eine natürlich erworbene Erkrankung schützt.

Bei den klinischen Studien, die über die Marktzulassung entscheiden, werden die Testpersonen nach dem Zufallsprinzip in zwei Gruppen eingeteilt, eine mit Impfstoff, die andere mit Scheinimpfstoff oder einem Vergleichsimpfstoff, ohne dass die Testpersonen vorsätzlich infiziert worden sind, was ethisch nicht vertretbar wäre. Die Krankheitsraten beider Gruppen werden nach einiger Zeit verglichen.

Bei weiterentwickelten bekannten Impfstoffen reicht als Nachweis der Wirksamkeit der Grad der Immunogenität aus, meist Anstieg der Antikörper im Blut der Testpersonen, um Aussagen zur Wirksamkeit zu treffen. Studien zur Verträglichkeit an großen Bevölkerungsgruppen ermög-

INFO **Meldeformulare für Patienten im Netz**

Über die Internetadresse www.verbrau cher-uaw.pei.de können Patienten und Laien seit Oktober letzten Jahres direkt Verdachtsfälle von Nebenwirkungen (unerwünschte Arzneimittelwirkungen, UAW) von Arzneimitteln melden, auch nennenswerte Ereignisse im Zusammenhang mit Impfungen. Das Angebot soll helfen, dass Arzneimittelrisiken unter Umständen rascher erkannt werden können. Die internetbasierte Meldung setzt die Angabe der Kontaktdaten voraus. Die Datenübermittlung findet über eine gesicherte Verbindung statt. Die Daten werden vertraulich behandelt. Hinweise zum Datenschutz finden sich im Internetangebot. Die Patienten bekommen nach der Meldung eine Eingangsbestätigung, die ausgedruckt oder abgespeichert werden kann. Von der Startseite der Datenbank aus kann der Nutzer auf weiteren Registerkarten wichtige Hinweise und Erläuterungen nachlesen, wie zum Beispiel Antworten auf „Häufig gestellte Fragen".

Wichtig: Die Meldung ersetzt nicht den Arztbesuch.

Das PEI unterhält zudem eine Datenbank, die Verdachtsmeldungen und bestätigte Fälle von Nebenwirkungen im Zusammenhang mit Impfungen umfasst (Zugang über www.pei.de).

Merke: Dort aufgeführte aktuelle Fälle sind verdächtig, aber nicht geklärt. Fragen, die hierbei eine Rolle spielen, sind zum Beispiel, ob die Nebenwirkung bereits in der wissenschaftlichen Literatur bekannt ist, ob andere Impfstoffe ähnliche Reaktionen gezeigt haben, ob die geschilderten Reaktionen eine gewisse wissenschaftliche oder anders begründbare Plausibilität haben, es bei bestimmten Chargen Häufungen solcher Fälle gibt und ob der Zeitraum zwischen Impfung und den beobachteten Symptomen schlüssig ist.

licht erst die Phase IV mit bereits zugelassenen Impfstoffen, ihrer Nutzung durch große Populationen und deren Erfahrungen mit der Wirksamkeit und auch der Verträglichkeit. Hier kommt es dann ganz wesentlich auf die Rückmeldungen durch Patienten und die impfende Ärzteschaft an, damit möglichst rasch auf unerwünschte und nicht tolerierbare Impffolgen reagiert werden kann (Seite 58).

Zulassung und Kontrolle

Für Wissenschaftler sind im Zusammenhang mit der Wirksamkeit von Impfungen die Begriffe Immunogenität, Effektivität und Schutzdauer wichtig: Also die Fähigkeit, eine genügend starke, effektive Immunantwort des Immunsystems auszulösen, die möglichst lang anhalten soll oder nach einer bestimmten Zeit durch eine Auffrischimpfung wieder gestärkt werden sollte. Das für Impfstoffe zuständige Paul-Ehrlich-Institut weist darauf hin, dass vor Zulassung eines Arzneimittels in ausführlichen Studien nachgewiesen sein muss, dass es unbedenklich, wirksam und hochwertig ist. Da jedes Arzneimittel auch gewisse Risiken (Nebenwirkungen oder unerwünschte Wirkungen) birgt, wird die Zulassung nur dann erteilt, wenn Fachleute zu dem Ergebnis kommen, dass der Nutzen – hier des Impfstoffs – für die zu behandelnde Bevölkerungsgruppe die möglichen Risiken überwiegt. Allerdings lässt sich das Sicherheitsprofil eines Impfstoff-Arzneimittels vor der Zulassung nie vollständig ermitteln, weil sich klinische Studien an bestimmte Vorgaben und Grenzen halten müssen: So darf zum Beispiel nur eine bestimmte Anzahl von

Ein hundertprozentiger Impfschutz ist eher die Ausnahme. Ist der Impfschutz eher schwach oder lässt er vermutlich mit der Zeit nach, werden Auffrischimpfungen notwendig. Kein Impfstoff wirkt immer und bei jedem in vollem Umfang, siehe dazu unsere Aussagen in den Übersichtstabellen ab Seite 126. Hier dazu noch einige Zirka-Angaben aus Studienergebnissen, die zum Teil ganz unterschiedlich ausfallen können (siehe z. B. Meningokokken). Die Wirksamkeit der Impfstoffe verschiedener Hersteller für bestimmte Indikationen ist in der Regel wiederum vergleichbar.

Kinder und Erwachsene

Diphtherie: Ausreichender Impfschutz beim Säugling etwa knapp sechs Wochen nach der Impfung, wenn sich der Impfschutz herausgebildet hat. Nach Grundimmunisierung und zeitgerechter Auffrischimpfung ist der Geimpfte zu über 90 Prozent geschützt.

Haemophilus Influenzae Typ b (Hib): Nach Impfplan vollständiger Impfschutz, aber nicht gegen Haemophilus-Influenza-Infektionen wie Mittelohrentzündung und außer Kapseltyp b unbekapselte Stämme (129). Auffrischimpfung erforderlich.

Hepatitis A: Nach der ersten Impfung bei unter 40-Jährigen nahezu 100 von 100. Bei älteren nach der 2. Impfung ebenso.

Hepatitis B: Ein Schutz wird bei ca. 85 bis 95 Prozent erreicht, abhängig von der Wirkstoffdosis. Mit zunehmendem Alter wird der Schutz geringer. Frauen zeigen meist eine etwas bessere Immunantwort als Männer. Patienten unter immunsuppressiver (z. B. nach Organtransplantation) oder Krebstherapie sprechen auf die Impfung schlecht an.

Dem wird mit Dosiserhöhungen begegnet. Eine Auffrischimpfung ist nötig.

Genitale HPV-Infektionen: Im Indikationsbereich Virenschutz von nahezu 100 Prozent. Das Präparat Gardasil®, das sich gegen die HPV-Typen 6, 11, 16, 18 richtet, verhindert ca. 90 Prozent aller Genitalwarzen und etwa 70 Prozent aller auftretenden Fälle von Zell- und Gewebeveränderungen (Dysplasien) der Gebärmutter. Der Impfstoff Cervarix® gegen die HPV-Typen 16 und 18 verhindert ca. 70 Prozent aller Fälle solcher Zellveränderungen, die Vorläufer von Krebs sein können.

Influenza (Grippe): Die Schutzwirkung ist altersabhängig. Gesunde Kinder und Erwachsene sind in 70 bis 90 von 100 Fällen gegen geschützt. Bei Menschen über 60 Jahre und mit Grunderkrankung vermutlich geringere Effektivität; bei älteren als 65 Jahre ist eine Schutzwirkung nicht belastbar nachzuweisen.

Masern: Ab Beginn des 2. Lebensjahres Schutz von 95 bis 98 von 100, nach zwei Impfungen in mindestens vier Wochen Abstand von 99 von 100 oder mehr.

Meningokokken: Polysaccharid-Impfstoffe bei Untergruppe (Serogruppe) A 70 bis 100 von 100 bzw. in einer anderen Studie über drei Jahre 87, 70 und 54 von 100 im dritten Jahr. **Konjugierte Meningokokkenimpfstoffe:** Verfahren mit gegenüber Polysaccharidimpfstoffen verbessertem Schutz für junge und besonders gefährdete Kinder. Nach bisheriger Auffassung beruht der Schutz vor Erkrankung in erster Linie auf dem Gedächtnis des Immunsystems (S. 38). Vergleichbar mit Polysaccharidimpfstoffen, auch bei Serogruppe B. Auffrischimpfung erforderlich.

Mumps: Nach einmaliger Impfung bis

zu 90 von 100 und darüber. Langzeiteffekt auf bis zu 60 von 100 abgesenkt. Selbst zweimal Geimpfte können wieder erkranken.

Keuchhusten (Pertussis): Schutzwirkung von 85 bis 90 von 100 Geimpften.

Pneumokokken: Laut Studien zum Beispiel ca. 95 von 100 Impflinge, bei mit Konjugatimpfstoff geimpften Kindern mehr als 97 von 100. Aber zum Teil auch darunter und sehr unterschiedliche Ergebnisse.

Poliomyelitis: Hierzulande fast 100 von 100 Geimpfte nach drei Impfdosen.

Röteln: 95 bis nahezu 100 von 100 Impflingen.

Rotavirus: Einfachimpfstoff: bis zu nahezu 100 von 100 der Geimpften. Fünffachimpfstoff: 74 von 100 bei der Verhinderung einer Infektion, bis 98 von 100 bei der Senkung schwerer Krankheitsverläufe.

Tetanus: Nahezu 100 von 100 Geimpften.

Varizellen (Windpocken): Etwa 95 von 100 der Kinder sind geschützt innerhalb von sechs bis acht Wochen. Bessere Immunantwort nach 2. Impfung. Bei Jugendlichen und Erwachsenen und nicht hinreichend immunisierten Kindern sind zwei Impfstoffdosen erforderlich, um zu mehr als 90 Prozent eine ausreichende Immunität ausbilden zu können.

Weitere Impfungen (zum Beispiel für die Reise)

Cholera: Beim Präparat Dukoral Schutzrate 85 bis 90 Prozent für sechs Monate. Impfstoff schützt laut WHO auch 60 von 100 Geimpfte gegen enterotoxische Coli-Bakterien (ETEC). Weitere Oralimpfstoffe siehe WHO Position paper: Cholera Vaccines 2010.

FSME: Schutzrate gilt als sehr gut. Sie wird zum Beispiel nach zwei- und dreimaliger Immunisierung in einer Studie mit 98 von 100 Impflingen angegeben, in einer anderen mit 99 von 100. Erkrankungen sind bei vollständig Geimpften sehr selten.

Gelbfieber: Immunität bei mehr als 95 von 100 der Geimpften.

Japanische Enzephalitis: Zirka 95 von 100 der Impflinge.

Tollwut: Nahezu 100 Prozent.

Typhus: Schutzraten zwischen 55 und 75 von 100 Geimpften. Wiederimpfung nach 3 Jahren empfohlen.

Gürtelrose (Zoster): Der mit abgeschwächten Varicella-Zoster-Viren gegen Zoster wesentlich höher dosierte Windpockenimpfstoff soll im Gegensatz zu anderen Impfungen nicht vor einem dem Immunsystem unbekannten Erreger schützen, sondern ein Wiederaufflammen einer bereits bestehenden, quasi schlummernden Infektion durch Windpockenerreger (Varizellen) verhindern. Etwa die Hälfte der Fälle von Gürtelrose wird laut Studie verhindert (gegenüber Scheinmedikament), zwischen 60 und 69 Jahren um 64 Prozent, ab 70 Jahren um 38 Prozent. Auch eine Verringerung von Nervenschmerzen (Postzosterneuralgie, PZN) wurde in 67 von 100 der Fälle festgestellt. Bei Probanden, die an Zoster erkrankten, kam es zu einer Postzosterneuralgie nur in 9 von 100 Fällen (gegenüber Placebo von 13 von 100). Seit 2006 ist der Impfstoff in den USA zugelassen, seit 2009 auch in Europa.. In den USA wird allen 60-Jährigen eine Impfung empfohlen. In Deutschland wird sie zurzeit nicht als Standard- oder Indikationsimpfung von der STIKO empfohlen, da der Impfstoff hier noch nicht zur Verfügung steht.

Das Infektionsschutzgesetz regelt zur Abwehr von Infektionen und deren mögliche Ausbreitung unter anderem die Zuständigkeiten und Aufgaben von Gesundheits- und anderen Behörden. Festgelegt sind dort die notwendigen und zulässigen Maßnahmen zur Infektionsabwehr.

So kann zum Beispiel der Impfstatus von Kindern überprüft werden, wenn eine Masernepidemie droht oder an einer Schule oder auch Schulen und andernorts Masernfälle aufgetreten sind. Ohne den Nachweis einer Impfung darf ein Kind zum Beispiel eine Schule oder eine andere Gemeinschaftseinrichtung nicht mehr besuchen.

Das Schulverbot kann aber aufgehoben werden, wenn 14 Tage lang keine neuen Infektionen aufgetreten sind – das ist die Inkubationszeit von Masern von der Ansteckung bis zum Ausbruch der Krankheit.

Die Regelungen zur Verhütung einer Epidemie sehen unter anderem vor, dass Personen, die an Masern erkrankt sind, unter bestimmten Umständen eine Schule nicht betreten und an Gemeinschaftsveranstaltungen nicht teilnehmen dürfen. Das kann auch in Verdachtsfällen angeordnet werden. Nicht angeordnet werden kann eine Impfung – sie beruht auf Freiwilligkeit.

Das Gesetz bestimmt im Einzelnen, dass ein Kind nicht in die Schule oder andere Gemeinschaftseinrichtungen gehen darf, wenn unter anderem

■ es an einer schweren Infektion erkrankt ist, die durch geringe Erregermengen verursacht wird. Dies sind nach der Vorschrift unter anderem: Diphtherie, Cholera, Typhus, Tuberkulose (und Durchfall durch EHEC-Bakterien). Außerdem nennt das Gesetz

noch virusbedingtes hämorrhagisches Fieber, Kinderlähmung und Pest.

■ eine Infektionskrankheit vorliegt, die in Einzelfällen schwer und kompliziert verlaufen kann. Dies sind unter anderem Keuchhusten, Masern, Mumps, Scharlach, Windpocken, Hirnhautentzündung durch Hib-Bakterien, Meningokokken-Infektionen, Hepatitis A und bakterielle Ruhr.

Die Übertragungswege der aufgezählten hochansteckenden Erkrankungen sind unterschiedlich. Viele Hepatitis-A-Fälle gehen auf Schmierinfektionen zurück. Die Übertragung erfolgt durch mangelnde Händehygiene sowie durch verunreinigte Lebensmittel, nur selten durch Gegenstände (Handtücher, Möbel, Spielsachen).

Tröpfcheninfektionen oder fliegende Infektionen sind der Übertragungsweg von Masern, Mumps, Windpocken und Keuchhusten. Manchmal nehmen Kinder oder Erwachsene Erreger auf, ohne zu erkranken. Auch werden in einigen Fällen Erreger nach durchgemachter Erkrankung noch längere Zeit mit dem Stuhlgang ausgeschieden oder in Tröpfchen beim Husten und durch die Ausatmungsluft übertragen.

Im Infektionsschutzgesetz ist vorgesehen, dass die Ausscheider von Cholera-, Diphtherie-, EHEC-, Typhus-, Paratyphus- und Shigellenruhr-Bakterien nur mit Genehmigung und nach Belehrung des Gesundheitsamtes wieder in eine Gemeinschaftseinrichtung gehen dürfen.

Wenn jemand an einer schweren oder hochansteckenden Infektionskrankheit leidet, können weitere Mitglieder des Haushaltes diese Krankheitserreger schon aufgenommen haben und dann ausscheiden, ohne selbst erkrankt zu

Patienten in die Studie aufgenommen werden, die Studiendauer ist festgelegt und die Verabreichung des Arzneimittels sowie die Auswahl der Patienten müssen sorgfältig kontrolliert werden. Es gibt zudem ethische Grenzen: Tests zur Schwangerschaft können nur im Tierexperiment erfolgen, beim Menschen muss man sich auf Erfahrungen und Aussagen von geimpften Frauen stützen.

Direkt nach Markteinführung neuer Produkte fehlt ohnehin noch die Erfahrung durch massenhafte Nutzung der Impfpräparate durch Millionen Menschen. Vor der Zulassung wurden und werden sie allenfalls an einigen zehntausend Personen erprobt. Zur Zulassung eines Impfstoffs müssen national wie international festgelegte Prüfverfahren durchlaufen werden. In Deutschland regelt das Arzneimittelgesetz Herstellung, Prüfung, Zulassung und Freigabe der Impfstoffchargen als Aufgaben des Paul-Ehrlich-Instituts. Die Europäische Agentur für die Beurteilung von Arzneimitteln (EMA) mit Sitz in London führt Verfahren für die Zulassung in allen EU-Staaten durch.

Vor der Zulassung wird in Studien zunächst die Wirksamkeit der einzelnen Komponenten in (Langzeit-)Studien ge-

sein. Auch in diesem Fall muss z. B. ein Kind zu Hause bleiben.

Generell legt das Infektionsschutzgesetz fest, dass die zuständige Behörde in besonders schweren Fällen mit Ansteckung und Ansteckungsgefahr (genannt sind im Gesetzestext Lungenpest oder übertragbares hämorrhagisches Fieber) die Einlieferung in ein Krankenhaus mit Quarantänestation oder in eine geeignete Einrichtung erfolgen muss.

Bei sonstigen Kranken sowie Krankheitsverdächtigen, Ansteckungsverdächtigen und Ausscheidern kann angeordnet werden, dass sie in einem geeigneten Krankenhaus oder in sonst geeigneter Weise abgesondert werden, bei Ausscheidern jedoch nur, wenn sie andere Schutzmaßnahmen nicht befolgen, befolgen können oder befolgen würden und dadurch ihre Umgebung gefährden.

Wann ein Besuchsverbot der Schule oder einer anderen Gemeinschaftseinrichtung für Ausscheider oder ein möglicherweise infiziertes, aber nicht erkranktes Kind besteht, teilt der behandelnde Arzt oder das zuständige Gesundheitsamt mit. Auch in solchen Fällen besteht Meldepflicht.

Tipp: Über Regelungen des Infektionsschutzgesetzes informiert unter anderem ein Merkblatt für Eltern und Sorgeberechtigte: www.pgm.musin.de/rb/rundbrief1_anlage_infektionsschutz.pdf

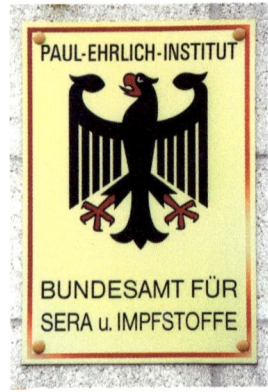
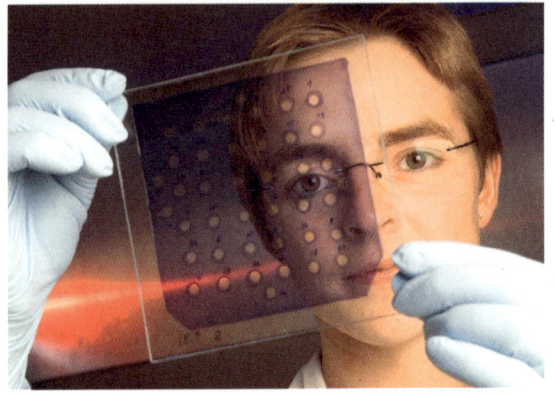

Die jeweiligen Chargen der Impfstoffe werden durch Hersteller und beim Paul-Ehrlich-Institut im hessischen Langen überprüft und anschließend freigegeben.

prüft, aber auch, ob die Wirksamkeit eventuell durch die weiteren Zusätze unter Umständen beeinträchtigt wird. Die EMA hat bestimmte Anforderungen festgelegt:

- Festgestellt werden müssen die Wirksamkeit jeder Einzelkomponente und die Wirksamkeit der Kombination.
- Studien müssen bestimmten Standards entsprechen (randomisiert, und kontrolliert, Seite 44).
- Studien zur Sicherheit und der Fähigkeit eines Antigens, eine Immunantwort auszulösen (Immunogenität) sollen einen Vergleich unter drei Voraussetzungen ermöglichen: Als Kombination, gleichzeitige Impfstoffgabe an verschiedenen Injektionsstellen, ausreichende Begründung, warum bestimmte Kontrollgruppen zum Beispiel nicht notwendig erscheinen.
- Eine gegenseitige ungünstige Beeinflussung der Impfstoffkomponenten muss ausgeschlossen sein.

Für Impfstoffe werden generell die in den zugehörigen Monografien des Europäischen Arzneibuchs vorgesehenen Prüfungen auf Reinheit sowie die Bestimmung der Wirksamkeit durchgeführt. Es können auch neue Prüfverfahren eingesetzt werden, unter anderem mit dem Ziel, Präparate vergleichen zu können. Die Impfstoffproduktion selbst benötigt in der Regel einen Zyklus von mehreren Monaten. Die Chargen, jeweils etwa 100 000 Impfdosen, werden durch den Hersteller und das Paul-Ehrlich-Institut überprüft und freigegeben. Es erfolgt somit eine andauernde Überwachung. Hersteller, Behörden und Ärzte sind in ein Melde- und Warnsystem einbezogen. Jeder Verdacht einer über das übliche Maß hinausgehenden Impfreaktion soll vom Arzt über das jeweilige Gesundheitsamt an das Paul-Ehrlich-Institut weitergeleitet werden. Das Verfahren zwischen ärztlicher Praxis, Gesundheitsämtern und der Landes- und Bundesbehörden wie Gesundheitsministerien der Länder, Robert-Koch- und Paul-Ehrlich-Institut läuft aber offensichtlich nicht immer optimal und soll weiter verbessert werden. Zum Beispiel fällt es auf, dass bislang die meisten Meldungen zu Impfkomplikationen von den Herstellern kommen (v. a. aus Gründen der rechtlichen Absicherung), nicht von Ärzten oder Gesundheitsämtern, den weiteren Mitgliedern der Informationskette. Wichtig ist in diesem Zusammenhang, dass das Paul-Ehrlich-Insti-

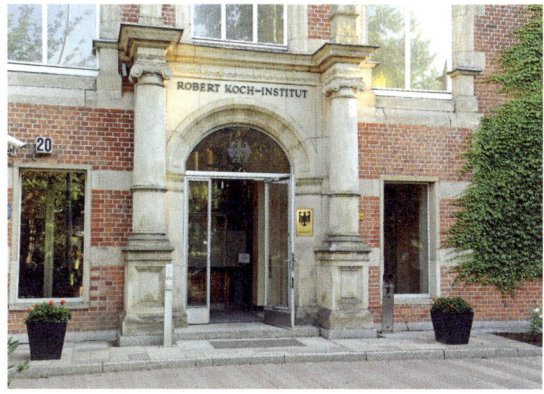

Beim Robert-Koch-Institut in Berlin ist die Ständige Impfkommission (STIKO) angesiedelt, deren Experten u. a. Impfungen für die Allgemeinheit oder bestimmte Personengruppen empfehlen und so über die Verordnungsfähigkeit im Rahmen der gesetzlichen Krankenkassen entscheiden.

tut jetzt auch für Patienten über das Internet eine Meldemöglichkeit für besondere Vorkommnisse im Zusammenhang mit Impfungen eingerichtet hat (Seite 45).

Informationsketten

Auch das System für die Arzneimittelüberwachung in der EU soll effizienter werden. So sind Verbesserungen geplant bei der Zusammenarbeit bei Forschung und Finanzierung von Studien über die Unbedenklichkeit von Arzneimitteln sowie von Studien über die bei der Arzneimittelüberwachung eingesetzten Verfahren. Weiter geht es um die Zusammenarbeit mit den Mitgliedstaaten bei Problemlösungen und Verbesserungen von Verwaltungsverfahren sowie zu Meldepflichten für die Hersteller und die Zusammenarbeit mit der Europäischen Arzneimittelagentur (EMA). Ein wichtiger Punkt ist hier eine Verbesserung der gemeinsamen Nutzung der EU-Datenbank für die Arzneimittelsicherheit.

Patientengruppen und Verbände von Gesundheitsberufen sollen in die Abläufe eingebunden werden, ebenfalls bei den Meldeverfahren. Präzise Normen für die Arzneimittelüberwachung sollen erstellt werden. Schnellere und einfachere Mel-

dung von Verdachtsfällen unerwünschter Arzneimittelwirkungen sollen dazu beitragen, mögliche Komplikationen rasch zu erkennen und Gegenmaßnahmen wie den Rückruf von Impfstoffchargen schneller einleiten zu können.

WENN IMPFSTOFFE NICHT EMPFOHLEN WERDEN

Impfungen, die nicht von der STIKO empfohlen werden, sind im Zusammenhang mit der erfolgten Zulassung durchaus für bestimmte Impfindikationen einzusetzen. Es liegt in der Verantwortung des Arztes, das zu begründen, z. B. bei einer Tuberkulose-Impfung. Wenn die individuell gestellte Impfindikation nicht Bestandteil einer für Deutschland gültigen Zulassung und der Fachinformation des entsprechenden Impfstoffs ist, erfolgt die Anwendung außerhalb der zugelassenen Indikation, so das RKI. Das bedingt für Mediziner besondere Aufklärungs- und Dokumentationspflichten und hat im Schadensfall Folgen für Haftung und Entschädigung: Versorgungsansprüche wegen eines Impfschadens werden nur bei den von den Landesgesundheitsbehörden öffentlich empfohlenen Impfungen gewährt.

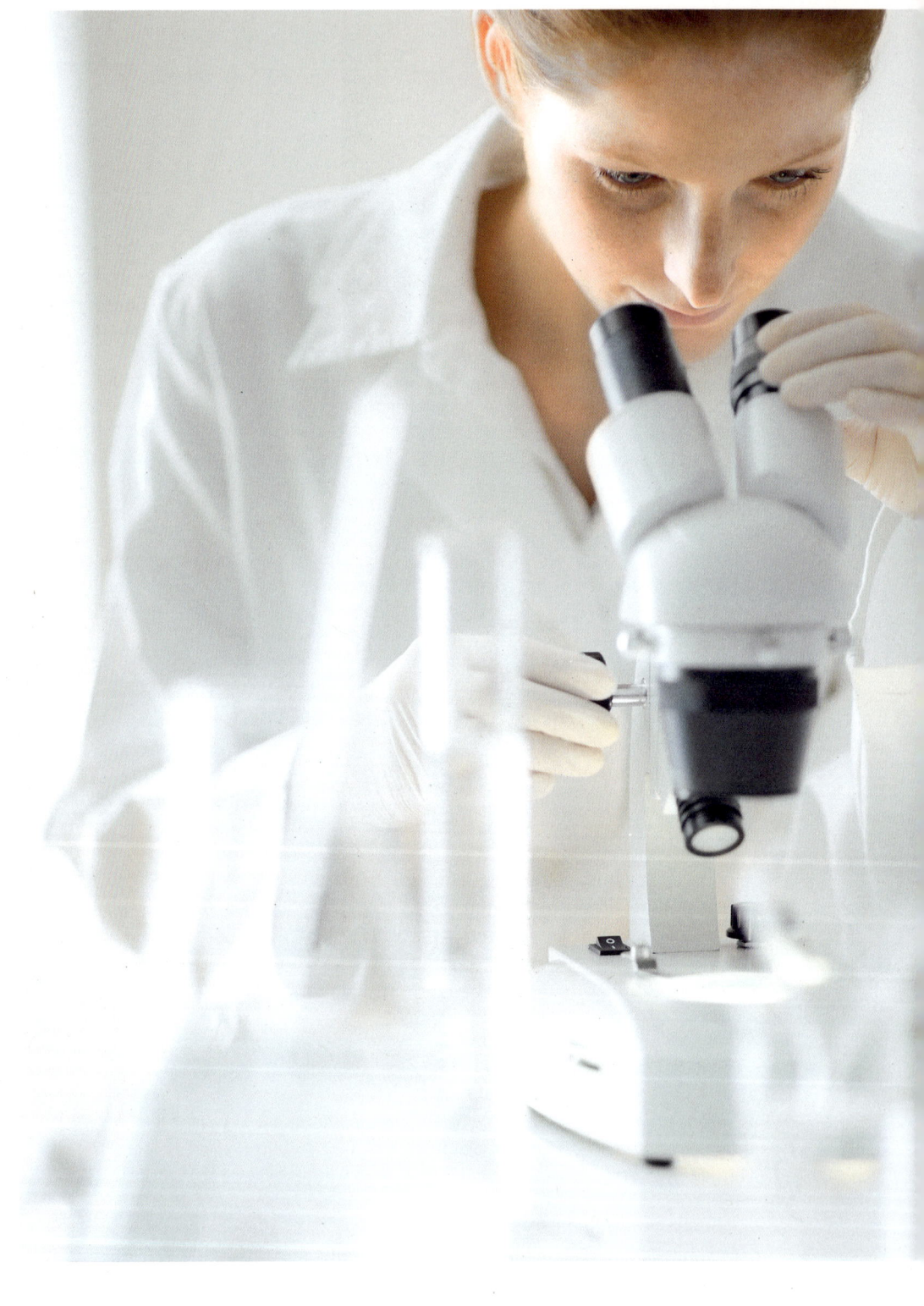

DIE ZUKUNFT HAT BEGONNEN

Impfstoffe vermögen viel, doch Alleskönner sind sie nicht. Impfungen bieten einen weitgehenden, aber keinen absoluten Schutz gegen die jeweilige Erkrankung. Und Impfverfahren stoßen immer wieder an Grenzen. Aber das mögliche Potenzial ist bei Weitem noch nicht ausgeschöpft. Die Arbeit an neuen Stoffen und die Weiterentwicklung der bestehenden Impfungen wird von vielen Wissenschaftlern vorangetrieben.

NEUE ENTWICKLUNGEN IN VORBEREITUNG

Das Impfen der Zukunft wird durch viele neue Angebote ergänzt werden. Bei Kinderimpfstoffen sind z. B. weiterentwickelte Impfstoffkombinationen ein Schwerpunkt der Entwicklung. Weiter sind in Zukunft vermutlich Impfungen gegen (weitere) Infektionen durch das Humane Papillomavirus (HPV), das Herpes-simplex-Virus (HSV 1 und 2) und eventuell auch gegen Erreger der Lyme-Borreliose in Europa möglich (Zecken, Seite 121). Impfungen für ältere Menschen werden an Bedeutung gewinnen – und versprechen auch kommerziell lohnenden Einsatz. Vermutlich wird bei einigen neuen Impfungen das Ziel zudem ein anderes sein: Impfungen werden wohl nicht mehr ausschließlich der Vorsorge dienen, sondern auch zur Behandlung eingesetzt, so gegen

Krebs oder Erkrankungen der Bauchspeicheldrüse, um das Immunsystem von Kindern gegen die Gefahr zu schützen, dass sich ein Typ 1 Diabetes entwickelt. Die ersten dieser „Pharmaccine", die sich für die Behandlung von chronischen Infektionen, Allergien, Autoimmunerkrankungen und Malignomen eignen könnten, werden aber voraussichtlich erst in einigen Jahren zur Verfügung stehen.

Viren gegen Viren

Viren können zwar mit Medikamenten nicht entscheidend bekämpft werden, aber bestimmte Viren können in einigen Fällen selbst Teil einer Behandlung sein Viele Forschungen versuchen herauszufinden, ob und wie Viren Krankheiten beeinflussen oder heilen können. Bestimmte Vi-

ren werden nun auf Tumorzellen ange-
setzt. Ebenfalls wird versucht, gegen Antibiotika resistente Bakterien durch Viren
abzutöten. In der Gentherapie wiederum
werden Viren dazu verwendet, bestimmte
DNA-Abschnitte in Körperzellen einzu-
schleusen und so den Krankheitsverlauf
positiv zu beeinflussen.

Problemlösungen

Heute wird Impfschutz im Wesentlichen
über Antikörper erreicht. Doch es gibt eine Vielzahl von Problemen:

- Viren wie RNA-Viren (Ribonuclein(acid)-
Säure, Retroviren) und Bakterien mit einer
großen Anzahl von Untergruppen (Serotypen) lösen meist eine Immunantwort aus,
die allerdings fehlgeleitet oder ungenügend ist.
- Oder durch rasche Veränderung ihrer
Struktur reicht die Menge der Antikörper
nicht aus, um eine effektive Immunantwort auszulösen.
- Oder Antikörper entwickeln sich nicht,
weil nicht erkannt wird, wo sie denn nun
andocken können.

Die Wissenschaft setzt zum Beispiel in
solchen Fällen darauf, dass Antworten des
Immunsystems über spezifisch wirkende
T-Zellen ausgelöst werden: T-Zellen, eine
Gruppe der weißen Blutkörperchen, zählen zum Abwehrsystem des Körpers. Sie
entstehen im Knochenmark. Sie werden
vom Immunsystem für ihre Aufgaben als
„Killerzellen", „Helferzellen", „Gedächtniszellen" und „regulatorische T-Zellen" ausgebildet. Jede hat ihr eigenes Wirkprinzip

und eigene Wirkweisen. Das heißt zum
Beispiel: Wenn eine Körperzelle von einem Krankheitserreger befallen wird,
transportiert sie Bruchstücke des Ein-
dringlings an die Oberfläche ihrer Hülle,
wo sie von den T-Zellen des Immunsystems erkannt werden. Die T-„Killerzellen"
haben dann die Aufgabe, die kranke Zelle
und mit ihr den feindlichen Eindringling zu
vernichten. Die T-„Helferzellen" wiederum
aktivieren durch biochemische Signalstof-
fe andere Abwehrzellen. Sie sorgen unter
anderem dafür, dass sich die Killerzellen
vermehren. T-„Gedächtniszellen" sind
langlebig und können auch später noch
auf Eindringlinge reagieren. Treffen sie
nach einiger Zeit erneut auf den gleichen
Krankheitserreger, vermehren sie sich und
mobilisieren das Immunsystem.

Regulatorische T-Zellen wiederum kontrollieren alle jene Abwehrzellen, die körpereigene Gewebe angreifen könnten.
Vielversprechend ist das Auslösen von Immunantworten durch T-Zellen. Sie spielen
bei der therapeutischen Krebsimpfung
(wie HPV) eine entscheidende Rolle.

Gleichwohl: Ein effizienter Impfstoff,
der allein auf diesem Prinzip beruht, existiert zurzeit noch nicht.

Aufgaben

Eine Herausforderung bei der Entwicklung
hochwirksamer Impfstoffe sind nicht voll
funktionsfähige Immunsysteme, so bei
Kleinkindern und älteren Menschen oder
auch bei chronisch Kranken – gerade jenen, für die Infektionskrankheiten beson-

ders gefährlich werden können. Um die Produktion großer Mengen von Antigenen zu umgehen, die bei einem eingeschränkten Immunsystem nicht stattfinden kann, sind zum Beispiel Polysaccharide der Bakterienkapsel eine Lösung. Obwohl sie hochwirksame Impfantigene sind, ist bisher aber keiner dieser Impfstoffe für Kinder oder Ältere wirklich spezifisch und wirklich umfassend einzusetzen.

Beispiel: Im Fall von Pneumokokken gibt es mehr als 90 verschiedene Untergruppen (Serotypen), die kaum von einem einzigen Impfstoff erfasst werden können. Wissenschaftler sind auf der Suche nach Antigenen, die in allen Gruppen gleichermaßen vorkommen. Dies würde im Übrigen auch die Herstellungskosten senken.

Gegen Aids, Malaria, Tuberkulose

Eine therapeutische Krebsimpfung, z. B. gegen HPV, gibt es noch nicht. Es existiert lediglich eine vorbeugende Impfung gegen HPV, bei der Antikörper die tragende Rolle spielen. Impfstoffe, deren Wirkung in erster Linie auf T-Zellen beruht, gibt es noch nicht und dies sind die großen Herausforderungen der Wissenschaft. Hierzu zählen in erster Linie Aids, Malaria und Tuberkulose. Die Zahl der jährlichen Neuerkrankungen bei Tuberkulose wird auf weltweit ca. neun Millionen geschätzt, etwa 1,5 Millionen Menschen sterben jährlich an Tb. Erprobt werden etliche komplizierte Verfahren für die Herstellung wirksamer Impfstoffe, alle mit dem Ziel, das mögliche Anwendungsspektrum des Imp-

fens zu erweitern. Zurzeit sollen sich etwa 80 Impfstoffkandidaten auf den letzten Stufen der klinischen Prüfung befinden. Darunter der größere Teil gegen Krankheiten wie Malaria (die im letzten Jahr in acht Fällen schon in Griechenland auftrat) oder das Dengue-Fieber (mit in den letzten Jahren stark ansteigenden Infektionszahlen bei Touristen), beides Krankheiten, gegen die bisher nicht geimpft werden kann. Gegen die Malaria werden verschiedene (Impf-)Konzepte ausprobiert, nicht nur das Impfen von Menschen, sondern indirekt über den Malaria-Krankheitsüberträger, die Anopheles-Stechmücke, sowie das Nutzen eines gewissen Schutzeffekts durch bestimmte Genmutationen. Ein anderer Weg geht über das Erkennen und Nutzen von Abläufen, die der Tatsache zugrunde liegen, dass Menschen mit der Blutgruppe 0 über einen relativ besseren Schutz vor Malaria verfügen als andere Menschen. Weitere Entwicklungen zielen auf die Verbesserung bereits vorhandener Impfstoffe wie gegen Cholera, Japanische Enzephalitis, Hepatitis und Pneumokokken-Erkrankungen, die durch weitere als bisher durch die Impfung erfasste Erregertypen ausgelöst werden können. Zukunftsmusik sind bisher noch Impfstoffe gegen HIV/Aids. Die Aufgabe gilt wegen der Veränderbarkeit des HI-Virus und seiner zahlreichen Typen als nur schwer umzusetzen. Tests dazu laufen aber bereits. Auch hier geht es darum, Antikörper plus T-Zellen gemeinsam zu stimulieren. Der Impfstoffmarkt ist finanziell attraktiv bei

Impfungen gegen Krankheiten, die in den Industrieländern verkauft werden, wie HPV und Influenza. Impfstoffe gegen Krankheiten wie Malaria und Tuberkulose werden wenig Gewinn abwerfen. Hier tut sich die Industrie schwer, solange sie keine Unterstützung von der öffentlichen Hand oder privaten Stiftungen erhält.

SCHWERE ZWISCHENFÄLLE: EINER AUF MILLIONEN

Impfstoffe sind Arzneimittel mit Risiken und Nebenwirkungen. In seltenen Fällen können auch sichere Impfstoffe schwere Schäden verursachen. Aber: Wenn Nicht-Geimpfte an gefährlichen Virusinfektionen erkranken, kann das Risiko weitaus größer sein. Mögliche irreparable Schäden durch Impfstoffe waren in der Vergangenheit Nervenleiden, Lähmungen, Krampfanfälle, geistige und körperliche Behinderungen. Diese schwersten Formen traten allerdings vor allem als Folge der Pockenschutzimpfung auf. Die Pocken sind inzwischen weltweit ausgerottet, gegen Pocken muss nicht mehr geimpft werden. Gemessen an den Millionen Impfungen und vor allem gemessen an den möglichen Komplikationen der zu verhütenden Erkrankung ist das Risiko einer schweren Impfkomplikation gering: Geschätzt wird ein Fall auf eine bis mehrere Millionen. Wen es trifft, dem gibt die Statistik allerdings keinen Trost.

Am Markt befinden sich zurzeit mehr als 600 Impfpräparate, wenn man die verschiedenen Darreichungsformen zusammenzählt. In den Patienten- und Fachinformationen für den Arzt wird auf alle unerwünschten Wirkungen und Beobachtungen hingewiesen, die bisher im Zusammenhang mit Impfpräparaten gemeldet wurden: Das können leichte Impfreaktionen wie Mattigkeit oder leichtes Fieber sein, selten oder in sehr seltenen Fällen schwere Komplikationen bis hin zum Tod.

Vier Kategorien

Nebenwirkungen durch Impfstoffe, im Fachbegriff „unerwünschte Arzneimittelwirkungen" (UAW), werden in verschiedene Kategorien unterteilt:

1. Lokal- und Allgemeinreaktionen: Sie gehen auf die Auseinandersetzung des Organismus mit dem Impfstoff zurück. Über die zu erwartende Häufigkeit geben klinische Studien, klinische Beobachtung und ärztliche Erfahrung nach Einführung des Impfstoffs Auskunft. Typische Beschwerden nach einer Impfung sind Rötung, Schwellungen und Schmerzen an der Impfstelle, auch können Allgemeinreaktionen wie Fieber, Kopf- und Gliederschmerzen und Unwohlsein auftreten. Diese Reaktionen sind Ausdruck der erwünschten Auseinandersetzung des Immunsystems mit dem Impfstoff. Sie

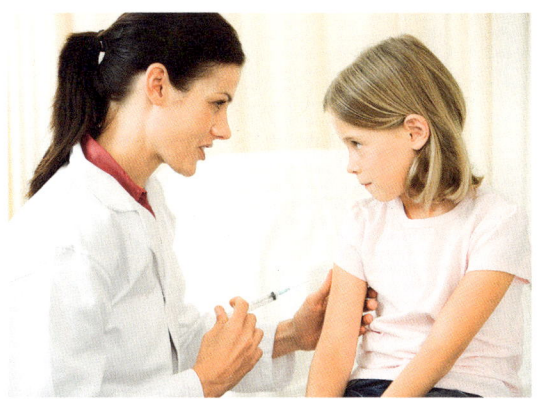
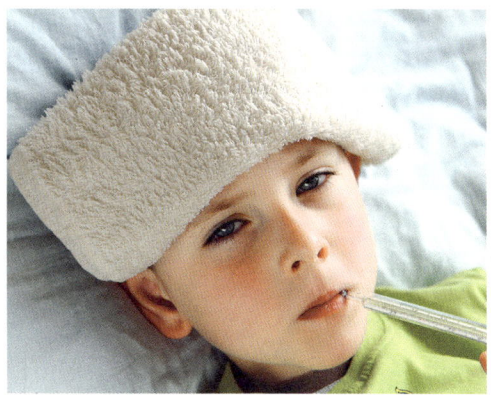

Die häufigsten Nebenwirkungen von Impfungen sind Lokal- und Allgemeinreaktionen wie Hautrötung, Fieber, Kopf- und Gliederschmerzen, Reaktionen des Organismus auf den Impfstoff. Solche Symptome treten in der Regel nur für kurze Zeit auf.

klingen in der Regel nach wenigen Tagen komplett ab.

2. Komplikationen: Krankheiten und Krankheitserscheinungen, bei denen ein ursächlicher Zusammenhang als gesichert oder überwiegend wahrscheinlich anzusehen ist, zum Beispiel allergische Reaktionen oder bei der Tetanusimpfung eine Nervenentzündung (Neuritis). Schwerwiegende unerwünschte Arzneimittelwirkungen (UAW) nach Impfungen sind sehr selten. Angaben zu Art und Häufigkeit sind in der Fachinformation des jeweiligen Impfstoffs zu finden.

3. Krankheiten und Krankheitserscheinungen: Fragen, die sich stellen, sind: Stehen sie in einem ungeklärtem ursächlichen Zusammenhang mit einer Impfung, gehen sie auf Einzelfallberichte zurück oder auf begrenzte Studienergebnisse? Das heißt, ohne sicheren Nachweis, dass es sich vielleicht nicht um eine eigenständige Erkrankung, unabhängig von der Impfung, handelt, wie einen Krampfanfall nach Influenza-Impfung, ist keine abschließende Aussage möglich.

4. Hypothesen und unbewiesene Behauptungen: Neben einzelnen Veröffentli-

chungen, die über einen Zusammenhang berichten, gibt es auch qualifizierte Studien, die keinen ursächlichen Zusammenhang finden konnten (wie zu Hib und Diabetes mellitus Typ 1 oder Hepatitis-B-Impfung und multiple Sklerose nach Impfungen, Seite 63)

Der Patient kann sich beim Arztgespräch auch mit Fragen vergewissern, ob und welche noch ungeklärten Nebenwirkungen im Zusammenhang mit Impfungen aktuell diskutiert und überprüft werden, zum Beispiel solche, die unter die Rubrik 4 fallen.

Das Paul-Ehrlich-Institut bietet unter www.pei.de → Arzneimittel → Impfstoffe eine Liste aller in Deutschland zugelassenen Impfstoffe. Nicht alle sind noch auf dem deutschen Markt verfügbar, werden aber in Einzelfällen importiert und angewendet, wie Hib-Impfstoff bei Menschen nach Entfernung der Milz (Asplenikern).

Nach dem Infektionsschutzgesetz, § 6, Abs. 1, ist der Verdacht einer über das übliche Maß einer Impfreaktion hinausgehenden gesundheitlichen Schädigung namentlich meldepflichtig. Die namentliche Meldepflicht erfolgt vom Behandelnden an das zuständige Gesundheitsamt, dieses meldet anonym an die Landesbehörden und diese an die Bundesbehörden weiter. Zuständige Bundesbehörde für die Zulassung und Sicherheit von Impfstoffen ist in Deutschland das Paul-Ehrlich-Institut.

AUFKLÄRUNG

Information und Aufklärung des Patienten durch den Arzt soll die ersten drei Gruppen und ggf. die 4. Kategorie umfassen. Auch seltene Vorkommnisse sollen Bestandteil des ärztlichen Informationsgesprächs sein (Entscheidungshilfen, S. 87 f).

STUDIENERGEBNISSE ZU IMPFFOLGEN

Im Alltag geht es bei möglichen Nebenwirkungen von Impfstoffen in der Regel wenig dramatisch zu. Daten aus der Impfpraxis nennen Untersuchungen wie die im Jahr 2011 veröffentlichte Studie des Robert-Koch-Instituts zur Gesundheit von Kindern und Jugendlichen in Deutschland (KiGGS-Studie) zwischen 2003 und 2006. Sie zeigte zum Beispiel, nachdem in den Impfpässen der Kinder und Jugendlichen insgesamt 26 333 Masern-Mumps-Röteln-Impfungen (MMR) erfasst worden waren: Am häufigsten berichteten die Eltern über Nebenwirkungen nach der Kombinationsimpfung gegen Masern, Mumps und Röteln (15,2 von 100). Die von den Eltern berichtete Häufigkeit lag mit 2,43 von 1 000 Impfungen im Bereich der Nebenwirkungskategorie „gelegentlich", das heißt, die Nebenwirkungen traten bei einem bis zehn von 1 000 Behandelten auf. Nach der Impfung gegen Pertussis wiederum traten bei 2,1 von 1 000 Fällen und nach der Impfung gegen Tetanus bei 188 von 10 000 Impfungen Nebenwirkungen auf.

WIE SELTEN IST „SELTEN"?

Wie häufig treten nach Impfungen Lokal- und Allgemeinreaktionen oder Komplikationen auf? Die in der Patienteninformation benutzten Begriffe bedeuten:

- Sehr häufig: Mehr als 1 von 10.
- Häufig: Mehr als 1 von 100.
- Gelegentlich: Mehr als 1 von 1 000.
- Selten: Mehr als 1 von 10 000.
- Sehr selten: Weniger als 1 von 10 000, inklusive Einzelfälle.

Als Impfnebenwirkungen nannten die Eltern am häufigsten Fieber, massive Schwellungen an der Einstichstelle und unstillbares Schreien. Nach Masernimpfungen litten elf von 10 000 der Kinder unter Fieber. Darüber hinaus wurde im Zusammenhang mit fünf Masernimpfungen über Fieberkrämpfe berichtet – mit zwei von 10 000 ist das „selten". Nach Pertussis-Impfungen traten Fieberkrämpfe mit einer Häufigkeit von sieben von 100 000 auf – in vier Fällen bei insgesamt 332 Meldungen zu beobachteten Impffolgen bei knapp 16 000 befragten geimpften Studienteilnehmern. In einem Fall trat ein lebensgefährlicher allergischer Schock auf. Grundsätzlich können alle Impfungen allergische Reaktionen auslösen.

Kurzfristig auftretende Schwellungen, Rötungen und Schmerzen an der Einstichstelle, Allgemeinbeschwerden wie beispielsweise Fieber, Mattigkeit oder Magen-Darm-Beschwerden entsprechen nach den Autoren „weitgehend dem bekannten Nebenwirkungsspektrum". Sie zeigen eine Reaktion des Immunsystems.

INFO Weniger und Mehr

Totimpfstoffe wie gegen Influenza, Cholera oder Hepatitis aktivieren das Immunsystem eher schwach, entsprechend der Wirksamkeit ist auch die Nebenwirkungsrate geringer. Deshalb sind Mehrfachdosen und/oder Auffrischimpfungen notwendig, um möglichst lang anhaltenden Schutz aufzubauen. Totimpfstoffe enthalten wegen der schwächeren Wirksamkeit meist Wirkverstärker (Seite 39). Lebendimpfstoffe wirken im Allgemeinen stärker und länger, eventuell ein Leben lang. Sie haben eine etwas höhere Nebenwirkungsrate als eine Impfung mit Totimpfstoffen, bei der in der Regel keine Wirkverstärker eingesetzt werden. Wer aktuell und erkennbar mit einem Krankheitserreger in Kontakt gekommen ist und keinen ausreichenden Impfschutz gegen diese Krankheit hat, kann eine passive Immunisierung erhalten, z. B. im Fall von Tetanus bei einer Verletzung eine aktive Impfung und passive Immunisierung. Hier werden Konzentrate von Antikörpern gespritzt, meist von Menschen, die z. B. durch Impfung gegen die Krankheit immun sind. Die passive Immunisierung bietet sofortigen Schutz, der hält aber nur kurz an, z. B. nur drei Monate. Bestimmte Impfstoffe wie Lebendimpfstoffe (gegen Masern, Mumps, Röteln, Gelbfieber, Windpocken, Typhus/Schluckimpfung, Humane Rotaviren, Kinderlähmung/Poliomyelitis, selten BCG/Tuberkulose-Impfstoff) können, bei Gesunden seltener als bei Immungeschwächten, krankheitsähnliche Symptome hervorrufen, ähnlich denen, vor denen sie schützen sollen – eine voll ausgeprägte Erkrankung entwickelt sich aber praktisch nie. Solche Impfkrankheiten verlaufen fast immer in leichten Formen, ohne Ansteckungsgefahr und Komplikationen. Alle Vorkommnisse und eventuelle Nebenwirkungen im Zusammenhang mit Impfungen also in der ärztlichen Praxis melden und eventuell besprechen – nur so können Probleme erkannt und ggf. angegangen werden (Onlinemeldeformular Seite 45).

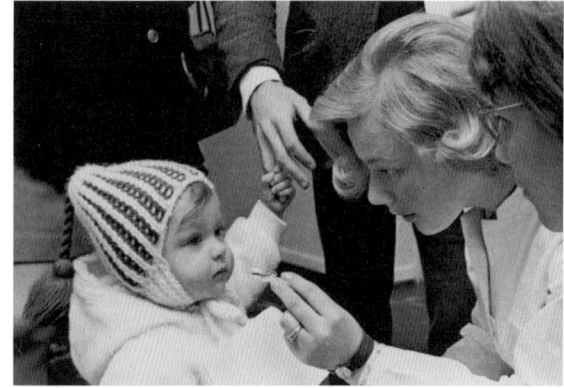

Polio-Schutzimpfung im
Gesundheitsamt Bonn, 1967

„Impfmasern"

Da der Masernimpfstoff ein abge-
schwächtes, aber lebendes Masernvirus
enthält, kommt es bei rund fünf von 100
der Geimpften nach etwa einer Woche zu
einem masernartigen Hautausschlag. Mit-
telohr- oder Lungenentzündungen, die mit
der eigentlichen Infektion einhergehen
können, treten jedoch nicht auf. Bei der
KiGGS-Studie mit mehr als 26 000 Teilneh-
mern traten „Impfmasern" bei zehn Kindern auf, bei einigen weiteren davon
schwer von Impfmasern abzugrenzende
Hautausschläge.

Es kann aber auch mehr passieren:
Nach einer Masernimpfung kommt es
gelegentlich zu stärkeren Reaktionen wie
vorübergehenden Störungen des Nerven-
systems mit zum Beispiel Gangunsicherheit oder Fieberkrämpfen. Dies sind in der
Regel vorläufige, kurzfristige Impffolgen
ohne bleibende Schäden, so das Robert-
Koch-Institut.

◤ POLIO-IMPFSTOFF „ENTSCHÄRFT"

Drastisch waren jene Fälle in der
Vergangenheit, bei denen als Folge einer
Schluckimpfung eine Kinderlähmung (Polio) auftrat. Der Lebendimpfstoff, der die
Poliomyelitis im großen Stil zurückdrän-
gen half, löste selbst jedes Jahr einige Fälle von Kinderlähmung aus. Der früher ver-
wendete Polioimpfstoff zum Schlucken

wie auch der Ganzkeim-Keuchhusten-
Impfstoff, ebenfalls Lebendimpfstoff, waren mit häufiger auftretenden Nebenwirkungen deutlich aggressiver als die heute
eingesetzten Impfstoffe. Beide sind inzwischen in Deutschland nicht mehr in Ge-
brauch und durch verträglichere Totimpfstoffe ersetzt worden.

Seit 1998 wird in Deutschland eine Polio-Vakzine per Spritze verabreicht, die keine lebenden Viren enthält und die Erkrankung nicht auslösen kann.

Impfschäden möglich

Impfschäden, also bleibende gesundheitliche Beeinträchtigungen als direkte Folge
einer Impfung, zum Beispiel gegen Masern, sind selten. In etwa einem von einer
Million Fälle tritt nach der Impfung gegen
Masern eine Hirnentzündung auf – das ist
schlimm, allerdings tausendmal seltener
der Fall als bei an Masern Erkrankten, die
nicht geimpft sind (Übersicht, Seite 166).
In Deutschland wird bisher von etwa zwei
Todesfällen pro Jahr durch Masern ausge-
gangen.

Die Anzahl der Anträge auf Anerken-
nung von Impfschäden geht seit gut 20
Jahren zurück. Von 1991 bis 1999 wurden
in Deutschland zum Beispiel 2 543 Anträge gestellt, davon 389 anerkannt. Seit In-
krafttreten des Infektionsschutzgesetzes
im Jahr 2001 ist die Zahl der Verdachts-

meldungen von Impfkomplikationen oder Impfnebenwirkungen im Beobachtungszeitraum bis 2009 allerdings stetig angestiegen. Ursachen sind in erster Linie die Aufnahme zusätzlicher Impfungen in den Impfkalender wie die HPV-Impfung, die Ausweitung der Gebiete mit einer Häufung von FSME-Infektionen und die Zulassung von neuen Impfstoffen wie die Rotavirusimpfstoffe.

Drei Verdachtsfälle auf 100 000 Impfdosen

Im Jahr 2005 wurden insgesamt etwa 44 Millionen Impfstoffdosen in Deutschland verkauft, rund die Hälfte davon entfiel auf die jährliche Grippeimpfung. Im selben Zeitraum meldeten Ärzte und Pharmahersteller knapp 1 400 vermutete Impfkomplikationen – das entspricht einer Rate von etwa drei Verdachtsfällen pro 100 000 verkauften Impfdosen. Wie eine Analyse aller vermuteten Komplikationen durch das Paul-Ehrlich-Institut ergab, lagen bei knapp einem Drittel der gemeldeten Fälle keine Hinweise auf einen möglichen direkten Zusammenhang mit der Impfung vor. Zudem war ein großer Teil der angegebenen Gesundheitsstörungen wie hohes Fieber vorübergehender Natur.

Bei fünf Geimpften wurde eine dauerhafte gesundheitliche Beeinträchtigung gemeldet, die möglicherweise durch die Impfung ausgelöst worden war. Auch im

INFO **Plötzlicher Kindstod: Entwarnung**

Ein schlimmer Verdacht: Sechsfachimpfstoffe sind vor einigen Jahren mit Todesfällen in Verbindung gebracht worden – die sich nicht bestätigten. In der vom Robert-Koch-Institut durchgeführten TOKEN-Studie wurden zwischen Juli 2005 und Juli 2008 insgesamt 254 ungeklärte, plötzliche und unerwartete Todesfälle aus Deutschland insbesondere auf mögliche Zusammenhänge mit vorangegangenen Sechsfachimpfungen untersucht. Die Hauptauswertungen der Studie zeigen, dass das Risiko für einen plötzlichen Tod innerhalb von einer Woche nach Sechsfachimpfung nicht erhöht war. Inzwischen weisen Studien sogar eher in die andere Richtung. So stellten Mediziner von der Universität Magdeburg bei einer umfangreichen Analyse von gut 300 Kindstodesfällen fest, dass die verstorbenen Babys seltener und später geimpft worden waren als üblich. Fast alle kurz nach Impfung verstorbenen Kinder hatten anerkannte Risikofaktoren für einen plötzlichen Kindstod: Schlafen in Bauchlage, mütterliches Rauchen oder Überwärmung durch Heizung, Kleidung oder Bettzeug. Die Bauchlage und andere Risikofaktoren sollten daher im gesamten ersten Lebensjahr unbedingt vermieden werden.

Fall eines nach der Impfung verstorbenen Erwachsenen ließ sich eine ursächliche Verbindung mit der Impfung zumindest nicht ausschließen.

„Risikosignale"

Im Jahr 2009 wurden dem Paul-Ehrlich-Institut zum Beispiel insgesamt 1 804 Verdachtsfälle von Impfnebenwirkungen oder Impfkomplikationen gemeldet. Relativ häufig sind flüchtige Impfreaktionen als „Antwort" des Immunsystems wie Rötung und Schwellung an der Injektionsstelle, Fieber, Abgeschlagenheit, Glieder-, Kopfschmerzen, seltener die abgeschwächte Form der Erkrankung.

Es traten auch Impfkomplikationen als eine vorübergehend behandlungsbedürftige Erkrankung in der Größenordnung von etwa einem Fall auf 1 000 Impfungen auf: zum Beispiel eine Lymphknotenentzündung nach einer Tuberkulose(CTG)-Impfung (die nicht mehr von der STIKO empfohlen wird).

Als „Risikosignal" wurden von Experten des Paul-Ehrlich-Instituts Berichte von entzündlichen rheumatischen Organerkrankungen (Vaskulitiden) nach Influenzaimpfung gewertet. Darüber gibt es bereits Veröffentlichungen in der medizinischen Literatur. Ob diese Fälle tatsächlich auf die Impfung zurückgehen, ist aber bislang nicht geklärt. Die Zahl der Meldungen ist angesichts von Millionen Impfungen sehr gering.

In zehn Fällen wurden im Jahr 2009 im Zusammenhang mit Rotavirusimpfstoffen Darmeinstülpungen (ein Darmabschnitt stülpt sich in einen anderen; med. Invagination) beobachtet und ebenfalls als „Risikosignal" eingestuft. Untersuchungen aus Mexiko und Brasilien sowie Australien hatten bereits gezeigt, dass hier insbesondere nach der ersten Impfung, vornehmlich innerhalb von sieben Tagen nach der Impfung, ein geringfügig erhöhtes Risiko nach Schluckimpfung mit den beiden zugelassenen Rotavirusimpfstoffen anzunehmen ist.

Die Mittel sind zugelassen und werden eingesetzt zur aktiven Immunisierung von Säuglingen im Alter von 6 bis 24 Wochen, um einer Rotavirus-Gastroenteritis vorzubeugen. Als Gegenanzeigen werden unter anderem genannt „Invagination in der Anamnese" und „angeborene Fehlbildung des Gastrointestinaltrakts, die möglicherweise eine Invagination prädisponieren könnte" oder „die für eine Invagination prädisponiert".

Im Jahr 2010 wurden dem Paul-Ehrlich-Institut nur noch insgesamt 1 551 Verdachtsfälle von Nebenwirkungen/Impfkomplikationen gemeldet (1 551 statt 1 804). Es waren keine wesentlichen Unterschiede hinsichtlich häufig gemeldeter unerwünschter Reaktionen, der Altersverteilung sowie des Ausgangs der Verdachtsfälle von Nebenwirkungen/Impfkomplikationen im Vergleich zur Auswertung 2009 zu erkennen. Eine Ausnahme: der geringfügige Anstieg der Meldungen mit bleibendem Schaden, was auf eine geänderte Kodierung des PEI zurückzu-

INFO Krankheitsverdacht: Entwarnung

In den vergangenen Jahren gab es den Verdacht, Impfungen könnten bestimmte Krankheiten auslösen. Diese Fragen werden auch immer wieder von besorgten Eltern gestellt. Dazu Stellungnahmen von Experten des Paul-Ehrlich-Instituts (PEI) im Internet:

■ **Hypothese:** „Quecksilberbestandteile von Impfstoffen schaden der Hirnentwicklung."
Eine Fehleinschätzung. Die Gefahr durch Ethylquecksilber war aus Richtlinien für Methylquecksilber abgeleitet worden, das andere Eigenschaften hat. Durch thiomersalhaltige Impfstoffe sind bisher nur Überempfindlichkeitsreaktionen bekannt. Kinderimpfstoffe sind heute frei von Thiomersal.

■ **Hypothese:** „Hepatitis-B-Impfstoff verursacht multiple Sklerose (MS) oder löst einen Schub aus."
In mehreren epidemiologischen Studien wurde kein signifikantes Risiko für MS oder eine Schubauslösung beschrieben. Eine Analyse von einzelnen Fällen zweifelt dieses Ergebnis zwar an, wurde aber von der WHO wegen methodischer Mängel, wie etwa einer zu kleinen Stichprobengröße, kritisch bewertet. Eine andere Studie mit sehr ähnlichem Ansatz zeigte kein signifikant erhöhtes MS-Risiko von gegen Hepatitis B geimpften Personen.

■ **Hypothese:** „Masernimpfung verursacht oder begünstigt Autismus."
Ein ursächlicher Zusammenhang zwischen MMR-Impfung und Autismus kann inzwischen als ausgeschlossen gelten.

■ **Hypothese:** „Mumpsimpfung, Haemophilus-influenzae-Typ-b- und Hepatitis-B-Impfung verursachen Autoimmunkrankheiten wie Typ 1 Diabetes."
Heute ist man sicher, dass die Impfung nicht Ursache für einen Typ 1 Diabetes ist.

Weitere Impfreaktionen sind ausgesprochen seltene Ereignisse, für die in Studien kein direkter Zusammenhang mit der Impfung gezeigt werden konnte. Vor allem nicht in höherem Maße als nach der betreffenden Infektionskrankheit selbst, gegen die geimpft wurde. Dies zeigt sich zum Beispiel bei einem Mangel an Blutplättchen (idiopathische thrombozytopenische Purpura/ITP), bekannt als sehr seltene Nebenwirkung der Masern-Mumps-Röteln-Impfung. Nach den Ergebnissen einer Studie skandinavischer Autoren ist davon auszugehen, dass die MMR-Impfung die Häufigkeit einer ITP – verglichen mit der natürlichen Infektion – auf weniger als zehn gegenüber dem Vorkommen bei Nicht-Geimpften senkt, sie also bei nicht geimpften Personen weitaus häufiger auftreten kann.

führen ist. Neue Risikosignale waren im Jahr 2010 Fälle von Narkolepsie nach Influenza-A/H1N1-Impfung und wiederum Darmeinstülpungen nach oraler Rotavirusimpfung (zum Schlucken). Bei 21 von 24 Verdachtsfällen mit tödlichem Ausgang wurde kein Zusammenhang mit der Impfung gesehen, in vier Fällen im Zusammenhang mit einer Grippeimpfung aber als möglich beurteilt. Auch plötzlicher Kindstod wurde in neun Fällen untersucht (S. 61), aber Studien haben bisher dazu keinen Hinweis auf ein erhöhtes Risiko durch Impfstoffe für Kinder ergeben.

Zentrale Erfassung

Aufgrund der sogenannten, nicht durch spezielle Studien gestützten Spontanberichte aus den Jahren 2009 und 2010 gibt es, so das Paul-Ehrlich-Institut, „keinen Hinweis, der eine Änderung des bisher positiven Nutzen-Risiko-Verhältnisses von in Deutschland zugelassenen Impfstoffen rechtfertigen würde".

Eine zentrale Erfassung der gemeldeten und anerkannten Impfschäden liegt bei dem für die Zulassung und Überprüfung von Impfstoffen zuständigen Paul-Ehrlich-Institut (PEI) – eine wichtige Informationsquelle für Patienten wie Ärzte: Denn für die exakte Abschätzung möglicher Risiken einer Schutzimpfung ist es notwendig, die Impfschadenszahlen zu kennen und diese den Erkrankungs-, Komplikations- und Sterberaten für die entsprechende Erkrankung gegenüberzustellen. Solche klar gegliederten Fakten unterstützen die Impfentscheidung. Mit diesen Daten wird es leichter, sich für oder gegen eine Impfung zu entscheiden.

RECHTSFRAGEN, RECHTSFOLGEN

Für Impfschäden gelten die Regelungen des sozialen Entschädigungsrechts (Bundesversorgungsgesetz). Die Beurteilung, ob eine im zeitlichen Zusammenhang mit einer Impfung eingetretene gesundheitliche Schädigung durch die Impfung verursacht wurde, ist Aufgabe des Versorgungsamtes im jeweiligen Bundesland.

Wer durch eine öffentlich empfohlene Schutzimpfung eine gesundheitliche Schädigung erlitten hat, erhält bei gesundheitlichen und wirtschaftlichen Folgen der Schädigung auf Antrag Versorgung nach dem Bundesversorgungsgesetz. Dies ist in § 60 des Infektionsschutzgesetzes (IfSG) ausdrücklich geregelt. Gegen eine ablehnende Entscheidung des Versorgungsamtes ist der Rechtsweg zu den Sozialgerichten möglich. Das Gesundheitsamt kann Hilfestellung bei der Einleitung der notwendigen Untersuchungen, die zur Klärung des Falles führen, leisten und Hilfe bei der Einleitung des Entschädigungsverfahrens anbieten. Das Robert-

Koch-Institut ist eine Bundesbehörde und hat hier keine Zuständigkeit oder Befugnis. Meldebögen können beim Paul-Ehrlich-Institut unter dem Stichwort Meldebögen heruntergeladen werden oder stehen in Gesundheitsämtern zur Verfügung.

Schwierige Beweislage

Tritt im zeitlichen Zusammenhang mit einer Impfung beim Geimpften eine unerwünschte Reaktion oder eine Komplikation auf, wird diese in der Regel mit der Impfung in Verbindung gebracht. Als Beleg dienen häufig persönliche Erfahrungsberichte und Einzelschicksale. Nach den Regeln der Wissenschaft müssen sie aber belegt und nachgewiesen werden. Das ist oft schwer. Es können Jahre vergehen bis neue Studien alte bestätigen oder neue Erkenntnisse liefern (Krankheitsverdacht: Entwarnung, Seite 63). Häufig bleiben Fragen offen.

Eine Hauptschwierigkeit der Risikobewertung ist laut Robert-Koch-Institut ein statistisches Problem: Impfungen finden so häufig statt, dass viele Gesundheitsstörungen auch zufällig nach der Immunisierung auftreten können. Für die Jahre 2004 und 2005 hatte das für die Sicherheit von Impfstoffen zuständige Paul-Ehrlich-Institut aufgelistet, welche Impfstoffe wie häufig im Zusammenhang von Verdachtsfällen für Komplikationen genannt wurden. Die absolute Zahl der Meldungen über Verdachtsfälle von Nebenwirkungen und Impfkomplikationen ist dabei im Zusammenhang mit der Häufigkeit der Impfungen zu sehen: Bei der am häufigsten verabreichten Impfung wie der Sechsfachimpfung zur Grundimmunisierung oder zur Grippeimpfung gab es deshalb die meisten Verdachtsfälle (510 bzw. 445). Bei Gelbfieber oder Röteln-Impfstoff lagen dagegen nur 37 bzw. 5 vor. An letzter Stelle der Liste standen mit nur einer Meldung im Jahr 2004 die Impfstoffe STPa-HB (gegen Pneumokokken), STBa-Hib gegen Windpocken und DT-IPV-Impfstoff gegen Tetanus.

Meist milde Verläufe

Die in nennenswerter Zahl gemeldeten Ereignisse und Impfkomplikationen wie Fieber, Infektionen, Hautausschläge oder Krämpfe hatten einen eher milden Verlauf. Sie waren auch alle bereits als mögliche Komplikationen in den Fach- und Gebrauchsinformationen berücksichtigt worden. Insofern befanden sich diese Information auf dem letzten Stand.

Ernste Verdachtsfälle haben sich zudem nicht bestätigt: Bei keinem der Verdachtsfälle mit tödlichem Ausgang bei (Klein)Kindern wurde der Zusammenhang zwischen Impfung und Tod nur als möglich oder sogar wahrscheinlich oder gesichert angesehen.

Weniger schwere Fälle

Im Vergleich zu den Berichtsjahren 2004 und 2005 ergab sich kein wesentlicher Unterschied bei der prozentualen Verteilung von Impfreaktionen. Auffällig war ein Rückgang der Meldungen mit tödlichem

Ausgang von 3,8 und 4,9 Prozent der Meldungen 2004 bzw. 2005 gegen 1,2 Prozent im Jahr 2009. Die Mehrzahl der Verdachtsmeldungen einer Impfkomplikation/ Nebenwirkung erhielt das PEI im Jahr 2009 – wie auch in den Vorjahren – vom Impfstoffhersteller. Nur ein vergleichsweise geringer Anteil wurde dem Paul-Ehrlich-Institut über die Gesundheitsämter gemeldet.

ZU VIELE WIRKSTOFFE?

Kinder werden heute gegen weit mehr Krankheiten geimpft als früher. Die Zahl der dabei übertragenen Fremdmoleküle, der Antigene, hat sich aber dennoch deutlich verringert. So enthielt allein der alte Keuchhusten-Impfstoff rund 3 000 solcher molekularen Fremdstoffe. In allen heutigen Schutzimpfungen zusammengenommen finden sich dagegen nur noch 150 Antigene.

Der Grund: Die modernen Impfstoffe sind hoch gereinigt und enthalten heute zumeist nur noch einzelne Bestandteile der Erreger.

Zur Orientierung: Das kindliche Immunsystem muss sich tagtäglich mit einer vielfach größeren Menge von Fremdmolekülen auseinandersetzen, als dies bei Impfungen der Fall ist. Auch gibt es keine Hinweise, dass Mehrfachimpfstoffe das Abwehrsystem überlasten würden. Bekannt ist allerdings, dass bestimmte Teilkomponenten der Kombi-Impfungen das Immunsystem schwächer stimulieren als wenn sie alleine gegeben würden. Deshalb können zum Beispiel vier statt drei Impfspritzen notwendig werden.

Begründungen

Eine häufige Kritik an der Sechsfachimpfung ist, dass Hepatitis B, nicht nur, aber vorwiegend, durch Geschlechtsverkehr übertragen wird. Allerdings ist eine Übertragung auch durch Muttermilch und Tränenflüssigkeit möglich. Die Erkrankungswahrscheinlichkeit ist bei einem Säugling niedrig. Allerdings verläuft die Hepatitis-B-Erkrankung bei Säuglingen fast immer sehr schwer und wird in 90 von 100 Fällen chronisch. Bei der Hepatitis-Impfung im Säuglingsalter spielen auch praktische und organisatorische Überlegungen eine Rolle: Die Impfquoten bei Jugendlichen sind gering, eine Hepatitis-B-Infektion kann aber zu einer schweren Krankheit führen und bei chronischem Verlauf sogar Leberkrebs auslösen. Daher empfehlen die Ständige Impfkommission am Robert Koch-Institut, ebenso wie die Weltgesundheitsorganisation, die Immunisierung gegen Hepatitis B bereits bei Kindern. Nach derzeitigem Wissen könne bei einem Großteil der Geimpften ein zumindest langfristiger, möglicherweise sogar endgültiger Schutz erreicht werden.

Zugeraten

Die Stiftung Warentest rät bei der Sechsfachimpfung zu. Alle in ihr enthaltenen Impfungen haben sich bewährt. Sie schützen vor den schweren Krankheiten Tetanus, Diphtherie, Polio, Keuchhusten, Hepatitis B und Haemophilus Influenza Typ B. Dass diese Impfungen auch als Kombination wirken, zeigen die Zulassungsstudien. Es scheinen zwar etwas häufiger Nebenwirkungen aufzutreten, doch vor allem harmlose Reaktionen an der Impfstelle wie Rötungen oder leichte Schwellungen. Auch Einzelimpfungen haben solche Raten an Nebenwirkungen. In ihrer Summe übersteigen sie leicht die des Kombinationsimpfstoffes. Der Vorteil: Zur Grundimmunisierung mit der Injektionsnadel sind lediglich vier Impf-Piekse nötig, bei allen Einzelimpfstoffen wären es insgesamt 24.

Zusatzstoffe

In Berichten auf Internetseiten, die sich kritisch mit Impfungen auseinandersetzen, wird jede im zeitlichen Zusammenhang mit einer Impfung auftretende Reaktion des Geimpften (insbesondere bei Säuglingen und Kleinkindern) direkt mit der Impfung in Verbindung gebracht. Als Beleg dienen häufig persönliche Erfahrungsberichte. Im Mittelpunkt von Verdacht und Kritik stehen häufig Zusatzstoffe, wie als Wirkverstärker eingesetzte Aluminiumzusätze. Nachdem diese in modernen Impfstoffen kaum noch eingesetzt werden, gerieten Alternativen wie Squalen in die Kritik. Hier entzündete sich im Jahr 2009, als der Impfstoff Pandemrix® gegen die Schweinegrippe zur Verfügung stand, eine heftige, kontroverse Diskussion.

Ein neuer Verdacht: Narkolepsie

Entscheidend ist, dass jedem Verdacht nachgegangen wird. So geschieht es jetzt, nachdem es im zeitlichen Zusammenhang mit den Impfungen gegen die Schweinegrippe zu Auffälligkeiten gekommen ist: In Finnland sind nach der Schweinegrippewelle Ende 2009 mehr Kinder an Narkolepsie erkrankt als in den Vorjahren. Forscher halten es für möglich, dass dies im Zusammenhang mit dem Impfstoff Pandemrix® oder dem Zusatzstoff Squalen als Wirkverstärker stehen könnte. Höhere Fallzahlen an der seltenen Krankheit wurden auch in Frankreich, Irland, Norwegen und Schweden festgestellt, in China allerdings nur im Zusammenhang mit einer durchgemachten Grippe.

Klärung können erst weitere Studien mit den Erkrankungszahlen an Narkolepsie in den kommenden Jahren bringen: Die Impfung könnte eine mögliche Erkrankung an Narkolepsie bei Kindern beschleunigt haben, die sonst später erkrankt wären; dann würden Neudiagnosen in den kommenden Jahren zurückgehen. Oder der Verlauf der Krankheit fällt bei Erwachsenen unauffälliger aus als bei Kindern und Jugendlichen – dann würden in den kommenden Jahren mehr Erkrankungsfälle diagnostiziert werden.

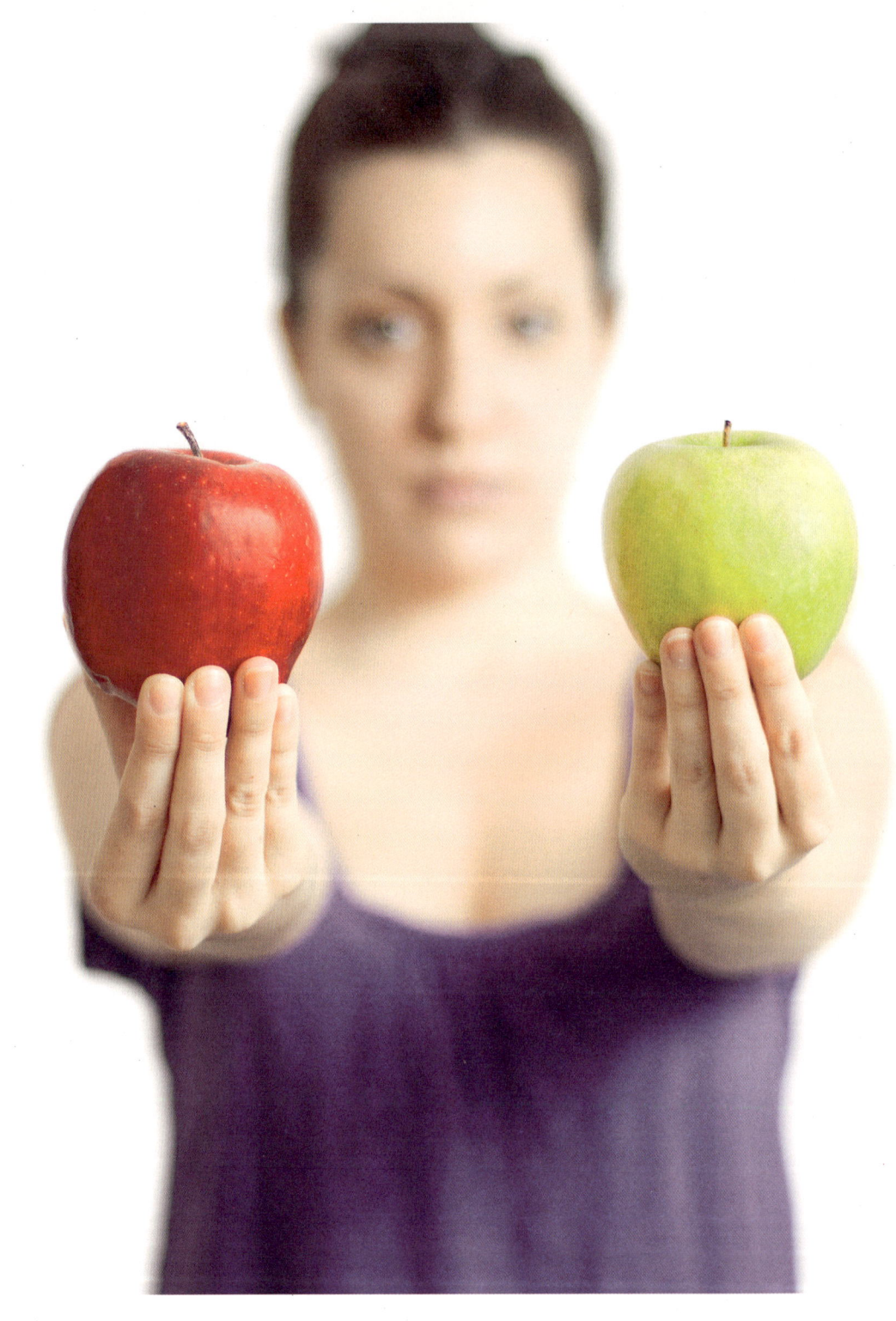

EIN **STREIT** MIT TRADITION

Viele Impfungen haben ihre Effektivität bereits bewiesen. Aber ihr Sinn wird dennoch häufig angezweifelt, manchmal sogar komplett infrage gestellt und bekämpft. Aggressive Thesen gegen das Impfen werden heutzutage vor allem über das Internet verbreitet.
Der Streit von Impfgegnern und eventuell Impfkritikern mit Vertretern der „Schulmedizin" wird zum Teil kontrovers und unversöhnlich geführt – fast wie ein Glaubenskrieg.

DER BESTRITTENE ERFOLG

Die Hauptthese der Impfgegner lautet: Impfen schadet den Geimpften und bringt nur den Impfstoffherstellern etwas – Millionen an Barem. Neben grundsätzlichen Extrempositionen gegen das Impfen herrschen aber vielfach auch Verunsicherung und Ängste vor dem vorsorglichen Pieks. In einer Umfrage der Stiftung Warentest zum Impfen zeigte sich vor allem großer Informationsbedarf zur Impfpraxis, besonders zu Mehrfachimpfstoffen und möglichen Nebenwirkungen, und dies speziell mit Blick auf Säuglinge und (Klein-)Kinder.

Die Lager
Für die Wissenschaft steht fest: Impfen hat schon vielen Menschen Leid erspart. Dieser Einschätzung folgt die überwiegende Mehrheit der Bevölkerung. Sie akzeptiert und praktiziert Impfschutz, wenn auch nicht immer konsequent. Für die Gruppe ausgewiesener Impfgegner ist Impfen dagegen Teufelswerk – „einer der größten Irrtümer der Schulmedizin".

POSITIONEN
IMPFGEGNER: Es wird geschätzt, dass drei bis fünf Prozent der deutschen Bevölkerung Impfgegner sind. Wissenschaftliche Ergebnisse werden angezweifelt und mit eigenen Arbeiten widerlegt. Impfungen werden auch aus ideologischen und religiösen Gründen abgelehnt. Die kritische Haltung hat oft auch einen esoterischen oder alternativmedizinischen Hintergrund, beispielsweise einen anthroposophischen.
IMPFSKEPTIKER: Sie lehnen nicht alle Impfungen rundweg ab. Es gibt bestimmte Vor-

stellungen zur Impfstrategie, zum Impf-
zeitpunkt und zum Umfang der Impfungen (Mehrfachimpfungen). Aspekte wie
Wirksamkeit und Sicherheit werden problematisiert, vor allem der Aspekt möglicher Nebenwirkungen betont. Als Ratgeber zur Entscheidung pro oder kontra werden Ärzte und Hebammen gesehen oder
andere Personen des Vertrauens.

PERSONEN MIT IMPFAKZEPTANZ und **IMPFBE-
WUSSTSEIN:** Die Impfquoten haben sich in
den letzten Jahren verbessert, aber noch
nicht das Maß erreicht, das zum Beispiel
für einen Schutz vor einer Masernepidemie in der Bevölkerung notwendig wäre.
Auffrisch- oder Zweitimpfungen werden
zum Teil vernachlässigt, häufiger auch einfach vergessen. Ein Stichwort dazu lautet
„Impfmüdigkeit".

Auch ein Glaubenskrieg

Der Streit ums Impfen hat Tradition. Er ist
so alt wie das Impfen selbst. Heute wird
er insbesondere im Internet ausgetragen.
Zum vorsorglichen Pieks gegen zahlreiche
gefährliche Infektionskrankheiten finden
sich dort Behauptungen, unter anderem
von Ärzten, verschiedenen Heilkundigen
und Vertretern unterschiedlicher Organisationen und Vereine gegen das Impfen:

- Bei der Spanischen Grippe von 1918
bis 1920, die Millionen Tote forderte, seien
vor allem Geimpfte gestorben.
- In einem anderen Beitrag wird gesagt,
nicht geimpfte Kinder lebten krankheits-
freier. Oder es heißt: „Impfungen machen
immer krank."

- Paradox: Propagiert werden auch mal
„Masern-" oder „Rötelnpartys", auf denen
sich gesunde Kinder zur Stärkung ihrer
Immunabwehr anstecken sollen (S. 10).

Die Natur soll es richten

Die propagierte Alternative lautet: Der Natur ihren Lauf zu lassen, sei der beste
Impfschutz. Denn wer einmal eine Erkrankung wie Mumps durchgemacht habe, sei
dagegen für den Rest seines Lebens ge-
feit. Nur dieser Weg gebe dem Organismus dauerhaften Schutz und verhindere
vor allem mögliche (Langzeit-)Schäden an
Körper und Seele.

Wer auf dem Internetportal YouTube
das Stichwort Impfen eingibt, kann auf
Verkünder solcher und anderer Heilsleh-
ren und alternativer „Rezepte" stoßen.

Auf Veranstaltungen mit dem Flair mis-
sionarischen Erweckungscharakters wird
auch mal an die „intuitive Wahrnehmung"
und an das „Bauchgefühl" der Zuhörer
appelliert. Impfen wird so zur Glaubenssa-
che. Für professionelle Impfkritiker steht
unumstößlich fest, dass Impfen nicht nur
nichts nutzt, sondern der Menschheit
nachhaltig schadet. Verbreitet werden Extrempositionen: „100 Jahre schulmedizinische Forschung beweisen, dass Impfen
mehr Leid und Tod als jede andere Aktivi-
tät in der gesamten Geschichte der
Menschheit verursacht haben."

Argumente – stets aufs Neue

Einige Argumente kehren in der Diskussion immer wieder:

■ Die Wirksamkeit von Impfungen sei niemals belegt worden, keiner der Krankheitserreger sei bisher gesehen, isoliert oder als existent bewiesen worden;
■ das Durchmachen der Krankheit bewirke einen besseren Schutz für das Kind und seine Entwicklung als der Impfschutz;
■ durch (Mehrfach-)Impfungen würde das Immunsystem von Kindern zu stark strapaziert, Kinder würden durch Impfstoffe „wissentlich" vergiftet;
■ die Zunahme von Allergien und anderer Krankheiten sei auch auf das Impfen zurückzuführen.

Was (nicht) bestätigt wird

Einige Argumente und Aspekte oder Teile davon werden von der Schulmedizin bestätigt: So ist klar, dass Impfungen zu Nebenwirkungen führen können, in seltenen Fällen auch zu sehr ernsten. Nebenwirkungen und Risiken durch Impfen sind nicht immer kalkulierbar. Die Eigenschaften von Zusätzen in Impfstoffen wie Wirkverstärkern werden durchaus diskutiert und zum Teil unterschiedlich oder neu bewertet. Auch gibt es Grenzen des Impfens und eine Menge zu klärender aktueller Fragen. Die Impfpraxis bestätige jedoch keineswegs, dass Impfen die meisten Versprechen nicht einlösen könne.

Es fällt auf, dass sich viele Argumente gegen das Impfen in den vergangenen Jahrhunderten kaum verändert haben. Das Deutsche Hygiene-Museum in Dresden hat dazu im Jahr 1995 in einer Ausstellung Materialien zusammengetragen und in dem Ausstellungsband „Das große Sterben – Seuchen machen Geschichte" veröffentlicht: So schrieb der Wiener Professor De Haen schon im Jahr 1755: „(...) seit 18 Jahren (...) hat die Einimpfungsmethode verschiedene Schicksale erfahren: bald wurde sie, wie zum Beispiel in Frankreich und den Niederlanden, aufgenommen und gerühmt; bald schrie das Volk dawider, oder die Gerichtshöfe setzten ihrem fernen Fortgange Verordnungen entgegen ..."

Was war geschehen? Die Anfänge des Impfens gingen auf die Beobachtung zurück, dass Menschen, die die Erkrankung, zum Beispiel die Pocken, durchgemacht hatten, meist nicht wieder daran erkrankten. Zunächst wurde mit echten Menschenpocken geimpft. Doch das Verfahren war riskant: Die Methode konnte selbst Pocken auslösen und als Impffolge zu Blindheit oder Tod führen. In der Dresdner Ausstellung wurde auf Berechnungen verwiesen, nach denen etwa jeder 300. Impfling starb oder Schäden wie Blindheit davontrug. Impferfolge waren relativ und wurden so beziffert: Eine Berechnung aus dem Jahre 1727 benannte das Risiko, an geimpften Pocken zu sterben, mit zwei von 182; die Möglichkeit des natürlichen Pockentods wurde mit zwei von 17 angegeben.

Von Beginn an Sorgen

Widerstand gegen das Impfen gab es nach Zeitzeugnissen, die in der Ausstellung des Dresdner Hygienemuseums ge-

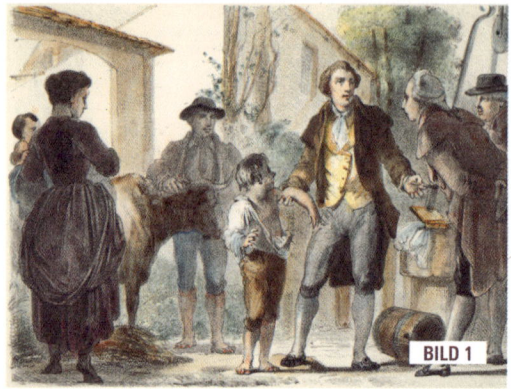
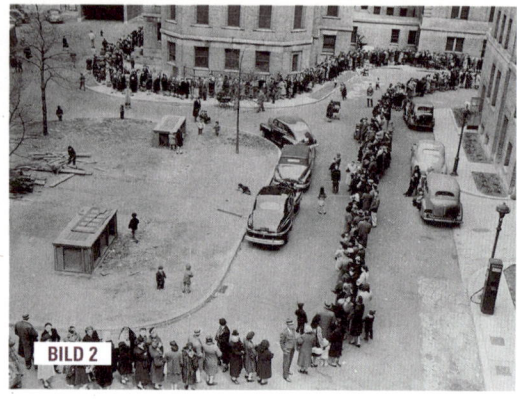

BILD 1: Jenners erste Pockenimpfung, die „Erfindung" des Impfens 1796
BILD 2: Pockenimpfung 1947 New York, Bronx

zeigt wurden, vor allem in der Landbevölkerung: „Eltern wollten mit einer neuen Methode für ihre Kinder auch keine gesundheitliche Risiken eingehen. Es gab Vorbehalte, sich in eine vermeintliche Gottesstrafe einzumischen. Pfarrer hielten aber auch dagegen und predigten, die Gesundheit der Kinder durch Impfen zu erhalten, sei gottgefällig. Es gab auch andere konsequente Fürsprecher: In Bayern übernahm zum Beispiel der Staat seit 1807 die verbindliche Impfung gegen Pocken. In Bückeburg gab es zum Geburtstag des Impfens zum 14. Mai auf einem „Krengelfest" jeweils eine öffentliche Impfaktion. In den deutschen Staaten wurden unterschiedliche Impfbestimmungen erlassen. Ob dem Schutz des Einzelnen der Vorrang gebühre oder es um den der Bevölkerung gehe, wurde unterschiedlich gelöst. Vor allem Pockenepidemien führten dazu, dass in deutschen Staaten auch Impfzwang verfügt wurde.

Enttäuschte Hoffnungen

Einige Argumente gegen das Impfen existieren schon von Beginn an, so, dass Impfungen gar nicht schützten, denn man könne trotzdem erkranken. Das hatte einen realen Hintergrund: Die Zahl der an Pocken Erkrankten war im Zuge der Impfungen erheblich zurückgegangen. Doch 20 Jahre nach Einführung traten plötzlich wieder vermehrt Pocken auf, auch bei bereits Geimpften, allerdings in milderer Form. Kurz nach 1800 war in einer Veröffentlichung dagegen bereits verkündet worden, die Pocken seien ausgerottet.

Wichtige zweite Impfung

Die Erkenntnis, dass nach zehn Jahren eine Wiederholungs- oder Auffrischimpfung gegen Pocken erforderlich war, um einen möglichst dauerhaften Impfschutz sicherzustellen, setzte sich erst langsam durch. Konsequentes Impfen wurde durch starke Widerstände erschwert. Es kam zu Anti-Impfkampagnen. Eltern sorgten sich zudem immer häufiger, dass das Immunsystem der Kinder zu sehr belastet würde. Ein Reichsimpfgesetz verfügte schließlich im Jahr 1874 die Impfpflicht.

Kampagnen

Das verstärkte den Widerstand nur noch. Inzwischen gab es zahlreiche, auch kritische Bücher von Ärzten über das Impfen, Zeitschriften von Impfgegnern und Gruppierungen, die Anti-Impf-Kampagnen starteten. Zwangsimpfungen wurden vielfach abgelehnt. Impfgegner organisierten Unterschriftensammlungen und Demonstrationen gegen das Impfen. In England wurden Untersuchungsausschüsse zur Impffrage eingesetzt. Das politische Ergebnis im Jahr 1892: Ja, Impfen schütze vor Pocken, aber per Gesetz wurde eine Befreiung von der Impfpflicht aus Gewissensgründen ermöglicht. Dieses bunte Bild von Organisationen, Verbänden und Interessengruppen sowie von Einzelkämpfern gegen das Impfen gibt es bis heute.

 ANTWORTEN AUF HÄUFIGE FRAGEN

Das für die Impfempfehlungen zuständige Robert-Koch-Institut in Berlin und das mit der Sicherheit von Impfstoffen befasste Paul-Ehrlich-Institut in Langen bei Frankfurt am Main haben 20 häufig vorgebrachte Einwände gegen das Impfen und wissenschaftlich belegte Antworten dazu ins Internet gestellt.
Zu finden sind die Texte unter **www.rki.de** Stichwort Impfen.

IMPFEN UND HOMÖOPATHIE — NUR ÄHNLICH, NICHT GLEICH

Es gehört zum Praxisalltag, dass Eltern in der kinderärztlichen Sprechstunde auf Wunsch auch homöopathische Mittel empfohlen werden. Die Frage, ob „homöopathisches Impfen" eine Alternative zur klassischen Impfvorsorge sein könnte, liegt nahe. Die Antwort auch von ärztlichen Homöopathen ist eindeutig: Sie lautet „Nein".

Impfen und Homöopathie haben auf den ersten Blick einiges gemeinsam. Zum Beispiel das für beide Verfahren das medizinhistorisch entscheidende Jahr 1796: Edward Jenner probierte seine Impfung aus, Samuel Hahnemann, der Begründer der Homöopathie, veröffentlichte den Leitsatz seiner neuen medizinischen Lehre, das Ähnlichkeitsprinzip: Similia similibus

curentur – Ähnliches sei mit Ähnlichem zu heilen

Unterschiede

Ähnlichkeiten gib es auch zwischen dem Impfen Jenners und der homöopathischen Lehre Hahnemanns: Zum Beispiel die Methode, Wirkstoffe natürlichen Ursprungs einzusetzen und diese zu verdünnen. Beim ersten modernen Impfen waren es abgeschwächte Krankheitserreger, heute Todimpfstoffe (gereinigte Antigene) von Krankheitserregern, die das Immunsystem und die Abwehrzellen aktivieren sollen.

In der Homöopathie wiederum werden nach dem Ähnlichkeitsprinzip und einer festen Klassifikation und Zuordnung zu

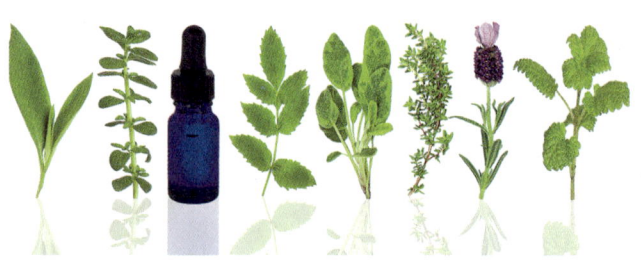
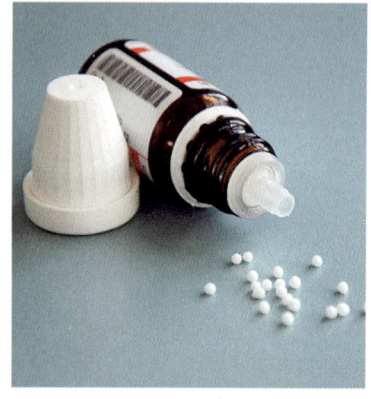

Viele homöopathische Präparate – am besten bekannt sind wohl die Globuli, homöopathische Arzneimittel als Kügelchen im Glas (r.) – werden aus pflanzlichen Bestandteilen gewonnen. Aber frühe Hoffnungen auf homöopathisches Impfen erfüllten sich nicht. Gesetzt wird aber auf eine Stärkung der Immunabwehr durch Homöopathie.

Krankheitsbildern geringe Dosen meist in hoher Verdünnung verabreicht von zum Beispiel pflanzlichen Stoffen (wie Rosskastanie gegen Venenleiden, Thrombose, Hämorrhoiden), mineralischen (wie Aluminiumoxyd gegen Verstopfungen) oder auch tierischen Bestandteilen (wie Kröte gegen Genitalherpes).

Doch da enden die Gemeinsamkeiten zwischen Jenners vorbeugenden Impfungen und Hahnemanns hohen Potenzen (Verdünnungen). Der grundlegende Unterschied: Beim Impfen geht es um die Seuchenabwehr und das Verhindern gefährlicher Krankheiten, in der Homöopathie um das Behandeln und Heilen von Störungen, Beschwerden und Krankheiten, heute manchmal auch ergänzend zu den Methoden der konventionellen Medizin.

Weitere grundlegende Unterschiede sind: Beim herkömmlichen Impfen spielt die Dosis sehr wohl eine Rolle, um eine zufriedenstellende Immunantwort auszulösen. Die Homöopathie funktioniert nicht nach dem herkömmlichen Verständnis von Dosierung eines Arzneimittels und seiner nachprüfbaren Wirksamkeit: Denn auch hohe Verdünnungen, in denen sich

nach chemischem Wissen zum Beispiel kein einziges Molekül der Ausgangssubstanz mehr befindet, sollen nach dem Verständnis der homöopathischen Lehre wirksam sein – vorausgesetzt, das jeweilige Mittel und Ausgangsmaterial ist individuell richtig gewählt, passend zur physischen wie psychischen Konstitution der Patienten. Dazu werden heute von homöopathisch tätigen Medizinern jeweils auf die Persönlichkeit und den Zustand der Patienten abgestimmte, passende homöopathische Arzneimittel eingesetzt.

Versuche

Homöopathisch zu impfen wurde vor knapp 200 Jahren erstmals versucht. Zwanzig Jahre nach Samuel Hahnemanns grundlegender Veröffentlichung entwickelte der Tierarzt Dr. Johann Joseph Wilhelm Lux ein homöopathisches Impfprinzip, bei dem zum Beispiel Blut, Urin und Kot kranker Tiere gemischt, verdünnt, verschüttelt und als homöopathischer Impfstoff injiziert wurde. So sollte beim Menschen eine Immunität gegen bestimmte Krankheitserreger bewirkt werden. Später wurde auch mit verdünntem Material von

Krankheitserregern wie Eiter und Körperflüssigkeiten experimentiert. Nach der Vorstellung von Lux sollten die Mixturen als Impfstoff dienen, aber auch Impffolgen heilen oder zumindest abschwächen. Mittel dieser Art, unter anderem erstellt aus Blut und homöopathisch aufbereiteten Krankheitserregern, werden in der Homöopathie Nosoden (griech. nosos für Krankheit) genannt. Den Begriff prägte im Jahr 1930 der US-Amerikaner Constantin Hering. Das Konzept, das heute unter anderem mit Begriffen wie Eigenblut- oder Eigenurinbehandlung beworben wird, ist eine Variante homöopathischer Behandlungsmöglichkeiten. Als Beispiel zum Impfen wird die homöopathische Gabe eines verdünnten (potenzierten) Tollwutimpfstoffs genannt. Entgegen der homöopathischen Lehre, die nach Hahnemanns strengem System eigentlich keine vorbeugende Anwendung billigt, werden homöopathische Zubereitungen und Impfnosoden gelegentlich vorbeugend gegen mögliche Impffolgen gegeben, wie homöopathische Zubereitungen aus Lebensbaum (Thuja) oder Kieselsäure (Silicea).

Kein Nachweis

Allerdings konnte bisher keine wirksame Immunreaktion des Organismus ausgelöst und nachgewiesen werden. Dr. Martin Lang, praktizierender Kinderarzt in Augsburg und Autor verschiedener Bücher

über Homöopathie, zählt denn auch die homöopathische Impfung „zu den unseriösen Entwicklungen in der Medizin": „Es ist wohl der Versuch, aus dem Bekanntheitsgrad der klassischen Homöopathie kommerziellen Nutzen zu ziehen. Eine Schutzwirkung homöopathischer Impfungen ist niemals festgestellt oder gar erforscht worden."

Drastische Worte findet im Internet auch Carl Classen, Heilpraktiker, Hömöopathie-Dozent und Gründer eines Heilpraktiker-Instituts in Karlsruhe: „Homöopathisch impfen ist so unmöglich wie im Wasser zu fliegen und in der Luft zu schwimmen und im Kern ein unhomöopathisches Vorgehen." Wesentlich sinnvoller sei eine ordentliche homöopathische Behandlung, die auf die Therapie chronischer und veranlagungsbedingter gesundheitlicher Schwachen ziele und den Organismus insgesamt stabilisiere, sodass er auch mit einer Infektionskrankheit besser fertig werde.

Warnung

Der Zentralverein homöopathischer Ärzte lehnt homöopathische Impfungen ab: „Es gibt keine homöopathische Impfungen." Kein homöopathisches Mittel sei in der Lage, eine nachweisbare Immunisierung hervorzurufen. Vor dem Ersatz einer notwendigen Impfung durch die Einnahme homöopathischer Mittel wird gewarnt.

JA, JEIN UND NEIN

„Homöopathisches Impfen" wird von seriösen Homöopathen abgelehnt. Ein klares Ja zum Impfen bedeutet das in der Homöopathie aber nicht. Bei dieser Frage steht bei etlichen Homöopathen die Ampel eher auf Gelb wie Vorsicht, manchmal auf Rot und gar nicht so selten auch auf Grün. Die offizielle Argumentation zum Thema Impfen ist vielschichtig und setzt pointiert eigene Schwerpunkte. Auch mit Argumenten, die niemand bestreitet – dass es zum Beispiel keine allgemeine Impfpflicht gibt und geben sollte.

Nahegelegt wird ein auf individuelle Voraussetzungen abgestimmter und differenzierter, letztlich eher zurückhaltender Umgang mit Impfungen und offiziellen Impfempfehlungen. Es heißt zum Beispiel beim Zentralverein homöopathischer Ärzte (DZVhÄ): „Die öffentlichen Empfehlungen der ständigen Impfkommission (STIKO) sind sorgfältig erwogen und berücksichtigen den aktuellen Stand des Wissens und der Absicht, das Auftreten von Infektionskrankheiten grundsätzlich zu verhindern."

Und weiter: „Diese Empfehlungen sind keine Vorschrift und kein Gesetz, geben aber den medizinischen Standard vor, von dem laut Bundesgerichtshof nur abgewichen werden kann, wenn gewichtige Einwände anerkannter Fachleute vorliegen oder wenn eine Impfung im Einzelfall wegen des Gesundheitszustandes des Patienten nicht zulässig ist."

Die Rolle der Eltern

Die getroffene Entscheidung könne allerdings den Eltern weder von einer öffentlichen Empfehlung noch vom impfenden Arzt abgenommen werden, so der Zentralverein homöopathischer Ärzte: „Wir lehnen die zunehmende Interpretation der STIKO-Empfehlungen als ‚Impfvorschrift' im Sinne eines Pflicht- und Zwangsprogramms ab." Im öffentlichen Gesundheitsdienst sei die Verhinderung von Ansteckung ein oberstes Ziel, dem eine möglichst hohe Impfrate diene. Für den einzelnen Menschen sei die Förderung und Erhaltung der eigenen Gesundheit der höchste medizinische Anspruch – nicht immer ließen sich beide Forderungen gleichzeitig erfüllen: „Die Entscheidung, gerade ein Kind gegen bestimmte Krankheiten zu impfen oder nicht zu impfen, ist von überragender Tragweite für dessen weitere gesundheitliche Entwicklung." Und: „Unsachliche Werbekampagnen für Impfungen, insbesondere in Laienpublikationen oder öffentlichen Einrichtungen für Kindergärten oder Schulen, lehnen wir ab. Dramatisierende Darstellungen, fehlerhafte Interpretationen von Statistiken und das Ansprechen diffuser Ängste beobachten wir mit Sorge."

Mit Homöopathie vorbeugen

Vor dem Ersatz einer notwendigen Impfung durch die Einnahme homöopathischer Medikamente wird gewarnt. Auf-

In Familien ist der Informationsbedarf zum Impfen mit am größten.

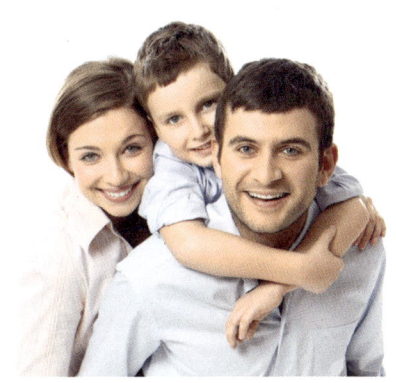

merksam zu lesen ist allerdings auch der folgende Satz der offiziellen Stellungnahme des DZVhÄ. Da heißt es: „Ganz anders ist die homöopathische Vorbeugung von Krankheiten zu bewerten. Sie ist möglich, wenn im Rahmen einer Epidemie oder bei ansteckenden Krankheiten im persönlichen Umfeld die zu erwartende Krankheit in ihren Besonderheiten und charakteristischen Symptomen bekannt ist und das geeignete homöopathische Arzneimittel, auch unter Berücksichtigung der individuellen Besonderheiten des Ansteckungsgefährdeten, sorgfältig ausgewählt wird. Bestehen medizinische Kontraindikationen oder eine selbstbestimmte Entscheidung gegen eine Impfung, gehört – neben allgemeinen und speziellen vorbeugenden Maßnahmen und dem eventuellen Einsatz einer homöopathischen Vorbeugung – auch die homöopathische Therapie zu den Behandlungsalternativen."

Hin und Her

Die Frage, ob Kinder nun geimpft werden sollten oder nicht, wird in einem Beitrag sogar an die Eltern zurückgegeben. So gibt Prof. Dr. Walter Köster, niedergelassener Facharzt für Allgemeinmedizin aus Frankfurt, zur selbst gestellten Frage („Sollte man als klassischer Homöopath also die Impfung ablehnen?") in einem Internetbeitrag unter anderem den Rat: „Ja, wenn wir ganz sicher wären, dass wir mit der klassischen Homöopathie 100 Prozent heilen könnten. Das sind wir aber nicht …" Ein Fazit: „Leider scheint es zum heutigen Zeitpunkt keine klare Antwort zu geben …" Eine sicher begründbare Stellungnahme für die eine oder andere Seite sei zurzeit nicht möglich. „Sie müssen also leider selbst abwägen, obwohl Sie keine Fachleute sind. In einer solchen Situation sollte Ihr Arzt hinter Ihnen stehen, egal für welche der beiden Möglichkeiten Sie sich entscheiden."

Köster hat die Hoffnung, „dass die Entwicklung der klassischen Homöopathie und die Ausbildung darin solche Fortschritte machen wird, dass die Impfungen in absehbarer Zeit überflüssig werden".

„Differenzierte Einstellung"

Zwischen den Zeilen wird im Bereich der homöopathischen Lehre unter dem Stichwort „Differenzierte Einstellung" oder in Verbindung mit dem Zusatz, dass das Impfen „nicht einseitig oder einfach zu beantworten" sei, oftmals Distanz zum Impfen deutlich. Und das Bemühen, in diesem Bereich mit der eigenen Lehre eine impfkritische wie flexible Position zu besetzen. So werden auch immer wieder grundsätzliche Vorbehalte gegen das Impfen deutlich mit Forderungen wie:

Ein eventueller Zusammenhang zwischen Impfungen und chronischen Krankheiten müsse erst noch erforscht werden

Auf dem Buchmarkt gibt es ein großes Angebot zum Thema Kinderkrankheiten und Kindergesundheit. Behandelt wird dort auch das Impfen – oder auch nicht. Die Bücher lassen sich in der Regel verschiedenen Gruppen zuordnen:

- Werke, die überwiegend schulmedizinisches Wissen transportieren und anerkannte Verfahren vorstellen.
- Bücher, die zusätzlich zur Schulmedizin auch Informationen zu Alternativmethoden geben.
- Ratgeber, die über Schulmedizin wie über alternative Behandlungsverfahren in etwa gleichem Umfang informieren, und
- solche, die sich fast ausschließlich auf „sanfte" Medizin und Hausmittel konzentrieren und homöopathisch oder anthroposophisch geprägt sind.

Sie können sich selbst relativ rasch ein Bild zum Konzept solcher Ratgeber machen:

Werden schulmedizinische und alternative und ergänzende Medizinrichtungen in etwa gleichrangig abgehandelt?

Wird das Thema Impfen ausgespart oder wird es umgangen?

Wird zum Impfen ein großes Kontra und nur ein kleines Pro genannt?

Wie wird die Impffrage beantwortet: Eindeutig Pro oder Contra oder differenziert, auch im Rahmen einer umfassenden Beratung in der Arztpraxis? Gibt es dazu einen Fragenkatalog?

Werden bestimmte Impfungen abgelehnt, weil angeblich keine Erkrankungsrisiken mehr bestünden?

Sollen Kinderkrankheiten nach Möglichkeit durchgemacht werden, um einen besseren, den natürlichen Immunschutz zu erhalten?

Wichtig ist auch, ob die Autoren bei ihren Ratschlägen eindeutige Sicherheitsgrenzen aufzeigen: Wo hört zum Beispiel die Selbstbehandlung auf, wann sollte ärztliche Hilfe in Anspruch genommen werden?

Tipp: Sie sollten Fragen, die sich für Sie nach dem Durchblättern oder der Lektüre zum Impfen stellen, in der ärztlichen Praxis ansprechen.

(siehe auch Seite 63). Offizielle Impfempfehlungen werden indirekt auch mal in einen Zusammenhang mit Zwangsmaßnahmen gestellt. Impfungen werden zudem aufgrund bestimmter Hypothesen abgelehnt: Zum Beispiel hätten früher wesentlich mehr Mütter als heute die Masern durchgemacht, einen lebenslangen Schutz erworben und ihren Kindern „erstklassige" Antikörper mitgegeben, die sie im kritischen ersten Lebensjahr vor Masern schützen könnten.

Heute dagegen könnten geimpfte Mütter während ihrer Schwangerschaft an ihre Babys lediglich einen „Impfschutz zweiter Klasse" weitergeben. Die gestiegene Masernhäufigkeit bei Säuglingen sei unmittelbare Folge der aktuellen Impfpolitik. Impfungen seien eben kein „Allheilmittel".

Schwelbrand verhindern

Aus homöopathischer Sicht unterdrücken Impfungen gegen Kinderkrankheiten natürliche Regulationsvorgänge. Es wird nicht unbedingt als sinnvoll angesehen, Kinderkrankheiten, die als Auslöser von Selbstheilungskräften interpretiert werden, zu unterdrücken, sondern man solle nur deren mögliche Komplikationen verhindern. Hingewiesen wird in diesem Zusammenhang darauf, dass es noch nie so viele chronisch kranke Kinder gegeben habe wie heute. Als eine Ursache wird gesehen, dass das Impfen das natürliche Abwehrsystem im kindlichen Organismus durcheinanderbringe (siehe auch „Entwarnung", Seite 63).

Information verbessern

Hingewiesen wird aber auch auf manches, was aus Sicht vieler bei Impffragen Verunsicherter zu verbessern ist, so das Meldesystem von Impfkomplikationen und Impfschäden auch über längere Zeiträume. Gerade Patientengeschichten, bei denen es im Zusammenhang mit einer Impfung zu einer nachhaltigen gesundheitlichen Verschlechterung gekommen sei, habe zur kritischen Einstellung beigetragen. Da solche Reaktionen oft unterhalb der Schwelle von rechtlich anzuerkennenden Impfschäden lägen, würde Misstrauen befördert und offizielle Statistiken zu Impfschäden würden entwertet, meinen impfkritische Homöopathen.

Hätte Hahnemann geimpft?

Hat oder hätte Samuel Hahnemann geimpft? Zwei vom Begründer der Homöopathie überlieferte Aussagen werden als Beleg für ein Pro und Kontra genannt.

Die erste: „Bemerkenswert ist übrigens, dass sie (die Menschenpocken) seit der allgemeinen Verbreitung der Jennerschen Kuhpockenimpfung nie wieder unter uns so epidemisch noch so bösartig erscheinen, wie vor 40 bis 50 Jahren …". Die zweite lautet: „Die Homöopathie vermeidet daher selbst die mindeste Schwächung … Daher bedient sie sich zum Heilen nur solcher Arzneien, deren Vermögen, das Befinden dynamisch zu verändern und umzustimmen, sie genau kennt." Bis dahin kann es allerdings dauern. Denn die genaue Kenntnis der Impfeffekte ist bisher auch der modernen Medizin nicht lückenlos gelungen. Und wenn es so wäre: Gerade in der Wissenschaft ist es nun mal so, dass sich nach Fragen, die beantwortet werden können, stets wieder neue stellen.

 VIELE HOMÖOPATHISCHE ÄRZTE IMPFEN

Nur wenige Ärzte sind gänzlich gegen das Impfen. Einige nehmen eine kritische Haltung gegenüber einzelnen Impfungen ein. Eine alternativmedizinische Ausrichtung muss der Idee des Impfschutzes aber nicht grundsätzlich widersprechen. Zu diesem Ergebnis kamen jedenfalls Freiburger Forscher. Sie stellten bei einer Befragung von über 200 homöopathisch orientierten Ärzten fest, dass sie die „klassischen" Impfungen gegen Tetanus, Diphtherie und Polio fast ebenso häufig verabreichten wie ihre schulmedizinischen Kollegen.

ONLINE-UMFRAGE, MEINUNGSBILD

So viel Interesse war noch nie: Wenige Stunden, nachdem die Stiftung Warentest im November 2012 im Internet dazu aufrief, an einer Umfrage zum Impfen teilzunehmen, hatten sich schon Hunderte Leser zum Thema gemeldet. Wenige Tage später waren es bereits rund 5 000, zuletzt mehr als 10 000 – eine Rekordbeteiligung.

Kritisch vor allem bei Kindern

ZUSTIMMUNG: Die meisten Teilnehmer an der Umfrage standen dem Thema Impfen grundsätzlich positiv gegenüber: Sie verfügen über einen Impfschutz, ließen sich oder ihre Kinder in den vergangenen zwei Jahren impfen oder planen Impfungen. Sich selbst ließen die Befragten in den vorangegangenen zwei Jahren am häufigsten gegen Grippe impfen (70 Prozent). Es folgten die Einzelimpfung gegen Tetanus (37 Prozent) und die Vierfachimpfung gegen Tetanus, Diphtherie, Keuchhusten und Polio (29 Prozent). Bei den Kinderimpfungen aus den zurückliegenden zwei Jahren liegt die Sechsfachimpfung ganz vorn (47 Prozent), gefolgt von verschiedenen anderen Standardimpfungen. Meist hatte übrigens der Kinderarzt darauf hingewiesen, dass diese anstehen (64 Prozent). Bei den Erwachsenen erfolgte dies durch Haus- oder Fachärzte seltener (40 Prozent). 97 Prozent der Teilnehmer, die sich selbst in den letzten zwei Jahren impfen ließen, sowie 95 Prozent der Eltern halten dies im Nachhinein für richtig.

VORBEHALTE: Rund 40 Prozent haben sich schon mindestens einmal gegen einen Pieks für sich oder ihr Kind entschieden. Vor allem aus zwei Gründen: „Ich hielt diese Impfung nicht für notwendig" und „Nebenwirkungen und Risiken der Impfung erschienen mir zu hoch". Besonders unbeliebt war die Impfung gegen Schweinegrippe, die im Jahr 2009 in den Medien für heftige Kontroversen sorgte. Umstritten ist auch die jährliche Grippeimpfung, die chronisch Kranken, Schwangeren, Über-60-Jährigen sowie medizinischem Personal und Pflegeheimbewohnern empfohlen wird.

Immerhin 17 Prozent der Befragten sehen Impfungen für sich selbst grundsätzlich skeptisch, 22 Prozent Impfungen für ihre Kinder. Mehr als die Hälfte der Impfskeptiker kann sich nicht vorstellen, ihre Meinung zu ändern.

SCHLECHTE ERFAHRUNGEN: Fast die Hälfte der grundsätzlichen Skeptiker (44 Prozent) haben persönlich schlechte Erfahrungen mit Impfungen gemacht. Häufiger noch führen sie allgemeine Argumente gegen das Impfen ins Feld. Etwa ein Viertel der Eltern lehnte auch relativ neu empfohlene Impfungen ab, so die gegen humane Papillomaviren (HPV) sowie gegen Pneumo- und Meningokokken. Im Vordergrund stand die Sorge vor möglichen Nebenwirkungen von Impfungen beim Säugling, (Klein-)Kind und beim Jugendlichem, oft auch Misstrauen gegenüber modernen

In welchem Alter und mit welchem Kombinationsimpfstoff haben Sie Ihr Kind impfen lassen? (in Prozent)

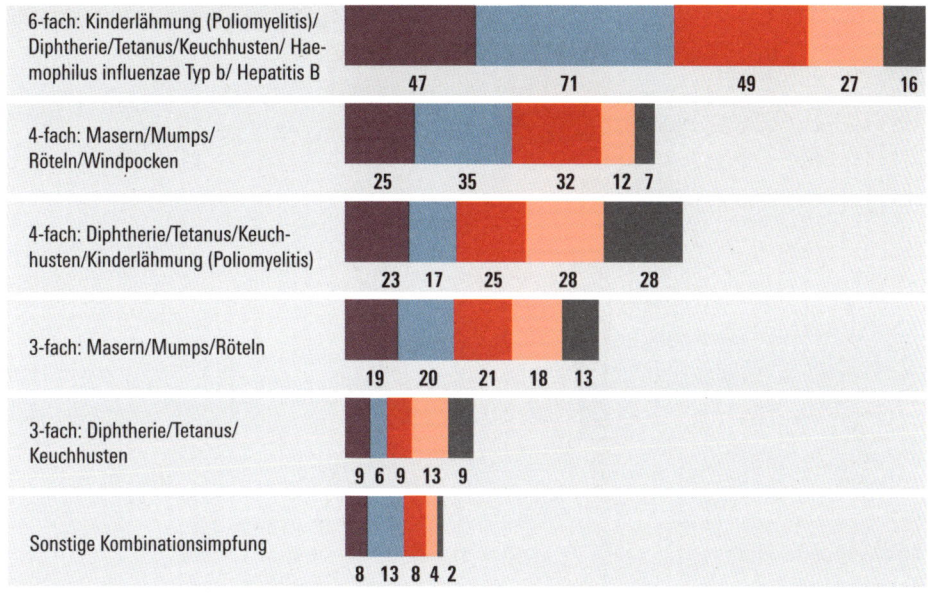

Anzahl der Befragten (Mehrfachnennung möglich):

- Alle (n = 2843)
- 0–2 Jahre (n = 947)
- > 2–6 Jahre (n = 692)
- > 6–11 Jahre (n = 441)
- > 11–17 Jahre (n = 473)

Was hat Sie zur Impfung veranlasst? (in Prozent)

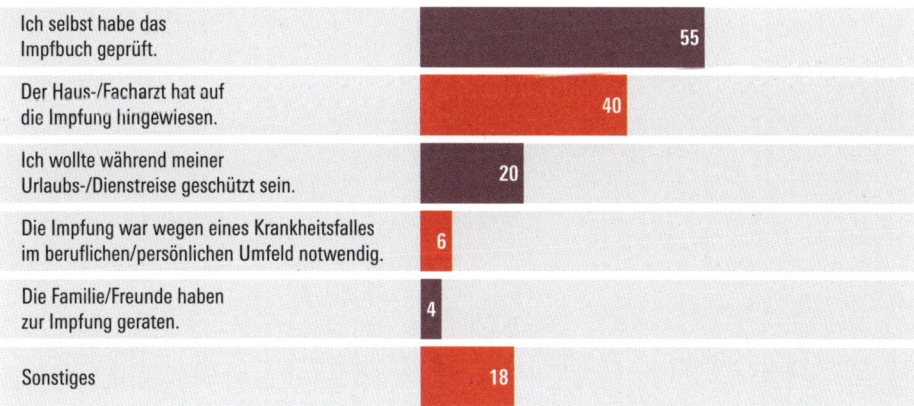

Befragt wurden Erwachsene, die sich in den vergangenen zwei Jahren impfen ließen.
Anzahl der Befragten (Mehrfachnennung möglich): 6565

Alle Antworten entstammen einer nichtrepräsentativen Online-Umfrage auf
www.test.de vom 16.11. bis 8.12.2011

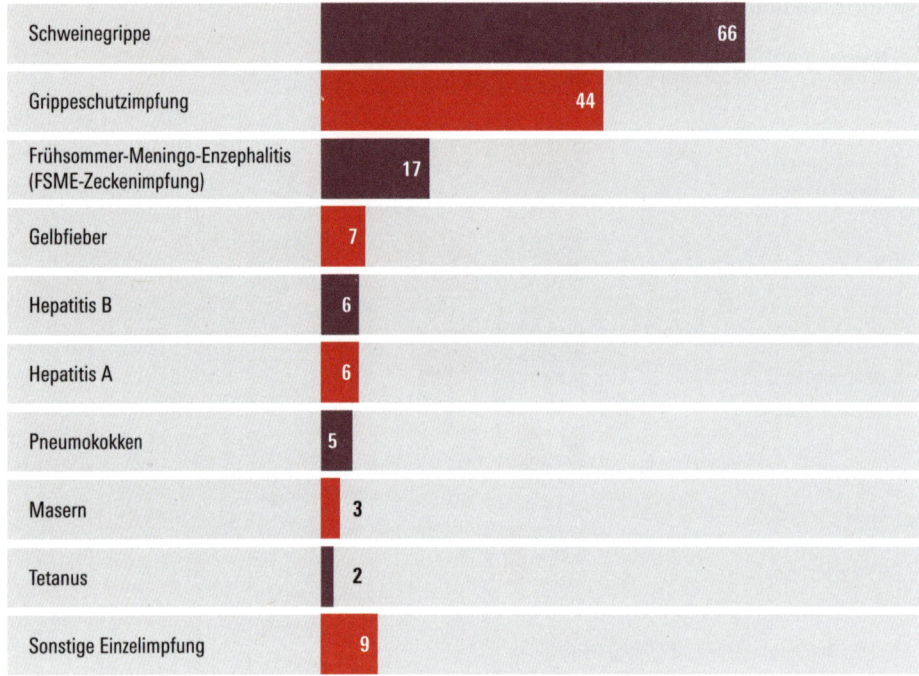

Schweinegrippe	66
Grippeschutzimpfung	44
Frühsommer-Meningo-Enzephalitis (FSME-Zeckenimpfung)	17
Gelbfieber	7
Hepatitis B	6
Hepatitis A	6
Pneumokokken	5
Masern	3
Tetanus	2
Sonstige Einzelimpfung	9

Befragt wurden Erwachsene, die sich in den vergangenen zwei Jahren impfen ließen und sich zudem gegen eine Impfung entschieden. Anzahl der Befragten (Mehrfachnennung möglich): 2455 Die Impfung gegen HPV wurde in dieser Befragung ausgespart, da sie noch relativ neu ist und nur für eine relativ kleine Personengruppe infrage kommt.

Impfmethoden, wie dem Einsatz von Mehrfachimpfstoffen (siehe Seite 26). Jeder Dritte schreckte vor der „Sechsfachimpfung" zurück. Standardimpfungen für Erwachsene fanden dagegen nur wenig Widerspruch. Auch Ärzte raten mitunter ab: 15 Prozent der Erwachsenen und 21 Prozent der Eltern gaben an, ihr Arzt habe ihnen schon deutlich oder zumindest spürbar von einer Impfung abgeraten. Bei denen für Kinder betraf das am häufigsten die Impfung gegen Schweinegrippe (33 Prozent), gefolgt von der gegen Windpocken (25 Prozent) und Grippe (23 Prozent).

Sorgen – Fragen, Antworten

Bei der Umfrage stellte sich heraus, dass es zu folgenden Themenkomplexen besonderen Informationsbedarf gibt:

- Zu Belegen zum Sinn von Impfungen generell (Seite 12 f).
- Mehrfach- bzw. Kombinationsimpfungen und Alternativen (Seite 26 und 30)
- Impfzeitpunkten (Seite 91)
- und vor allem möglichen Nebenwirkungen (Seite 56).

Hier Beispiele häufig vorgetragener Bedenken aus Kommentaren von unserer Internet-Seite zum Thema Impfen (www.test.de/Impfen/Umfrage) – und was Experten des Robert-Koch- und des Paul-Ehrlich-Instituts dazu sagen:

„Impfungen nehmen dem Körper die Chance zur natürlichen Auseinandersetzung mit der Erkrankung."
Bisher gibt es keine wissenschaftlichen Studien, die zeigen würden, dass sich

Wie stehen Sie zu folgenden Aussagen? (in Prozent)

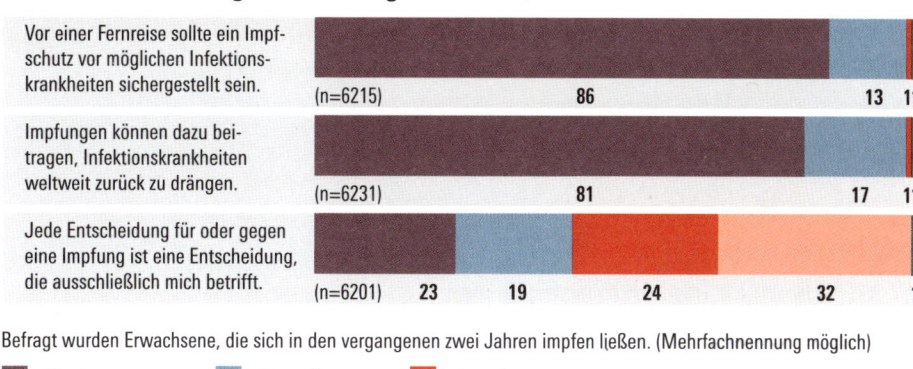

Vor einer Fernreise sollte ein Impfschutz vor möglichen Infektionskrankheiten sichergestellt sein. (n=6215) — 86 — 13 — 1

Impfungen können dazu beitragen, Infektionskrankheiten weltweit zurück zu drängen. (n=6231) — 81 — 17 — 1

Jede Entscheidung für oder gegen eine Impfung ist eine Entscheidung, die ausschließlich mich betrifft. (n=6201) — 23 — 19 — 24 — 32 — 1

Befragt wurden Erwachsene, die sich in den vergangenen zwei Jahren impfen ließen. (Mehrfachnennung möglich)

■ stimmt genau   ■ stimmt eher   ■ stimmt kaum

■ stimmt gar nicht   ■ weiß nicht

nicht geimpfte Kinder geistig oder körperlich besser entwickeln als geimpfte. Dies wäre auch nicht plausibel. Schutzimpfungen richten sich gegen rund ein Dutzend besonders notorischer und gefährlicher Erreger – mit Hunderten weiteren muss sich das Immunsystem täglich auseinandersetzen. Auch die Impfung selbst trainiert das Immunsystem. Dementsprechend wäre es „ausgesprochen überraschend", wenn geimpfte Kinder generell eine schwächere Konstitution besäßen oder über dauerhaft weniger Abwehrkräfte verfügten. Belege für diese These fehlen. Infektionen können Kinder in ihrer Entwicklung auch zurückwerfen und gesundheitliche Komplikationen bis hin zu Todesfällen verursachen. Genau das lässt sich mit Impfungen häufig vermeiden.

„Ausschließlich die Pharmaindustrie steuert die Impfempfehlungen."

Wie bei Arzneimitteln auch müssen bei Impfstoffen für die Zulassung eindeutige Nachweise für ihre pharmazeutische Qualität, zum Nutzen und zu möglichen Risiken erbracht werden. Es gibt engmaschige nationale und internationale Zulassungsverfahren. Gleichwohl werden viele Verbesserungen als notwendig erachtet.

„Impfungen müssen ständig wiederholt werden."

Wenn zum Beispiel ein Kind bei der Grundimmunisierung eine zweimalige Kombinationsspritze gegen Masern, Mumps und Röteln erhält, kann man davon ausgehen, dass der Immunschutz ein Leben lang währt. Bei Tetanus, Diphtherie, Polio oder Keuchhusten kann man sich fünf bis zehn Jahre auf die Impfung verlassen – danach sollte sie wiederholt werden. Selbst wer einmal eine Infektionskrankheit überstanden hat, ist nicht unbedingt dauerhaft immun. An Tetanus, Diphtherie oder Keuchhusten kann man mehrfach erkranken.

„Erkrankung trotz Impfung"

Keine Impfung schützt 100 Prozent der Geimpften. Auch wenn eine notwendige Auffrischimpfung nicht rechtzeitig durchgeführt wurde oder sich der Immunschutz noch nicht vollständig aufgebaut hat, bleibt der Effekt einer Impfung oft unvollständig. So müssen die klassischen Kinderschutzimpfungen nach einem zeitlich geregelten Schema wiederholt werden, bevor mit einer zuverlässigen und dauerhaften Schutzwirkung durch den Impfstoff zu rechnen ist.

Wissen Sie wo Ihr Impfbuch liegt? (in Prozent)

Ja, ich wüsste wo sich mein Impfbuch befindet.	87
Ich habe in etwa eine Vorstellung, wo es sich befindet.	8
Nein, ich müsste suchen.	5

Befragt wurden Erwachsene, die sich in den vergangenen zwei Jahren impfen ließen. Anzahl der Befragten: 5923

„Krankheiten … bewirken für Kinder einen besseren Schutz."
Bisher gibt es keine wissenschaftlichen Studien, die zeigen würden, dass sich nicht geimpfte Kinder geistig oder körperlich besser entwickeln als geimpfte.

„Schutz durch Abwehrstoffe in der Muttermilch reicht aus."
Der Nestschutz ist vor allem in den ersten Lebensmonaten eine entscheidende Stütze für das sich entwickelnde kindliche Immunsystem – umfassend aber ist er nicht. Die Mutter kann Antikörper gegen Krankheiten weitergeben, die sie selbst durchgemacht hat oder gegen die sie geimpft wurde. Bei bestimmten Infektionen z. B. Keuchhusten allerdings bildet das Immunsystem aber auch im Erkrankungsfall keine übertragbaren Antikörper.

„Frauen, die eine Erkrankung durchgemacht haben, geben dem Neugeborenen mehr Abwehrstoffe mit als geimpfte."
Für Masern, Mumps und Röteln trifft das zu. Für manche andere Infektion gilt das

allerdings nicht. Da zum Beispiel bei einer Keuchhusteninfektion das mütterliche Immunsystem keine übertragbaren Antikörper bildet, genießt das Baby in diesem Fall auch keinen Nestschutz. Erwachsene können sich mehrfach an Keuchhusten anstecken und Krankheitskeime auf Kinder übertragen. Bei Erkrankungen wie Tetanus oder Diphtherie besteht bei Neugeborenen geimpfter Mütter ein Nestschutz. Er ist bei Neugeborenen von Müttern, die eine Infektion durchgemacht haben, nicht nachweisbar.

„Impfungen lösen die Krankheit aus, gegen die geimpft wird."
Bestimmte Impfstoffe können krankheitsähnliche Symptome hervorrufen – eine voll ausgeprägte Erkrankung entwickelt sich aber praktisch nie. Bekanntestes Beispiel sind die „Impfmasern", ein Hautausschlag, bei rund fünf Prozent der Geimpften nach etwa einer Woche.

„… fördern Allergien."
Es gibt heutzutage mehr Impfungen – und

mehr Allergien. Ob das eine jedoch mit dem anderen zusammenhängt, ist nicht belegt. Gegen eine solche Verbindung sprechen viele Studien. In der DDR, wo eine gesetzliche Impfpflicht bestand und fast alle Kinder geimpft wurden, gab es kaum Allergien.

„Die Pharmaindustrie will nur Geschäfte machen ..."
Auch die Unternehmen in anderen Industriezweigen verdienen mit ihren Produkten Geld. Allerdings bringen Medikamente für chronisch Kranke, die ein Leben lang genommen werden müssen, mehr Gewinn ein als Impfstoffe, die in der Regel nur wenige Male verabreicht werden. Den Umsätzen der Pharmaindustrie stehen auch oft beträchtliche Einsparungen gegenüber. So wurden in den alten Bundesländern zu Zeiten der Schluckimpfung für jede Mark, die in die Impfung floss, 90 Mark an Therapie- und Rehabilitationskosten gespart. Die heutige Impfung gegen Keuchhusten senkt die direkten Behandlungskosten um mehr als 200 Millionen Euro pro Jahr. Für die inzwischen generell empfohlene Impfung gegen Hepatitis B wurde errechnet, dass nach anfänglichen Zusatzkosten für die Kassen das Gesundheitssystem entlastet wird.

„Risiken durch zu frühes Impfen"
Bestimmte Infektionen treffen Säuglinge deutlich schwerer als ältere Kinder – darin liegt ein wesentlicher Grund, warum Babys bereits nach dem vollendeten zweiten

Lebensmonat gegen verschiedene Erkrankungen geimpft werden. Klassische Beispiele sind Infektionen mit dem Bakterium Haemophilus influenzae sowie Keuchhusten. Bereits die erste Impfdosis im Alter von zwei Monaten kann die Wahrscheinlichkeit, dass ein Säugling wegen Keuchhusten ins Krankenhaus muss, um etwa zwei Drittel reduzieren. Durch die Wiederholungsimpfungen im Laufe des ersten Lebensjahres wird der Keuchhustenschutz komplettiert. Dass Säuglinge Impfungen generell schlechter vertragen würden als ältere Kinder, ist nicht belegt. Es werden keineswegs alle Vakzinen bereits im Säuglingsalter verabreicht. Eine Immunisierung gegen Masern, Mumps und Röteln sowie gegen besondere Erreger von Hirnhautentzündungen (Meningokokken) erfolgen erst um das erste Lebensjahr.

WINDPOCKEN: BESSERE QUOTEN
Die Impfquoten bei Windpocken sind in der letzten Zeit gestiegen. Lagen sie bei den Schuleingangsuntersuchungen im Jahr 2009 bundesweit noch bei 38 Prozent für die erste Impfung, so wurden ein Jahr darauf 58 Prozent erreicht – allerdings mit großen Schwankungen in den einzelnen Bundesländern. Die zweite Impfung, erst ein Jahr zuvor empfohlen, wurde bundesweit mit 24 Prozent in Anspruch genommen. Die Stiftung Warentest bewertet diese Impfung kritisch bis überflüssig: „Die generelle Impfung aller Kinder ist problematisch."

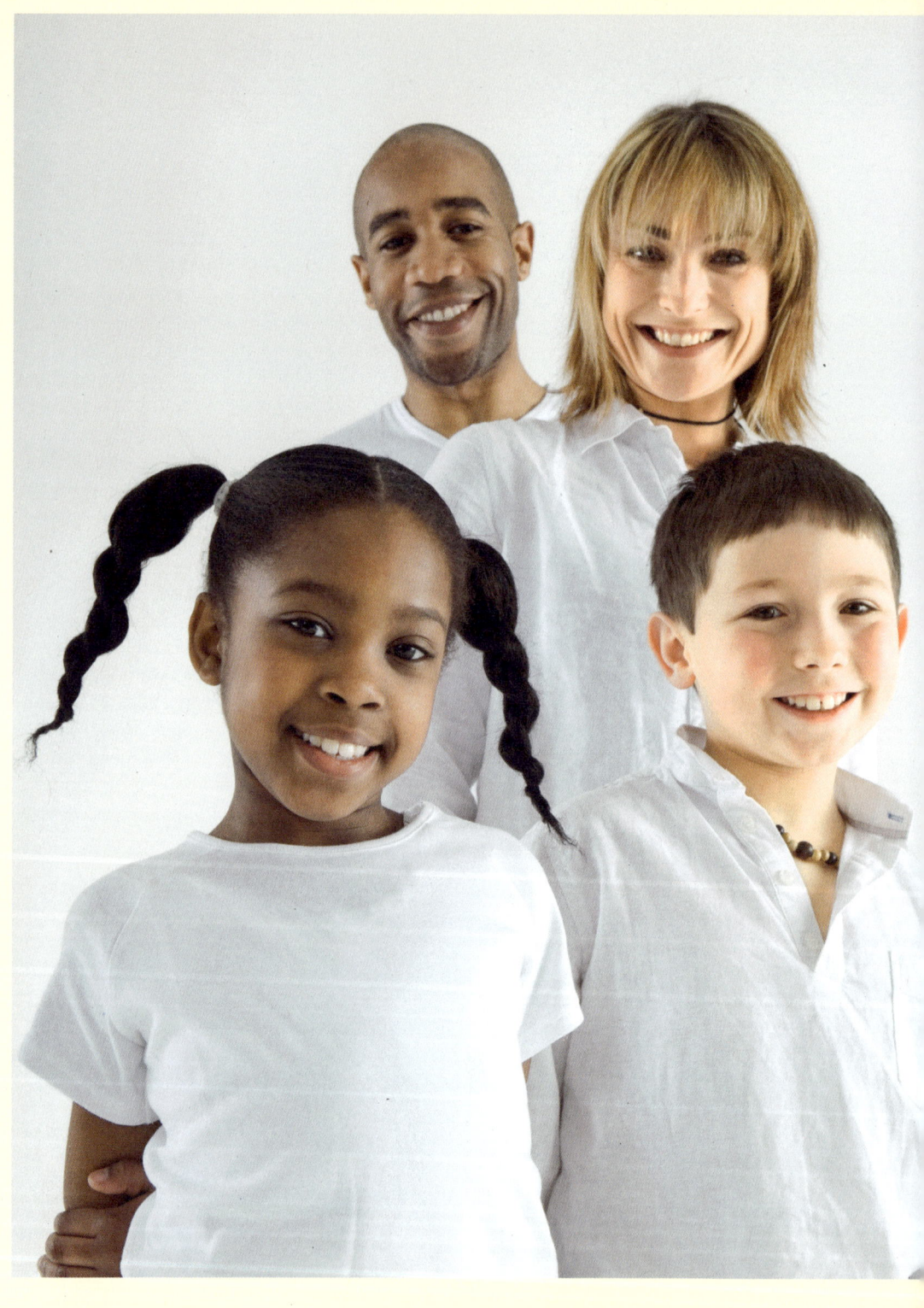

Wie gehen Sie am besten bei der Entscheidung vor, impfen oder nicht impfen zu lassen? Was sind die richtigen Fragen für Impfungen bei Kindern und Erwachsenen? Was ist bei Schwangerschaft und Stillen zu beachten? Was gilt für Menschen mit Allergien? Hier die Antworten. Gehen Sie neben den weiteren Informationen auch den Impffahrplan durch. Und notieren Sie sich am besten die Fragen für das Gespräch in der Arztpraxis.

IMPFUNGEN FÜR KINDER – SCHRITTE ZUR ENTSCHEIDUNG

Der Rechtsrahmen

Die **Rolle der Ärzte**: Die Entscheidung zu impfen ist stets zusammen mit Arzt oder Ärztin zu treffen. Sie sind gesetzlich verpflichtet, Sie in verständlicher Form aufzuklären.

Die **Rolle der Eltern**: Eltern nehmen die Rechte für ihre Kinder wahr. Wenn sie nicht in Begleitung ihrer Eltern sind, dürfen sich Jugendliche ab 16 Jahren selbstständig für oder gegen eine Impfung entscheiden.

Der Bundesgerichtshof hat im Februar 2000 entschieden, dass Aufklärung und Impfung an einem Tag stattfinden können, dass nur ein Erziehungsberechtigter aufgeklärt wird, es sei denn, es gibt Hinweise darauf, dass dieser die Impfung ablehnen würde. Selbst über seltene Nebenwirkungen muss aufgeklärt werden, wenn sie für den Impfstoff typisch sind.

Die **Rolle der STIKO**: Für alle Impfungen, die von der STIKO empfohlen werden, ist keine schriftliche Einwilligung zur Impfung erforderlich, abweichend davon schon. In der Regel übernehmen die Kassen bei einer Impfempfehlung der STIKO die Kosten.

Die **Rolle des Staates**: Für alle offiziell empfohlenen Impfungen übernimmt der Staat die Verantwortung, wenn „ein über das übliche Ausmaß einer Impfreaktion hinausgehender Gesundheitsschaden eintritt" (§ 51 des Bundesseuchengesetzes). Zuständig für die Anträge und vor allem die Schadensregulierung sind die Versorgungsämter der einzelnen Bundesländer. Dieser staatliche Schutz entbindet den

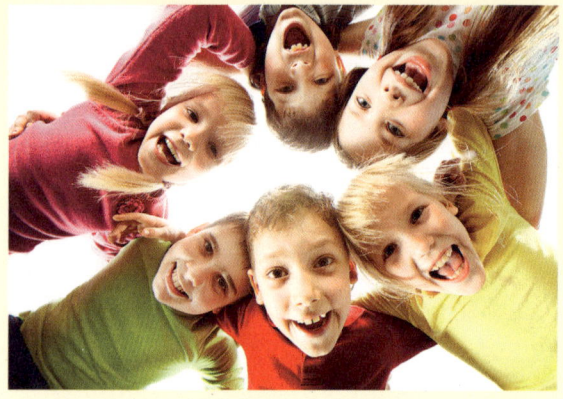

Sorge um die Kinder spielt beim Impfen immer eine große Rolle.
Es gibt Gründe, das Impfen etwas aufzuschieben – oder auch nicht.

Arzt allerdings nicht von seiner Aufklärungspflicht über den Nutzen der Impfung und die zu erwartenden Risiken. Wenn diese Beratung unterbleibt, kann er zur Verantwortung gezogen werden. Unterlassene oder unzureichende Aufklärungsgespräche sind in etwa zwei Dritteln aller Arzthaftungsprozesse Gegenstand der Anklage.

Aktueller Stand des Wissens

Grundsätzlich ist jede Impfung aus rechtlicher Sicht eine Körperverletzung. Sie ist nur dann straffrei, wenn ein Patient oder die Eltern des zu impfenden Kindes der Impfung nach umfassender Aufklärung zugestimmt haben. Die öffentlichen Empfehlungen der Ständigen Impfkommission (STIKO) sind kein Gesetz. Die Kommission ist gehalten, den aktuellen Stand des Wissens zu berücksichtigen und ihre Entscheidungen sorgfältig abzuwägen. An den Empfehlungen der Kommissionsmitglieder richtet sich die Finanzierung der jeweiligen Impfungen durch die Krankenkassen aus.

Laut Bundesgerichtshof kann nur dann davon abgewichen werden, wenn gewichtige Einwände anerkannter Fachleute vorliegen oder wenn im Einzelfall eine Impfung wegen des Gesundheitszustands des Patienten nicht möglich ist.

GEDÄCHTNISPROTOKOLL

Ein Gedächtnisprotokoll mag sinnvoll sein, um das Aufklärungsgespräch später nachvollziehen zu können.

Hinweis: Impfungen, die nicht von der STIKO empfohlen werden, sind im Zusammenhang mit der erfolgten Zulassung durchaus für bestimmte Impfindikationen einzusetzen. Es liegt in der Verantwortung des Arztes, das zu begründen.

Wenn die individuell gestellte Impfindikation jedoch nicht Bestandteil einer für Deutschland gültigen Zulassung und der Fachinformation des entsprechenden Impfstoffs ist, erfolgt die Anwendung außerhalb der zugelassenen Indikation, so das Robert-Koch-Institut. Das bedingt besondere Aufklärungs- und Dokumentationspflichten für den Arzt und hat im Schadensfall Folgen für Haftung und Entschädigung: Versorgungsansprüche wegen eines Impfschadens werden nur bei den von den Landesgesundheitsbehörden öffentlich empfohlenen Impfungen gewährt (S. 51).

„Masernpartys" rechtlich

Masern sind eine meldepflichtige Krankheit. In der Literatur wird die Ansicht vertreten, dass „Masernpartys" deshalb für Behandler nach §§ 74, 75 IfSG strafbar sein könnten. Nach deutschem Recht erfüllt das vorsätzliche Beibringen von Krankheitserregern – also zum Beispiel von Masernviren im Zusammenhang mit „Masernpartys" – den Tatbestand der gefährlichen Körperverletzung (§ 224 Abs. 1 Nr. 1 2. Alt. StGB) oder der versuchten gefährlichen Körperverletzung. Treten durch Komplikationen bleibende Schäden ein,

---

INFO **Impfen bei Kindern: Ja oder Nein**

Es gibt einige Fälle, bei denen die Impfentscheidung bei Kindern ganz besonders wichtig ist. Hier einige Fakten:

Keine Lebendimpfungen
- bei schwerem Defekt der Immunabwehr
- bei kurz zuvor erfolgter Therapie mit zum Beispiel Bluttransfusion oder Immunglobulinen
- während der Schwangerschaft (siehe Totimpfstoffe und Seite 107 ff)
- bei bekannten ernsten Nebenwirkungen eines Impfstoffs
- bei akuten zu behandelnden Krankheiten mit hohem Fieber.

Ärztliche Klärung:
- vor größeren Operationen
- bei akuter, behandlungsbedürftiger Krankheit ohne Fieber
- bei Allergie oder anderen Nebenwirkungen gegen Impfstoffbestandteil oder eines Arzneimittels
- bei Krebstherapien, die die Immunabwehr schwächen

- bei Ansteckung mit dem Erreger, aber immer impfen bei Tollwut, Tetanus, Hepatitis B, Windpocken, Masern, Mumps und Röteln!
- Impfen mit Totimpfstoffen während der Schwangerschaft

Impfen nicht aufschieben bei
- leichtem Schnupfen oder Durchfall
- eventueller Ansteckung
- Stillen
- Allergien (wie Pollen-, Hausstaub-)
- bei Schwangerschaft der Mutter des zu impfenden Kindes (siehe aber Windpocken, Seite 142)
- Frühgeborenen
- Fieberkrämpfen
- Neugeborenen-Gelbsucht, Ekzemen wie „Milchschorf"
- bakteriellen Hautkrankheiten, örtlicher Kortisonbehandlung
- Therapie mit Antibiotika
- Stoffwechselkrankheiten (!)
- Herzfehlern (!)

Tipp: Nachfragen. Suchen Sie immer den ärztlichen Rat!

handelt es sich um schwere Körperverletzung. Ob eine „Masernparty" auch dann eine Straftat sein kann, wenn die Erziehungsberechtigten mit der Teilnahme des oder der Kinder einverstanden sind, ist bisher unklar.

Auch Mediziner könnten sich eines Verstoßes gegen das Infektionsschutzgesetz schuldig machen: Ärzte, die zum Beispiel öffentlich eine Teilnahme an „Masernpartys" empfehlen, machen sich zumindest nach Ansicht des Ärztlichen Kreis- und Bezirksverbandes (ÄKBV) München unter Umständen strafbar. Nach dem Infektionsschutzgesetz (IfSG) kann die Weiterverbreitung von Krankheitserregern mit einer Freiheitsstrafe von drei Monaten bis zu fünf Jahren bestraft werden. Gegen Ärzte, die die Weiterverbreitung von Masern zulassen, sind im Prinzip berufsrechtliche Schritte möglich.

Vor der Impfung

Ob überhaupt geimpft wird, hängt vom Gesundheitszustand des zu Impfenden ab. Bei chronisch Kranken und Immungeschwächten sind Risiken und Nutzen von Impfungen aus ärztlicher Sicht besonders sorgfältig zu prüfen.

Bei schweren akuten Erkrankungen, bei hohem Fieber, werden Impfungen verschoben; bei leichten Infekten wie Schnupfen oder leichtem Husten ist dies aber meist nicht erforderlich.

Ist eine Operation geplant, sollte zwei Wochen vor dem Termin nicht mit einem Lebendimpfstoff geimpft werden.

Besteht eine schwere Hühnereiweißallergie, kann nur auf bestimmte Impfstoffe zurückgegriffen werden (Seite 165).

Bei einer schon erfolgten Infektion mit dem Tollwuterreger, Hepatitis B oder Tetanus wird sofort geimpft, um Schaden abzuwenden. Bei Tollwut und Tetanus wird selbst bei Verdacht auf eine Infektion sofort geimpft. Auch bei Masern, Mumps, Röteln und Windpocken wird dies empfohlen (Inkubationsimpfung).

In der Schwangerschaft und Stillzeit kann geimpft werden.

Beim Informationsgespräch in der Arztpraxis wird routinemäßig zunächst ein Befund zum Gesundheitszustand, zum Beispiel zum Ausschluss akuter Erkrankungen und zu möglichen Gegenanzeigen, erhoben. Sie können das Beratungsgespräch aktiv nutzen und vor der Impfung einmal zu ganz speziellen Punkten nachfragen, wie

- dem Nutzen der Impfung,
- möglichen unerwünschten Wirkungen durch den Impfstoff,
- zur Notwendigkeit und Dringlichkeit der Impfung,
- zur Art des Impfstoffs und
- möglichen Reaktionen und Nebenwirkungen,
- zu Risiken der Schutzimpfung,
- möglichen schwerwiegenden Komplikationen und Impfschäden,
- Behandlungsmöglichkeiten der Krankheit, gegen die geimpft werden soll
- Verhaltensmaßnahmen im Zusammenhang mit der Impfung,

INFO Impffahrplan – Rat und Tat

Halten Sie die **Impftermine** ein. Sie berücksichtigen die für den Aufbau eines Impfschutzes notwendigen Mindestabstände.

Die Impfungen für Säuglinge und Kinder zur Grundimmunisierung sollten laut Ständiger Impfkommission (STIKO) zum frühestmöglichen Zeitpunkt erfolgen, da in der frühen Kindheit eine besondere Gefährdung gegenüber Infektionen besteht. Diese Impfungen sollten bis zum Alter von 14 bis 23 Monaten abgeschlossen sein.

Kombinationsimpfstoffe verringern die Zahl der erforderlichen Injektionen.

Die Standardimpfungen sollten auch Menschen mit chronischen Krankheiten erhalten; Gegenanzeigen können aber bestehen (siehe ab Seite 126).

Impftermin verpasst?

Die Überprüfung und eventuell notwendige Vervollständigung des Impfschutzes ist in jedem Lebensalter möglich.

Fehlende Impfungen sollten sofort, entsprechend den Empfehlungen für das jeweilige Alter, nachgeholt werden.

Unabhängig von den angegebenen Impfterminen sollten, wann immer eine Arztkonsultation erfolgt, die Impfdokumentation überprüft und fehlende Impfungen nachgeholt werden.

Zu zeitlichen Mindestabständen zwischen zwei Impfungen und zur Möglichkeit der gleichzeitigen Gabe von Impfstoffen an einem Tag sind die Fachinformationen des jeweiligen Impfstoffs zu beachten.

Für einen langanhaltenden Impfschutz ist es von besonderer Bedeutung, dass bei der Grundimmunisierung der empfohlene Mindestabstand zwischen vorletzter und letzter Impfung (meist sind das sechs Monate) nicht unterschritten wird.

Wenn Impfungen zum Beispiel mit der Zweit- oder Auffrischimpfung nicht zeitgerecht fortgesetzt werden und durch Impflücken entsteht ein unzureichender Impfschutz.

Spätestens bis zum vollendeten 18. Lebensjahr sollten bei Jugendlichen versäumte Impfungen nachgeholt werden. Der Grundsatz, versäumte Impfungen so bald wie möglich nachzuholen, gilt auch für Zwei- bis Vierjährige. Ausnahmen sind die Pneumokokken-Konjugatimpfung nach dem 2. Lebensjahr und die Hib-Impfung nach dem 5. Lebensjahr (siehe Seiten 129 ff).

- Aufklärung über Beginn und Dauer des Impfschutzes und
- Auffrischimpfungen.

Die Impfung wird im Impfausweis dokumentiert und eine Impfbescheinigung ausgestellt.

INFORMATIONSBLÄTTER FÜR DIE BERATUNG

Nutzen Sie angebotene Informationsblätter. Sie sollen allerdings ein ärztliches Informationsgespräch nicht ersetzen, sondern ergänzen. Prüfen Sie, von wem die Informationen angeboten werden, und fragen Sie nach der Interessenslage. Zur Unterstützung der Beratung wurde der STIKO-Impfkalender sowie die Einwilligungserklärung in die Masern-, Mumps-, Röteln- und Windpocken(Varizellen)-Impfung in 15 Sprachen von Albanisch über Englisch, Spanisch bis Vietnamesisch übersetzt (Suche: „Übersetzung Impfkalender"). Englischsprachige Informationen finden Sie direkt unter www.stiko.de/en.

INFO Impfkalender der Stiftung Warentest für Kinder

Der Impfkalender der Stiftung Warentest zeigt im Gegensatz zum offiziellen der Ständigen Impfkommission beim Robert-Koch-Institut und den üblichen Impfkalendern, die Eltern in der Arztpraxis finden, drei **Abweichungen**:
Rotaviren: Eine Rotavirenimpfung wird derzeit offiziell nicht als Standardimpfung empfohlen. Die Stiftung Warentest hält sie für alle gesunden Säuglinge für sinnvoll.
Meningokokken: Empfohlen wird von der STIKO wie von der Stiftung Warentest eine Impfung im Kleinkindalter. Die Stiftung Warentest spricht sich zusätzlich für eine zweite Impfung zwischen dem 11. und dem 15. Geburtstag aus.
Windpocken: Die Impfung wird allen gesunden Kindern ab einem Alter von 11 Monaten als Standardimpfung emp-

fohlen. Davon rät die Stiftung Warentest ab. Die Ablehnung hatte zwei Gründe: Der Impfschutz hält wohl nicht unbegrenzt an und es kann zu einer Verschiebung der Erkrankung ins Erwachsenenalter kommen. Dann ist der Verlauf der Krankheit schwerer und die Häufigkeit und Schwere von Gürtelrosen könnte zunehmen. Zudem könnten sich die Häufigkeit und Schwere von Gürtelrosen erhöhen, wenn Erwachsene aufgrund hoher Impfraten selten mit erkrankten Kindern in Kontakt kommen – die verstärkte Antikörperproduktion durch wiederholten Kontakt mit dem Antigen würde entfallen (Booster-Effekt). Sollten Kinder dennoch geimpft werden, dann mit einem Einzelimpfstoff (wegen des erhöhten Risikos für Fieberkrämpfe beim Kombiimpfstoff).

		Alter in Monaten					Alter in Jahren	
		2	3	4	11 bis 14	15 bis 23	5 bis 6	9 bis 17
Kombi-Impfung möglich	Wundstarrkrampf (Tetanus)	✓	✓	✓	✓		A	A
	Diphtherie	✓	✓	✓	✓		A	A
	Keuchhusten (Pertussis)	✓	✓	✓	✓		A	A
	Haemophilus influenzae B (Hib)	✓	✓	✓	✓			
	Kinderlähmung (Polio)	✓	✓	✓	✓			A
	Hepatitis B	✓	✓	✓	✓			G
	Pneumokokken	✓	✓	✓	✓			
	Rotaviren	✓	✓	✓[1]				
	Meningokokken					✓		✓
Kombi-Impfung möglich	Masern				✓	✓		
	Mumps				✓	✓		
	Röteln				✓	✓		
	Humane Papillomaviren (HPV) für Mädchen							✓[2]
	Windpocken (Varizellen)	Nicht generell für alle Kinder.						

A = Auffrischimpfung. **G** = Grundimmunisierung für bisher nicht Geimpfte.
1) Je nach Impfstoff zwei oder drei Impfungen im Abstand von je vier Wochen. Erste Impfung nach der sechsten Lebenswoche.
2) Impfung in drei Dosen im Alter zwischen 12 und 17 Jahren.

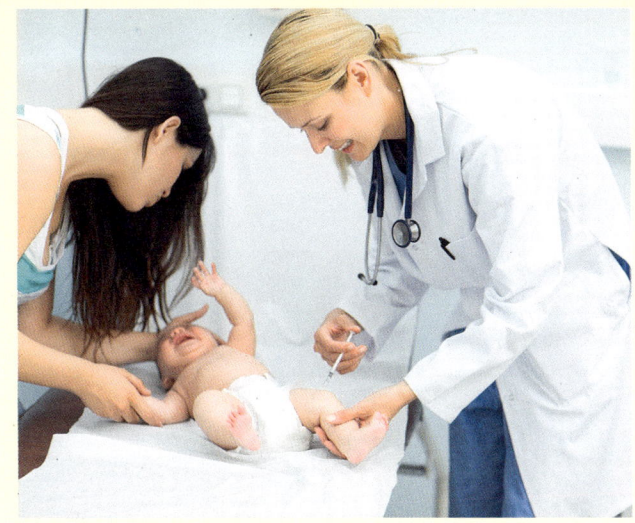

Impfungen zur Grundim-
munisierung beginnen
beim Säugling schon mit
Abschluss des zweiten Le-
bensmonats.

Nach der Impfung

Nach der Impfung nennen Sie den Impfenden alle Impfreaktionen wie Fieber,
Gangunsicherheit, Hautausschlag oder
andere besondere Beobachtungen oder
Vorkommnisse (siehe auch Seite 45). Informieren Sie zudem über Erkrankungen,
die im Zusammenhang mit der Impfung
stehen könnten oder aufgetreten sind.

Nach dem Infektionsschutzgesetz ist
der Verdacht einer über das übliche Maß
einer Impfreaktion hinausgehenden gesundheitlichen Schädigung namentlich
meldepflichtig. Die Meldepflicht erfolgt
von den Behandelnden an das zuständige
Gesundheitsamt, dieses meldet anonym

an die Landesbehörden und diese an die
Bundesbehörden weiter. Sie können inzwischen solche Vorkommnisse auch
selbst online beim Paul-Ehrlich-Institut
melden (S. 45). Das PEI unterhält zudem
eine Datenbank, die sowohl Verdachtsmeldungen als auch bestätigte Fälle von
Nebenwirkungen im Zusammenhang mit
Impfungen umfasst. Zur Einordnung siehe
auch Kategorien von Impfschäden auf Seite 56 und Nebenwirkungen ab Seite 58f.

RICHTIG FRAGEN
Fragen, die Sie vor einer Entscheidung in der ärztlichen Praxis stellen können, finden Sie auf der Umschlagklappe.

STIKO-EMPFEHLUNGEN

Die Ständige Impfkommission (STIKO)
empfiehlt im Zusammenhang mit Impfungen grundsätzlich Folgendes:

- Die Impfungen sollten zum frühestmöglichen Zeitpunkt erfolgen.
- Um die Zahl der Injektionen möglichst
gering zu halten, sollten vorzugsweise

Kombinationsimpfstoffe verwendet
werden (weniger Piekse).
- Die Überprüfung und gegebenenfalls
Vervollständigung des Impfstatus ist in
jedem Lebensalter sinnvoll.
- Fehlende Impfungen sollten sofort, entsprechend den Empfehlungen für das
jeweilige Alter, nachgeholt werden.

- Zu den zeitlichen Mindestabständen zwischen zwei Impfungen sowie zur Möglichkeit der zeitnahen und der gleichzeitigen Gabe von Impfstoffen am gleichen Tag sind vom Arzt die Fachinformationen des jeweiligen Impfstoffes zu beachten.

Weitere Empfehlungen und Begründungen

Für einen lang dauernden Impfschutz ist es von besonderer Bedeutung, dass bei der Grundimmunisierung der empfohlene Mindestabstand zwischen vorletzter und letzter Impfung (in der Regel sechs Monate) nicht unterschritten wird. Die angegebenen Impftermine berücksichtigen die für den Aufbau eines Impfschutzes notwendigen Mindestabstände zwischen den Impfungen.

Die Früherkennungsuntersuchungen für Säuglinge und Kinder, die Schuleingangsuntersuchung, die Schuluntersuchungen, die Jugendgesundheitsuntersuchungen sowie die Untersuchungen nach dem Jugendarbeitsschutzgesetz sollen für die gesundheitliche Vorsorge durch Impfen genutzt werden. Die im Impfkalender empfohlenen Standardimpfungen sollten auch alle Personen mit chronischen Krankheiten erhalten, sofern keine spezifischen Kontraindikationen vorliegen.

Die für Säuglinge empfohlenen Impfungen sollten Sie möglichst frühzeitig durchführen und spätestens bis zum Alter von 14 bis 23 Monaten die Grundimmunisierungen vollenden – dies wegen der besonderen Infektionsgefährdung in der frühen Kindheit. Die Erfahrung zeigt, dass die Impfungen, die später als empfohlen begonnen wurden, häufig nicht zeitgerecht fortgesetzt werden. Bis Impflücken festgestellt oder zum Beispiel bei der Schuleingangsuntersuchung geschlossen werden, verfügen unzureichend geimpfte Kinder nur über einen mangelhaften Impfschutz.

Noch vor dem Eintritt in eine Gemeinschaftseinrichtung, spätestens aber vor dem Schuleintritt, ist für einen dem Alter entsprechenden vollständigen Impfschutz Sorge zu tragen.

Spätestens bis zum vollendeten 18. Lebensjahr (d. h. bis zum Tag vor dem 18. Geburtstag) sind bei Jugendlichen versäumte Impfungen nachzuholen.

Grundimmunisierung und Auffrischung

Die Impfkalender von Robert-Koch-Institut und Ständiger Impfkommission (STIKO) für Säuglinge und Kleinkinder und für Kinder, Jugendliche und Erwachsene empfehlen Impfungen zum Schutz vor

- Tetanus (T),
- Diphtherie (D/d),
- Pertussis (aP/ap),
- Haemophilus influenzae Typ b (Hib),
- Poliomyelitis (IPV),
- Hepatitis B (HB),
- Pneumokokken,
- Meningokokken (fehlende Impfung bis zum 18. Geburtstag nachholen),
- Masern, Mumps, Röteln (MMR),

- Windpocken (Varizellen) sowie gegen
- humane Papillomaviren (HPV),
- Influenza, die Grippe.

Der Zeitpunkt der empfohlenen Impfungen wird in Monaten und in Jahren angegeben.

Allerdings gibt es zu diesem Impfkalender gut begründete Expertenmeinungen, die in Einzelheiten von den STIKO-Empfehlungen abweichen, siehe Impfkalender der Stiftung Warentest auf Seite 92.

NEUE EMPFEHLUNG BEI WINDPOCKEN

Die Impfung gegen Windpocken (Varizellen) wird im Gegensatz zum Robert-Koch-Institut von der Stiftung Warentest nicht empfohlen (S. 92).

Neu ist bei den Empfehlungen des Robert-Koch-Instituts, dass für die erste Impfung gegen Windpocken (Varizellen) und Masern, Mumps, Röteln die gleichzeitige Gabe von Varizellen-Impfstoff und Masern-Mumps-Röteln(MMR)-Impfstoff an verschiedenen Körperstellen empfohlen wird, weil bei der Erstimpfung mit einem Kombinationsimpfstoff (MMRV) das Risiko von Fieberkrämpfen fünf bis zwölf Tage nach der Gabe des kombinierten MMRV-Impfstoffs im Vergleich zur simultanen Impfung mit Varizellen- und MMR-Impfstoff leicht erhöht ist.

Die 2. Impfung gegen Varizellen sollte dann im Alter von 15 bis 23 Monaten erfolgen und kann mit einem MMRV-Kombinationsimpfstoff durchgeführt werden.

Bei allen nicht geimpften Kindern und Jugendlichen, die noch keine Windpocken hatten, sollte die Impfung ebenfalls mit zwei Dosen nachgeholt werden. Der Mindestabstand zwischen zwei Dosen Varizellen- bzw. Varizellen- und MMRV-Impfstoff beträgt vier bis sechs Wochen (je nach Hersteller). Bei Kindern und Jugendlichen, die bisher nur eine Varizellen-Impfung erhalten haben, soll eine zweite Impfung erfolgen.

Der Aufbau eines vollständigen Impfschutzes bei Säuglingen und Kleinkindern soll mit dem Ende des zweiten Lebensmonats beginnen und zum Ende des 14. Lebensmonats abgeschlossen sein, weil nur so Eltern sicher sein können, dass ihr Kind in der empfindlichen Säuglings- und Kleinkindphase ausreichend geschützt ist. Eine Impfung gegen Masern, Mumps und Röteln (MMR, siehe auch Seite 135) kann diesen Infektionskrankheiten unter Umständen für den Rest des Lebens vorbeugen. Säuglinge erhalten diese als zweifache Impfung zwischen dem elften und 14. Lebensmonat und zwischen dem 21. und dem 24. Lebensmonat (siehe auch Impfkalender Stiftung Warentest Seite 92).

Unter anderem bei der Tetanusimpfung und der Impfung gegen Diphtherie muss die Impfung im Vorschul- und im Jugendalter und auch noch bei Erwachsenen aufgefrischt werden. Bei der Impfung gegen Tetanus zum Beispiel ist eine Auffrischung etwa alle zehn Jahre empfohlen (siehe Impfungen für Erwachsene ab Seite 100).

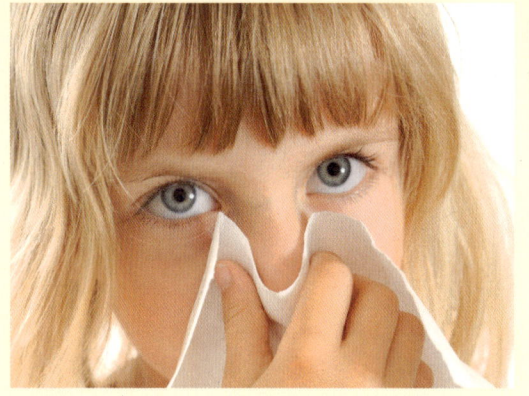
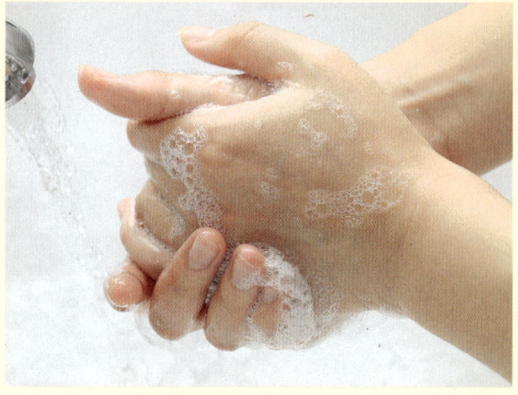

Bestimmte Hygieneregeln können dazu beitragen, Infektionen zu verhindern: Häufiges Hände-waschen und zum Beispiel Schutz beim Niesen und Husten in die Armbeuge.

❗ IMPFSTATUS UNGEKLÄRT?

Gegebenenfalls kann mit einer Blut-untersuchung festgestellt werden, ob eine Auffrischungsimpfung notwendig ist. Fra-gen Sie nach: Die Kosten für einen Blut-test, zum Beispiel auch, wenn der Impf-pass verloren ging, werden in der Regel von der Kasse nicht übernommen.

Impfvarianten

Neben dem hauptsächlich empfohlenen Impfplan gibt es bei der Grundimmunisie-rung bzw. bei Kindern alternative Impfstra-tegien, so bei der Masern-Mumps-Röteln-Impfung (MMR), bei Pneumokokken und Meningokokken, HPV, Windpocken oder Diphtherie.

Bei Masern zum Beispiel die Impfung spätestens vor Geburt eines Geschwister-kindes oder vor Eintritt in eine Gemein-schaftseinrichtung, bei Mumps die Imp-fung von Jungen spätestens vor der Pu-bertät und bei Röteln die Impfung von Mädchen spätestens vor der Geschlechts-reife. Die Impftabellen ab Seite 126 geben darüber detailliert Auskunft.

3 + 1 ODER 2 + 1: Ärzte befürworten zum Teil eine Grundimmunisierung von 3 Mehrfachimpfungen anstelle von 4 Imp-fungen, wie sie bereits zum Beispiel in Ös-terreich, Italien oder vielen skandinavi-schen Ländern erfolgt. Dort wird erst nach 3 Monaten begonnen, die Fünf- oder Sechsfachimpfung zu geben. Dadurch ist, wie Studien zeigen, mit drei Impfungen statt vier die Grundimmunisierung voll-ständig abgeschlossen. Dieses Impfsche-ma ist in Deutschland zugelassen, wenn-gleich die STIKO bisher bei der Empfeh-lung für das 3+1-Schema bleibt. Viele Länder haben ihr Impfschema von vier auf drei Impfungen für die Grundimmunisie-rung umgestellt. Das ist für jedes Baby ein Pieks weniger und spart auch Kosten.

Viele Kinder- und Jugendärzte zeigten Sympathie für das 2+1-Schema und bie-ten es nach entsprechender Aufklärung Eltern an. Studien zeigen für den Sechs-fach-Impfstoff und das reduzierte Schema (2 Grundimmunisierungen im 3. und 5. Lebensmonat, 1 Auffrischimmunisierung mit 12 Monaten) vergleichbar gute Ergeb-nisse wie drei Grundimmunisierungen im 1. und eine Auffrischungsimpfung im 2. Lebensjahr.

Beim deutschen 3+1-Schema für die Diphtherie-, Tetanus-, Keuchhusten-, Hib-Impfung, wie von der STIKO empfohlen und zum Beispiel auch in den USA und zahlreichen anderen Ländern praktiziert,

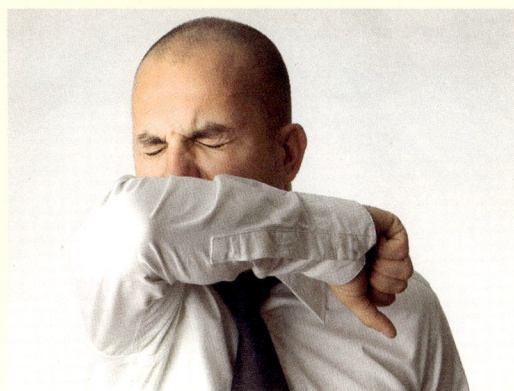

sind nach der 3. Dosis die Antikörperzahlen etwas höher. Ob das einen messbaren Wirksamkeitsunterschied bedeutet, ist zurzeit nicht zu sagen.

Für Österreich werden zum Beispiel je nach Alter des Impflings zwei Impfschemata angeboten: Eine erste Impfung im 2. Lebensjahr und eine Auffrischungsimpfung im Vorschulalter oder für Heranwachsende.

Polio: Die Grundimmunisierung beginnt entsprechend dem Impfkalender für Säuglinge, Kinder und Jugendliche im 3. Lebensmonat und umfasst in der Regel bei der Verwendung von Kombinationsimpfstoffen mit Keuchhusten(Pertussis)-Komponente drei Dosen im 1. Lebensjahr und eine weitere Dosis zu Beginn des 2. Lebensjahres. Sofern kein Kombinationsimpfstoff verwendet wird, werden je nach

INFO Darf nicht fehlen: Hygiene

Der Mensch spielt die wichtigste Rolle bei der Übertragung von Krankheitserregern. Entweder im direkten Kontakt von Mensch zu Mensch, aber auch über die Lebensmittel oder Gegenstände, die er anfasst. Viren und andere Krankheitserreger verharren dort längere Zeit, bis sie einen „Abnehmer" finden. Grippeviren zum Beispiel überleben außerhalb des Körpers bis zu zwei Tage.

Viren und Bakterien werden meist per Handschlag verbreitet, häufig auch durch Tröpfcheninfektion durch ungeschütztes Niesen und Husten. Es gilt hier vorzusorgen, mit einfachen Mitteln – vor allem durch häufiges Händewaschen. Impfen ist nicht alles. Krankheitserreger können an den Händen haften und von dort zum Beispiel auf Türklinken übertragen werden. Wer sie anfasst, kann sich anstecken, wenn Keime über die Schleimhaute, etwa der Augen, in den Körper gelangen.

Durch einfache **Hygieneregeln** wird das Risiko, sich selbst oder andere anzustecken, deutlich verringert. Dabei helfen vor allem

- häufiges Händewaschen,
- Verzicht auf Händeschütteln und Umarmungen,
- Niesen und Husten in die Armbeuge oder gegen den Ärmel,
- regelmäßiges Lüften geschlossener Räume,
- Abstand halten zu deutlich erkennbar Erkrankten.

INFO Sonderfall Tuberkulose

Neben Impfungen zum generellen Infektionsschutz gibt es auch solche, die bestimmte, besonders schwere Erkrankungsverläufe verhindern sollen – zum Beispiel gegen Tuberkulose die BCG-Impfung (Bacillus Calmette-Guérin). Bis Ende der neunziger Jahre wurde sie bei Säuglingen standardmäßig durchführt, seit 1998 aber wegen der vergleichsweise geringen Erkrankungswahrscheinlichkeit als Regelimpfung aufgegeben. Die Impfung schützte die Kinder allerdings nicht vor einer Tuberkuloseinfektion, sondern vor ihren schlimmsten Komplikationen mit einem Tb-Befall des gesamten Körpers und Gehirns. In Metaanalysen schützte die Tuberkuloseimpfung nur in etwa 50 von 100 Fällen vor entsprechenden Lungenerkrankungen. Es kann unter Umständen zu einer BCGiose kommen. In erster Linie verwischt die BCG-Impfung den Tuberkulin-Test, d. h. den Test, ob jemand infiziert ist. Die BCG-Impfung ist heute mit ca. 4 Milliarden verabreichten Impfungen weltweit die am häufigsten gegebene Impfung überhaupt.

Die WHO hat vorgeschlagen, dort, wo das Infektionsrisiko für Tuberkulose unter 0,1 Prozent liegt, keine generelle Impfung durchzuführen. Ein Impfstoff ist für diese Indikation in Deutschland nicht mehr zugelassen. Wenn notwendig, wird der Impfstoff importiert.

International wird die Situation vor dem jeweiligen Hintergrund der Risiken, an Tuberkulose zu erkranken, anders bewertet.

Der Schwerpunkt der Tuberkulose-Krankheit, an der bei jährlich knapp neun Millionen neuen Fällen pro Jahr etwa 1,5 Millionen Menschen sterben, liegt zurzeit in Asien und Afrika. Tuberkulose tritt häufig auch im Zusammenhang mit HIV/Aids auf.

BCG schützt nicht gegen die Erwachsenen-Tb, aber gegen schwere Tb-Verläufe bei Kleinkindern. Da die Tb häufig multiresistent auftritt (oft nicht mehr behandelbar), gewinnt die BCG-Impfung wieder an Bedeutung. Vor dem Hintergrund eines tendenziell etwas nachlassenden Impfschutzes in der Bevölkerung und insbesondere bei Kindern sowie bei zunehmenden Antibiotika-Resistenzen der Tuberkelerreger warnt das RKI: Tuberkulose ist weltweit zwar rückläufig, aber hierzulande wird die Frage gestellt, ob sich bei der Entwicklung der Tuberkulose eventuell eine Trendwende anbahnt. Jahrelang gab es einen Rückgang der Neuerkrankungen in Deutschland, dann folgte ein Stillstand, jetzt bei Kindern und Jugendlichen wieder ein leichter Zuwachs (2008 noch 124, 2009 dann 142, 2010 insgesamt 158 Fälle). Die Tendenz zur Zunahme gibt es auch anderswo: In

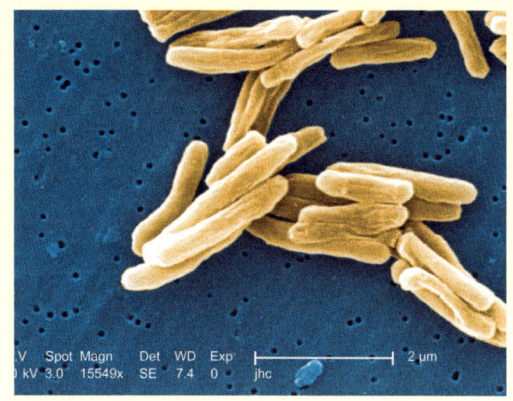

Der Erreger der Tuberkulose, Myco-
bacterium tuberculosis, stäbchenförmi-
ge Bakterien, die weltweit verbreitet
sind.

Impfstoff zwei oder drei Impfungen im
1. und 2. Lebensjahr durchgeführt. Für
Kinder und Jugendliche im Alter von 9–17
Jahren wird eine Auffrischimpfung mit einem IPV-haltigen Impfstoff empfohlen.
Eine mit Schluckimpfung (OPV = orale Polio-Vakzine) begonnene Grundimmunisierung wird mit IPV komplettiert. Eine spätere Auffrischimpfung – früher nach 10
Jahren – ist nicht mehr nötig.

Kosten und Nutzen

Schutzimpfungen bewirken einen individuellen und einen kollektiven Schutz und
Sie tragen zur Kostensenkung bei – auch
wenn dann und wann – wie beim Impfstoff gegen die Schweinegrippe, Millionen
von Euro fehlinvestiert wurden, nach Lage
der Dinge werden mussten. Ein Vergleich
der Kosteneffektivität von 500 lebensret-
tenden Maßnahmen in den USA zeigte,

Großbritannien sind zum Beispiel die
Tuberkulosezahlen zuletzt deutlich angestiegen. Entscheidend ist die rasche
Unterbrechung von Infektionsketten.
Eine erfolgreiche Behandlung der Tuberkulose erfolgt mit der Kombination
von mehreren Medikamenten. Sie dauert in der Regel sechs oder mehr Monate. Das Robert-Koch-Institut hat zur
Tuberkulose zwei Themenhefte (Epide-
miologisches Bulletin, Ausgabe 11 und
12/2012) herausgebracht, abrufbar unter www.rki.de/tuberkulose.

Kinder häufiger betroffen

Während 90 von 100 Erwachsenen, die
sich mit dem Tuberkuloseerreger infizieren, niemals an Tuberkulose erkranken, liegt das Erkrankungsrisiko bei
Kindern bei bis zu 40 von 100. Zusätzli-

che Risiken entstehen in einem solchen
Fall durch eventuelle Antibiotika-Resistenzen und die daraus folgende Notwendigkeit einer konsequenten, lang-
wierigen Therapie.
Eine Impfung wird derzeit nicht empfohlen, aber bei anhaltendem starkem
Husten, zum Beispiel über drei Wochen, sollte dies ärztlich abgeklärt werden. Da die Impfung nicht empfohlen
wird, besteht in der Mehrzahl der Bundesländer kein Versorgungsanspruch,
wenn nach dem Impfen ein Impfscha-
den auftreten sollte.
Das Deutsche Zentralkomitee zur Be-
kämpfung der Tuberkulose (DZK) hat
Empfehlungen zur Tuberkulosetherapie
im Internet bereitgestellt:www.pneu
mologie.de/dzk/empfehlungen.html.

Auch Erwachsene sollten sich impfen lassen. Der Impfpass wird aktualisiert oder neu angelegt. Es ist nie zu spät. Oftmals fehlen Auffrischungsimpfungen, häufig zum Beispiel gegen Wundstarrkrampf (Tetanus).

dass Impfungen im Kindesalter weniger als einen US-Dollar pro gerettetem Lebensjahr kosten. Auch für Deutschland gibt es einige (zum Teil ältere) Daten, deren Trend weiter gilt: In den alten Bundesländern wurden nach Einführung der Schluckimpfung laut der Gesundheitsberichterstattung des Bundes 90 DM an Krankenhaus-, Rehabilitations- und Wiedereingliederungskosten für jede Mark eingespart, die für Impfungen ausgegeben wurde. Allein durch die Keuchhustenimpfung werden im Jahr viele Millionen Euro an Krankenhauskosten eingespart. Die Impfkosten selbst spielen bei der gesetzlichen Krankenkasse im Rahmen der Gesamtausgaben für Arzneimittel dagegen nur eine untergeordnete Rolle.

HPV-Impfung – gut überlegt

Bevor eine Impfung gegen humane Papillomviren (HPV) bei 12–17-jährigen Mädchen durchgeführt wird, sollte über den Nutzen, über die (unklare) Dauer des Impfschutzes und über mögliche Risiken aufgeklärt werden. Wichtig ist es, sich klar zu machen, dass die Impfung nur bei einer eingeschränkten Zahl von Virentypen wirksam ist, derzeit – je nach Impfstoff – bei Infektionen durch die HPV-Typen 6, 11 16 und 18. Infektionen am Gebärmutterhals als Vorstufen des Gebärmutterhalskrebs (Präkanzerosen) können aber durch mehr als zehn verschiedene HPV-Typen ausgelöst werden. Pilleneinnahme oder Rauchen können eine HPV-Infektion begünstigen oder den Verlauf ungünstig be-

einflussen. Kondomnutzung kann die Infektionsraten zwar reduzieren, aber nicht ganz verhindern. Untersuchungen bei jungen Mädchen in Australien konnten zwar zeigen, dass höhergradige Zellveränderungen nach der Impfung bei Mädchen bis 17 Jahren zurückgingen, aber bei den 18- bis 20-jährigen Frauen kein Rückgang zu verzeichnen war. Die Impfung kann etwa 99 von 100 der durch HPV 16 und 18 ausgelösten höhergradigen Gebärmutterhalskrebsvorstufen verhindern bei Mädchen und Frauen, die noch nie Kontakt mit den Viren hatten. Die Rate der Präkanzerosen, die durch alle HP-Viren hervorgerufen werden, liegt bei jenen ohne früheren HPV-Kontakt zwischen 45 bis 93 Prozent. Berücksichtigt man Frauen mit und ohne HPV-Kontakt sowie Infektionen durch alle HP-Viren, können Präkanzerosen nur mit einer Sicherheit von 19 bis 46 Prozent verhindert werden. Daher sollte man die Früherkennungsprogramme trotz der Impfung konsequent wahrnehmen (9 von 100 000 Frauen bekommen Gebärmutterhalskrebs). Diese Notwendigkeit ergibt sich bereits aus der Tatsache, dass sich die Impfung nicht auf alle Virentypen bezieht, die eine Infektion auslösen können. Die Anwendung des Impfstoffes Gardasil® bei 24- bis 45-jährigen Frauen zeigte, das höhergradige Zellveränderungen am Gebärmutterhals nicht besser verhindert werden konnten als nach einer Plazeboimpfung. Insgesamt besteht weiter Forschungsbedarf, um den Nutzen der HPV-Impfung auf Dauer mit ausreichender Sicherheit bestimmen zu können.

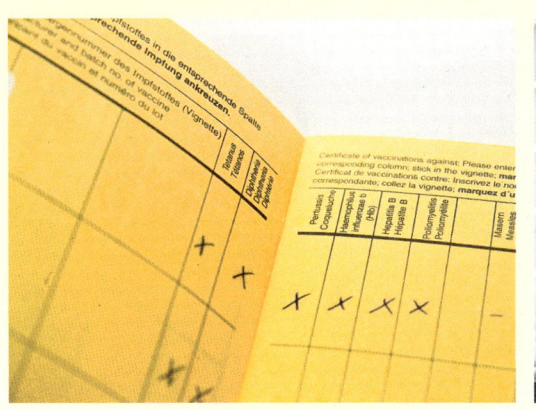
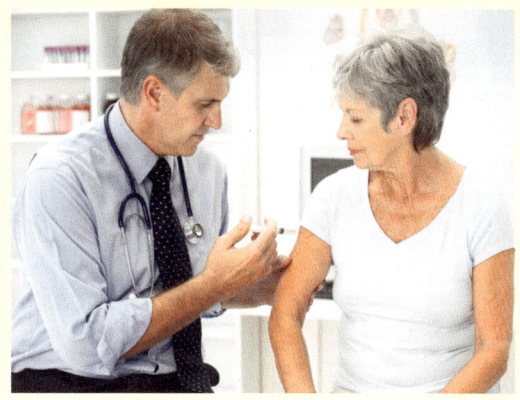

IMPFUNGEN FÜR ERWACHSENE

Impfschutz ist nicht nur für Kinder wichtig. Auch Erwachsene haben häufig Impflücken und (Nachhol-)Bedarf beim Infektionsschutz. Erwachsene können ebenfalls dazu beitragen, dass Krankheitserreger wie Masern, Mumps und Röteln ausgerottet werden. Was tun, wenn der Impfpass nicht zu finden und unklar ist, wann wie oft was geimpft wurde, oder ob überhaupt geimpft worden ist? Ganz einfach: Beraten lassen und anfangen. Es ist nie zu spät.

Angebote von Fall zu Fall

Für Erwachsene kommen, inklusive Nachholimpfungen, 16 Impfungen infrage. Die meisten werden vor allem für bestimmte Personengruppen empfohlen (Seite 102). Insbesondere zehn Impfungen stehen generell im Blickpunkt, etliche werden als Kombinationsimpfung angeboten (siehe Impfkalender für Erwachsene Seite 104).

▪ TIPP – ARZTBESUCH NUTZEN

Sprechen Sie das Thema Impfen und Impfpass bei Ihrem Hausarzt aktiv an – bei ihm oder ihr selbst geschieht es nämlich, wie Untersuchungen und Stichproben zeigen, wohl eher selten. Nutzen Sie Ihren nächsten Besuch beim Hausarzt, Ihren Impfschutz zu überprüfen und eventuell die Vervollständigung des Impfschutzes einzuleiten. Nach Möglichkeit den Impfpass mitnehmen, und lassen Sie sich einen Impfplan erstellen.

Wichtig sind bei Erwachsenen auch, wie zuvor schon bei Jugendlichen beschrieben, die Auffrischimpfungen zur Verbesserung und Sicherung des Impfschutzes vor Infektionen.

Typische Impflücken gibt es bei Erwachsenen häufig beim Schutz vor Diphtherie oder Wundstarrkrampf (Tetanus). Fast jeder fünfte Erwachsene ist nicht ausreichend gegen Tetanus geschützt. Als Notfallmedikament werden bei Tetanus Antibiotika nicht hinreichend wirken. Der hochgefährliche Erreger des Wundstarrkrampfs kann uns schon bei kleineren Verletzungen im Alltagsgeschehen infizieren, zum Beispiel beim Heimwerken oder im Berufsalltag durch Verletzungen durch rostige Nägel oder Holzsplitter.

Die Infektionsgefahr bei Diphtherie ist zurzeit gering, doch sie könnte immer wieder eingeschleppt werden, wie vor einigen Jahren vor allem aus Osteuropa.

Neben Diphtherie und Tetanus ist auch die Impfung gegen Keuchhusten für jeden Erwachsenen sinnvoll. Es wird empfohlen, mit der nächsten fälligen Impfung gegen

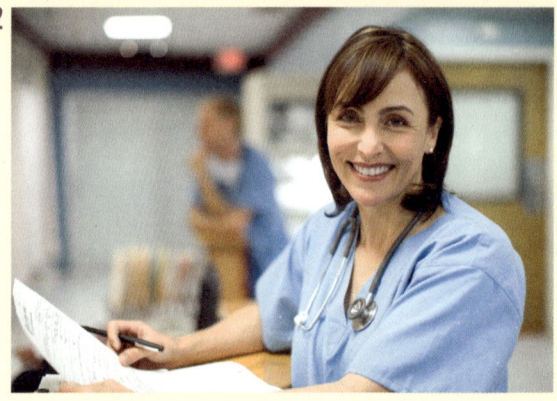

Fragen zum Impfen am besten in der ärztlichen Praxis ansprechen.

Diphtherie und Tetanus auch eine Keuchhustenimpfung in Anspruch zu nehmen, in diesem Fall per Kombinationsimpfstoff. Auch Eltern oder Großeltern können Säuglinge mit Keuchhusten anstecken mit dem Risiko schwerer Komplikationen bis hin zum Atemstillstand. Säuglinge können erst mit zwei Monaten gegen Keuchhusten (Pertussis) geimpft werden.

Zu einem ausreichenden Impfschutz für Erwachsene gehört eine vollständige Grundimmunisierung:

- Im Idealfall sollte jeder Erwachsene in seinem Leben mindestens viermal gegen Diphtherie, Tetanus und Poliomyelitis geimpft worden sein. Fehlende Impfungen sind nachzuholen, empfiehlt die STIKO.
- Der Impfschutz gegen Diphtherie und Tetanus muss alle zehn Jahre aufgefrischt werden.
- Auch Erwachsene können von „Kinderlähmung" betroffen sein. Wer im Säuglings- und Kleinkindalter eine vollständige Grundimmunisierung sowie im Jugendalter oder später mindestens eine Auffrischimpfung erhalten hat oder als Erwachsener nach Angaben des Herstellers grundimmunisiert wurde und eine Auffrischimpfung erhalten hat, gilt – so das Robert-Koch-Institut – als vollständig immunisiert. Ungeimpfte erhalten inaktivierten Polio-

impfstoff (IPV). Ausstehende Impfungen der Grundimmunisierung werden nachgeholt Eine routinemäßige Auffrischung wird nach dem vollendeten 18. Lebensjahr nicht empfohlen.

- Eine Auffrischung durch IPV soll erfolgen, falls die letzte Impfung länger als zehn Jahre zurückliegt, ggf. Grundimmunisierung oder Ergänzung fehlender Impfungen bei fehlender oder unvollständiger Grundimmunisierung, Fehlen einer einmaligen Auffrischimpfung und bei möglichen Kontakten mit Risikopersonen oder in Risikogebieten sowie bei einer Polioerkrankung.

Empfehlungen zu Masern

Neu in den STIKO-Empfehlungen war im Jahr 2010 die Impfung gegen Masern für alle Erwachsenen, die nach 1970 geboren sind und noch keinen ausreichenden Impfschutz dagegen haben – also jene, die noch nicht oder nur einmal geimpft wurden. Die Impfung erfolgt mit einem Dreifachimpfstoff gegen Masern, Mumps und Röteln (MMR-Impfstoff), mit dem auch Kinder geimpft werden.

Die terminliche Einschränkung kann allerdings unseres Erachtens flexibel gehandhabt werden und gilt auch für Ältere. Die allgemeine Impfempfehlung richtet

Für Erwachsene werden in Deutschland Impfungen empfohlen gegen **Diphtherie**; alle zehn Jahre auffrischen. Oder Grundimmunisierung mit drei Dosen nachholen.

Tetanus (Wundstarrkrampf); alle zehn Jahre auffrischen. Oder Grundimmunisierung mit drei Dosen nachholen.

Poliomyelitis (Kinderlähmung). Bei fehlendem oder unvollständigem Impfschutz aus der Kindheit.

Keuchhusten (Pertussis). Einmalig für jeden Erwachsenen.

Masern, Mumps und **Röteln** offiziell für alle nach dem Jahr 1970 Geborenen mit unklarem Impfstatus, aber auch früher, wenn die jeweilige Krankheit in der Kindheit nicht durchgemacht und somit eine Immunität erreicht wurde. Oder bei unvollständigem Impfschutz in der Kindheit wie nur einer Impfung. Der Verlauf der Mumpskrankheit kann bei Erwachsenen schwerer sein. Bei Menschen, die in Gesundheitsdienstberufen in der unmittelbaren Patientenversorgung, in Gemeinschaftseinrichtungen oder Ausbildungseinrichtungen für junge Erwachsene tätig sind. Frauen im gebärfähigen Alter müssen zweimal gegen Röteln geimpft sein. Das kann komplett nachgeholt oder vervollständigt werden.

Eine Impfung zu viel schadet nach bisherigem Wissen nicht, eine zu wenig steigert das Infektionsrisiko. Im Zweifelsfall und um eventuell starke Schwellungen bei Diphtherie- und Tetanus-Impfungen zu vermeiden können zur Absicherung erst einmal die Antikörper im Blut bestimmt werden.

FSME: Angezeigte Impfung in den meist südlichen Bundesländern; Risikogebiete siehe Seite 121.

Wenig sinnvolle Impfungen (siehe Tabellen mit Bewertung ab Seite 126):
■ Bei Älteren wegen nicht gut belegter oder mit dem Alter zunehmend abnehmender Wirksamkeit (S. 147) die Grippeimpfung (Influenza) für alle Menschen ab 60 Jahren. Ein relativer Schutz im Individualfall ist natürlich gegeben und eine persönlich wichtige Impfentscheidung, so bei Vorschädigungen und geschwächter Immunabwehr.
■ die Impfung gegen Pneumokokkeninfektion – Seite 152 und
■ die Impfung gegen **Gürtelrose** (Zoster) – Seite 149.

Fragen Sie Ihre Krankenkasse, ob und ggf. welche Impfkosten für Erwachsene (uneingeschränkt) übernommen werden.

---

sich an alle, die nicht wissen, ob sie jemals gegen Kinderkrankheiten geimpft wurden oder wenn das Impfbuch, das zuverlässig über die Impfungen und Häufigkeit der Auffrischimpfungen Auskunft geben könnte, nicht mehr zu finden ist.

Eine Impfung gegen Röteln auch für Männer? Ja, auch sie können das Virus übertragen, Schwangere anstecken und das Ungeborene gefährden. Das gilt besonders für Personen, die im medizinischen Bereich arbeiten. Röteln gehören wie Masern und Mumps („Ziegenpeter") zu den Krankheitserregern, die mit einer Durchimpfungsrate von 95 Prozent in der Bevölkerung ausgerottet werden könnten.

Impfempfehlungen in besonderen Fällen

Besonders wichtig ist auch der Impfschutz für Berufstätige bestimmter Fachrichtungen.

Für bestimmte Berufsgruppen gelten besondere Impfempfehlungen: Zum Beispiel gegen FSME bei Waldarbeitern oder Diphtherie bei Schulpersonal oder gegen Keuchhusten, wenn in den letzten 10 Jahren keine Auffrischimpfung erfolgte.

Der berufsgenossenschaftliche Grundsatz regelt zum Beispiel arbeitsmedizinische Vorsorgeuntersuchungen der Früherkennung und Vorbeugung arbeitsbedingter Erkrankungen oder Berufskrankheiten.

Bei Tätigkeiten mit Infektionsgefährdung muss vom Arbeitgeber zum Beispiel eine Vorsorgeuntersuchung veranlasst, bei möglichen Erkrankungen, die durch eine Impfung verhindert werden können, ein Impfangebot gemacht sowie im Rahmen der betriebsärztlichen Betreuung eine Beratung angeboten werden.

Dazu zählen auch von der Ständigen Impfkommission für verschiedene Berufs- und Bevölkerungsgruppen empfohlene Impfungen. So gegen:

DIPHTHERIE: (Zahn)ärztliches, (zahn)medizinisches Personal sowie in Laboratorien mit Diphtherie-Risiko; mit viel Publikumsverkehr, besonders bei drohender Epidemie, Personal in Schulen, Kindergärten etc., Gemeinschaftsunterkünften von Aussiedlern, Flüchtlingen, Asylbewerbern. Bundesgrenzschutz, Zollverwaltung.

HEPATITIS A: Ärztliches und anderes Personal im Gesundheitsdienst, Reinigungs- und Küchenpersonal in Krankenhäusern etc., Auszubildende und Studenten; Personal in medizinischen Laboratorien, besonders auch Reinigungspersonal dort oder in Krankenhäusern; mit Kontakt zu Kindern, Personal in psychiatrischen und Fürsorgeeinrichtungen; Kanalisations- und

IMPFKALENDER FÜR ERWACHSENE

		Regel- und Auffrischimpfung: für jeden sinnvoll		Nachholimpfung: für manchen sinnvoll[1]		
		Alle 10 Jahre	Einmalig	1. Termin	2. Termin 1 Monat später[2]	3. Termin 6 Monate später[2]
Kombi-impfung möglich	Wundstarrkrampf (Tetanus)	✓		✓	✓	✓
	Diphtherie	✓		✓	✓	✓
	Keuchhusten (Pertussis)		✓	✓		
	Kinderlähmung (Polio)			✓	✓	✓
Kombi-impfung möglich	Masern			✓		
	Mumps			✓		
	Röteln			✓	✓[3]	
	Grippe (Influenza)	Gängige Impfempfehlung wenig sinnvoll.				
	Pneumokokken					
	Gürtelrose (Zoster)	Impfung wenig sinnvoll und derzeit nicht verfügbar.				

1) Für Menschen ohne Grundimpfung oder mit unklarem Impfstatus. Selbst Personen, die annehmen, die Krankheit durchgemacht zu haben, sollten sich impfen lassen. **2)** Mindestabstand zur vorangegangenen Impfung.
3) Frauen im gebärfähigem Alter benötigen zwei Impfungen, derzeit nur mit Masern-Mumps-Röteln-Impfstoff möglich.

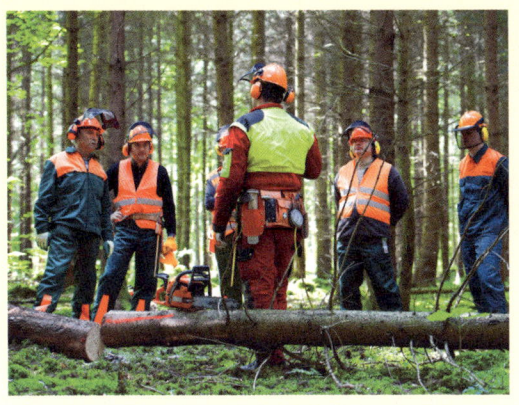
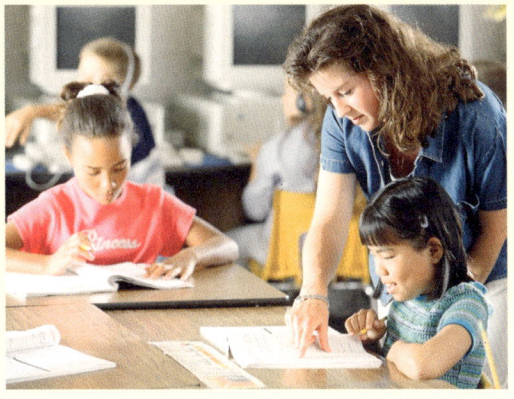

Klärarbeiter, auch Klempner; Personen, die frische Lebensmittel verarbeiten; Berufstätige im Entwicklungsdienst in Gebieten mit hoher Hepatitis-A-Durchseuchung.

HEPATITIS B: Beschäftige im Gesundheitsdienst inklusive des technischen Diensts und Rettungsdienst, Reinigungsdienst, Personal in psychiatrischen und Fürsorgeeinrichtungen, Behindertenwerkstätten, Asylbewerberheimen; medizinisches und zahnmedizinisches Personal mit direktem Kontakt zu Patienten, Patientenblut, frischem Gewebe und Körpersekreten; in medizinischen Laboratorien Tätige, in Kindergärten, Schulen etc., wenn Kontakt zu einem HBsAG(Virus)-Träger besteht; durch Kontakt mit infiziertem Blut oder infizierten Körperflüssigkeiten Gefährdete, Studenten und Auszubildende; Personal mit Risiko eines Blutkontaktes wie betriebliche und ehrenamtliche Ersthelfer, Mitarbeiter in Rettungsdiensten oder Polizisten, Müllentsorger; Sozialarbeiter und Gefängnispersonal mit Kontakt zu Drogenabhängigen; Berufstätige, beispielsweise im Entwicklungsdienst, die in Gebieten mit hoher Hepatitis-B-Durchseuchung leben; Prostituierte.

INFLUENZA (GRIPPE): (Zahn)ärztliches und (zahn)medizinisches Personal; mit viel Publikumsverkehr, besonders bei drohendem weltweiten Auftreten (Pandemie); in Seniorenwohnheimen oder Pflegeheimen.

KINDERLÄHMUNG (POLIOMYELITIS): (Zahn-)Mediziner und (zahn)medizinisches Personal, die direkten Kontakt zu Erkrankten haben können; in Gemeinschaftsunterkünften für Aussiedler, Flüchtlinge und Asylbewerber (aus Gebieten mit erhöhtem Polio-Risiko); in Laboratorien und in der Impfstoffproduktion Tätige; in Regionen mit hohem Infektionsrisiko wie verschiedene Länder Afrikas und Asiens, insbesondere Indien-Reisende.

KEUCHHUSTEN (PERTUSSIS): Personal im Gesundheitsdienst sowie in Gemeinschaftseinrichtungen, wenn in den letzten zehn Jahren keine Pertussis-Impfung gegeben wurde.

MASERN, MUMPS UND RÖTELN: Alle nicht Geimpften oder Personen mit unklarem Impfstatus im Gesundheitsdienst, in der unmittelbaren Patientenversorgung Tätige, vor allem bei der Betreuung von Patienten mit Immundefekten sowie der Schwangerenbetreuung und Geburtshilfe; Personal in Gemeinschafts- oder Ausbildungseinrichtungen für junge Erwachsene, solche mit Kontakt zu Erkrankten.

MENINGOKOKKEN: Entwicklungshelfer und andere, zum Beispiel im Meningitis-Gürtel Afrikas Lebende; Laborpersonal, das mit Meningokokken arbeitet; medizinisches Personal mit Kontakt zu Erkrankten.

WUNDSTARRKRAMPF (TETANUS): Alle Berufstätigen, die mit Tieren oder Erde in Kontakt kommen und eine erhöhte Verletzungsgefahr haben wie Gärtner, Waldarbeiter, Tierärzte, Schreiner; insbesondere Berufe in der Landwirtschaft, Bauwirtschaft, militärische Berufe oder im Polizeidienst.

TOLLWUT: Jäger, Förster, Waldarbeiter, Personen mit Wildtierumgang, Tierärzte, Tierpfleger in Gebieten mit neu aufgetretener Wildtollwut; Menschen mit beruflichem engen Kontakt zu Fledermäusen; in Laboratorien mit Tollwutrisiko; Berufstätige in Regionen mit hohem Infektionsrisiko (Tollwutwarnung).

WINDPOCKEN (VARIZELLEN): Nicht immunes oder nicht geimpftes Personal im Gesundheitsdienst, die Patienten betreuen, bei denen eine Varizellen-Infektion eine besondere Gefährdung darstellt (Kinder mit Krebserkrankungen, Immungeschwächte, Schwangere, Frauen mit Kinderwunsch); Personen in Kinder betreuenden Einrichtungen, insbesondere nicht Immune oder nicht Geimpfte, die neu in Gemeinschaftseinrichtungen eingestellt werden, in denen Kinder vor dem Schulalter betreut werden (Kindergärten etc.).

FRÜHSOMMER MENINGO-ENZEPHALITIS (FSME): Waldarbeiter, Jäger, Förster, Gärtner und ähnliche Berufsgruppen, sofern sie in Gebieten gehäuften Auftretens (Endemie) wohnen und arbeiten; Laborpersonal, das mit FSME-Viren arbeitet.

Kein Impfpass – was tun?

Was tun, wenn der Impfpass verlegt oder verloren wurde, keine Dokumentation bereits erfolgter Impfungen existiert? Eine fehlende ärztliche Dokumentation über eine Impfung wird gleichgesetzt mit „nicht geimpft". Personen ohne Impfdokumentation werden wie Nichtgeimpfte behandelt.

Wichtig: Nicht belegte vorausgegangene Impfungen stellen bei diesem Vorgehen kein Risiko dar. Notwendige Impfungen sollen nicht verschoben werden, fehlende Impfungen sind nachzuholen. Dabei ist zu beachten, dass es keine unzulässig großen Abstände zwischen Impfungen gibt; jede Impfung gilt. Auch eine für viele Jahre unterbrochene Grundimmunisierung muss nicht neu begonnen werden.

Blutkontrollen auf Abwehrstoffe, zum Beispiel unter dem Aspekt „unklarer Impfstatus", sind zum Nachweis vorausgegangener Impfungen ungeeignet. Sie sind nur in Ausnahmefällen zur Überprüfung des Impfschutzes angezeigt, so bei Personen mit Hepatitis-E-Gefährdung oder der Nachweis von Röteln-Antikörpern bei Frauen mit Kinderwunsch.

Auch die vielfach praktizierten Diphtherie-Antitoxin-Bestimmungen sind nicht erforderlich. Wie bei allen anderen Impfungen ist bei der Immunprophylaxe der Diphtherie der dokumentierte Impfstatus entscheidend, so das Robert-Koch-Institut: Bei fehlender Dokumentation ist die Grundimmunisierung zu beginnen oder zu vervollständigen.

Eine Auffrischimpfung ist in der Regel durchzuführen, wenn die letzte Impfung der Grundimmunisierung oder eine danach bereits erfolgte Impfung länger als zehn Jahre zurückliegt.

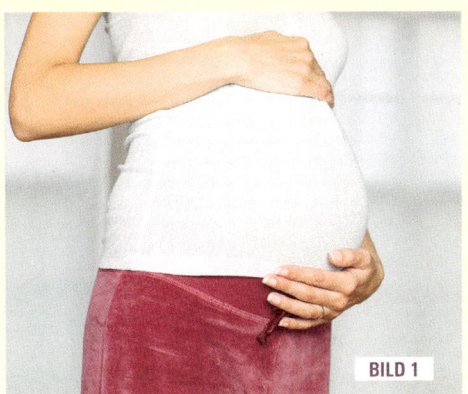 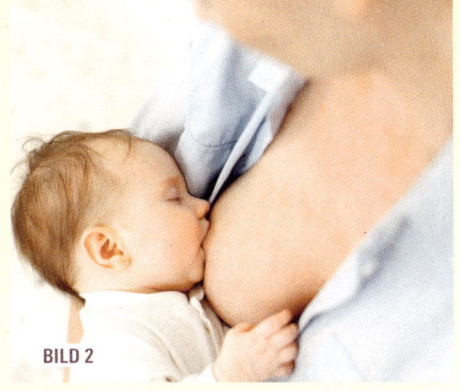

BILD 1: Impfen in der Schwangerschaft ist meist ohne Probleme möglich – mit Totimpfstoff. Die Grippeimpfung sollte aber erst nach dem zweiten Schwangerschaftsdrittel erfolgen.
BILD 2: Über das Stillen werden Antikörper der Mutter an den Säugling weitergegeben und sorgen für dessen „Nestschutz". Frühgeborene profitieren hier besonders vom Impfschutz der Mutter.

IMPFUNGEN BEI ALLERGIEN UND SCHWANGERSCHAFT

Allergische Reaktionen können im Prinzip auf unendlich viele Stoffe erfolgen – auch auf Impfstoffe. Sie können neben dem zu impfenden Antigen unter anderem Zusätze wie Stabilisatoren, Hilfsstoffe zur Herstellung und Inaktivierung etc. enthalten. Es kommt auf das Potenzial des Allergens an. Für Allergiker ist als mögliche Auslöser allergischer Reaktionen vor allem laut Paul-Ehrlich-Institut Hühnereiweiß zu nennen, besonders für die Allergie vom Soforttyp, wenn also zum Beispiel nach Verzehr von Hühnereiweiß Hautausschlag, Gesichtsschwellung oder andere allergische Reaktionen wie Atemnot auftreten.

Wo kommt das Hühnereiweiß her?
Etliche Impfviren wurden früher auf Hühnereiern gezüchtet. Inzwischen wurde, wenn möglich, auf die Virusvermehrung auf Hühnerfibroblastenkulturen (Zellkulturen, Eiweiß kaum oder nicht nachweisbar) umgestellt, wo es praktisch kaum Probleme bei der Impfung von Hühnereiweißallergikern gibt. Auch die Masern-Mumps-Röteln-Impfung gilt inzwischen als unproblematisch. Für schwere Hühnereiweißallergiker mit Sofortreaktionen kann aber in der Praxis eine Nachbeobachtungszeit erfolgen, insbesondere bei behandlungsbedürftigem Asthma.

Grippe-Impfung: Grippeimpfstoffe enthalten noch Spuren von Hühnereiweiß. Bei Hühnereiweißallergikern vom Soforttyp ist eine strenge Indikationsstellung angesagt und ebenfalls Überwachung.

Gelbfieber-Impfung: Dort sind in den (Lebend-)Impfstoffen größere Mengen an Hühnereiweiß enthalten. Eine bekannte Hühnereiweißallergie ist bei Gelbfieberimpfung eine Gegenanzeige. Wenn bei starken Hühnereiweißallergikern eine Impfung dringend erforderlich ist, muss diese in der Regel im Krankenhaus erfolgen.

Schwangerschaft und Stillzeit
Impfen während der Schwangerschaft? In den meisten Fällen ist das problemlos möglich – und zum Schutz von Mutter und Kind auch häufig nötig.

Eine erste Orientierungshilfe für Schwangere: Während inaktivierte Impfstoffe,die sogenannten Totimpfstoffe, für Schwangere in der Regel unbedenklich sind, besteht bei den Lebendimpfstoffen zumindest ein theoretisches Risiko für die Schwangere und den Fötus, da im Blut kurzfristig Viren nachweisbar sind (Virämie). Wenn es sich um einen Lebendimpfstoff handelt, soll daher meist nicht oder nur in besonderen Fällen geimpft werden – zur Sicherheit. Wurde trotz einer Schwangerschaft geimpft, sind nach bisherigen Erfahrungen aber keine negativen Folgen zu erwarten. Zu Impfstoffen und ihre Wirkung auf Schwangere gibt es aus verständlichen Gründen keine klinische Studien. Aber doch eine Menge Erkenntnisse aus Erfahrung. So konnten auch bei der Entwicklung des HPV-Impfstoffs natürlich keine Studien zu Auswirkungen einer (versehentlichen) Impfung bei Schwangeren erfolgen. Grundsätzlich gilt: Die HPV-Impfung sollte vor dem ersten Verkehr gegeben werden und zwischen 12 und 18 Jahren. Während einer Schwangerschaft gegen HPV zu impfen macht keinen Sinn. Für Schwangere wird

INFO Stillen und Nestschutz

Schwangere übertragen über den Blutkreislauf Antikörper auf das Ungeborene. Nach der Geburt erhält der Säugling mit der Muttermilch weitere Abwehrstoffe. Dieser „Nestschutz" ist vor allem in den ersten Lebensmonaten eine entscheidende Stütze für das sich entwickelnde kindliche Immunsystem – umfassend aber ist er nicht. Da diese Antikörper sehr schnell abgebaut werden, fehlt dem Kind jeder Schutz, sobald die Mutter nicht mehr stillt.
Die Mutter kann Antikörper gegen Krankheiten weitergeben, die sie selbst durchgemacht hat oder gegen die sie geimpft wurde.
Allerdings muss man bedenken, bei bestimmten Infektionen wie Keuchhusten bildet das Immunsystem auch im Erkrankungsfall keine übertragbaren Antikörper – das Baby ist also gegen diese Krankheiten nicht geschützt.
Der Nestschutz ist insbesondere bei Frühgeborenen schwächer ausgebildet. Sie profitieren daher zusätzlich von Impfungen der Mutter.
Nestschutz und Schutzimpfung ergänzen sich somit oft. Kinderärzte in Schweden haben festgestellt, dass gestillte Kinder weniger an schweren Hirnhautentzündungen durch das Bakterium Haemophilus influenzae Typ b (Hib) erkranken und nach einer Hib-Impfung mehr Antikörper gegen den Krankheitskeim bilden. Erst durch eine abgeschlossene Impfung lassen sich Hirnhautentzündungen fast immer vermeiden.

aus Sicherheitsgründen empfohlen, die Impfung mit Lebendimpfstoff erst nach der Schwangerschaft vorzunehmen. Wurde irrtümlich geimpft, ist das keine Indikation für einen Schwangerschaftsabbruch. Ist die Impfung bereits begonnen worden, sollte sie während der Schwangerschaft unterbrochen und erst danach fortgesetzt werden.

Und zur Grippeimpfung gilt: Schwangere haben laut Aussagen beim Robert-Koch-Institut bei Influenzaerkrankungen mit schweren Krankheitsverläufen zu rechen. Die STIKO rät Schwangeren zur Impfung, aber erst ab dem zweiten Schwangerschaftsdrittel (Trimenon).

Lebendimpfstoffe

Nicht angezeigt für Schwangere sind also Lebendimpfstoffe wie die gegen Masern, Mumps, Röteln und Windpocken. Frauen, ohne Nachweisfaktor gegen Röteln und Windpocken im Blut (seronegativ), sollten nach der Geburt des Kindes die MMR- und Varizellen-Impfung erhalten.

Eine Ausnahme unter den Lebendimpfstoffen stellt die Gelbfieberimpfung dar: Sie kann unter strenger Indikationsstel-

Eine Impfung gegen Masern, Mumps und Röteln stimuliert das Immunsystem der Mutter allerdings weniger stark als eine Wildvirusinfektion. Deshalb finden sich bei den gestillten Säuglingen entsprechend weniger mütterliche Antikörper. Aus diesem Grund führen Kinderärzte die erste Impfung gegen Masern, Mumps und Röteln heute generell etwas früher als etwa noch vor 20 Jahren durch.

Für manche anderen Infektionen gilt dieser Zusammenhang allerdings nicht. Da beispielsweise bei einer Keuchhusteninfektion das mütterliche Immunsystem keine übertragbaren Antikörper bildet, genießt das Baby in diesem Fall auch keinen Nestschutz. Erwachsene können sich mehrmals im Leben an Keuchhusten anstecken und die Krankheitskeime oft unbemerkt auf Kinder übertragen.

Einer US-Untersuchung aus dem Jahr 2007 zufolge sind Eltern und enge Verwandte die weitaus häufigste Infektionsquelle, wenn ein Säugling an Keuchhusten erkrankt.

Die Ständige Impfkommission empfiehlt daher eine Immunisierung der Kontaktpersonen noch vor der Geburt des Kindes.

Bei anderen Erkrankungen wie Tetanus oder Diphtherie besteht bei Neugeborenen geimpfter Mütter Nestschutz.

Bei Neugeborenen von Müttern, die eine Infektion durchgemacht haben (sehr wenige Fälle), ist er allerdings nicht nachzuweisen.

lung auch während der Schwangerschaft erfolgen sowie grundsätzlich die Typhus-Schluckimpfung, aber es steht hier auch ein Totimpfstoff zur Verfügung, der zum Beispiel bei Schwangeren eingesetzt werden kann.

Totimpfstoffe

Angezeigt für Schwangere sind also neben Tot- und Spaltimpfstoffen (bzw. Impfstoffen aus gereinigten Erregerbestandteilen/Antigenen) gegen Typhus, Tollwut, Tetanus, Hepatitis B, sowohl aktiv und passiv, zum Beispiel bei Hundebiss oder Verletzung, wenn kein ausreichender Impfschutz vorhanden sein sollte.

Angezeigt ist auch die Influenza-Impfung sowie ihre Varianten (z. B. Schweinegrippe (H1N1), laut STIKO ab dem zweiten Schwangerschaftsdrittel, bei auf ein Grundleiden zurückzuführende erhöhte Gesundheitsgefährdung, auch bereits ab dem ersten Schwangerschaftsdrittel.

Neue Impfstoffe

Bei neuen Impfstoffen (wie dem gegen HPV) ist grundsätzlich Vorsicht geboten, vor allem, weil es noch keine ausreichenden Erfahrungen und Erkenntnisse für eine sichere Empfehlung gibt. Eine HPV-Impfung sollte daher vor einer Schwangerschaft erfolgen bzw. begonnen und in diesem Fall erst nach Ende der Schwangerschaft vervollständigt werden (siehe Seite 107 ff).

Stillzeit

In der Stillzeit können bei entsprechender Indikation alle Impfungen gegeben werden. Besonders wichtig ist hier zum Beispiel die gegen Keuchhusten (Pertussis). Gegen diesen Krankheitserreger besteht beim gestillten Säugling kein Nestschutz. Wichtig ist auch eine Impfung gegen Röteln, um bei einer zweiten Schwangerschaft geschützt zu sein, falls noch kein Impfschutz bestanden hat.

Nutzen und Sicherheit: Empfehlungen

Hier lesen Sie die Empfehlungen, auch der Impfstoffhersteller, zum Impfnutzen und zur Impfsicherheit für Mutter und Kind, alphabetisch geordnet nach Impfschutz und mit Kurzinfos:

CHOLERA-IMPFUNG: Totimpfstoff oder Antigenimpfstoff/Spaltvakzine. Strenge Indikationsstellung (zum Beispiel Kontakt zu Cholera-Krankem), dann besteht kein Grund, auf eine Impfung zu verzichten. Hinweis: Keine Standardimpfung. Unvollständiger Schutz und nur kurzfristig (siehe auch Impfungen für Reisen, Seite 154).

DIPHTHERIE-IMPFUNG: Totimpfstoff oder Antigenimpfstoff/Spaltvakzine. Für Erwachsene und Kinder ab 6 Jahren. Auch für Schwangere vor Reisen in Länder mit gehäuftem Diphtherie-Vorkommen. Grundimmunisierung vorzugsweise im 2. und 3. Schwangerschaftsdrittel (Trimenon). Bei direktem Kontakt mit Diphtherie-Krankem zusätzlich antibiotische Behandlung (Erythromyzin).

FSME-IMPFUNG: Totimpfstoff oder Antigenimpfstoff/Spaltvakzine. Schädigungen des Kindes wurden nicht beobachtet und sind nicht anzunehmen. Nur bei strenger Indikationsstellung. Allgemeine Maßnahmen zum Zeckenschutz beachten.

GELBFIEBERIMPFUNG: Abgeschwächter Lebendimpfstoff. Keine Impfung und strenge Indikation während der Stillzeit. Bei Reisen in Gebiet mit Häufung von Gelbfiebererkrankungen Risikoabwägung. Die Gelbfiebererkrankung ist für die Schwangere und das ungeborene ein größeres Risiko als die Impfung. Schäden wurden praktisch nicht beobachtet. Wenn nötig erst nach dem ersten Schwangerschaftsdrittel. Aber auch im ersten Schwangerschaftsdrittel wurden bislang keine Impfschäden beobachtet.

HEPATITIS B-IMPFUNG: Totimpfstoff oder Antigenimpfstoff/Spaltvakzine. Gentechnisch hergestellte Hepatitis-B-Oberflächenantigene. Grundimmunisierung in der Kindheit. Ohne Grund keine aktive Immunisierung während der Schwangerschaft. Strenge Indikationsstellung während Schwangerschaft und Stillzeit, wie Kontakt zu Menschen mit Hepatitis-B-Infektion im Haushalt. Schädigungen des Kindes während der Schwangerschaft wurden nicht berichtet. Perinatale Infektion des Kindes durch die Mutter möglich; Testung vor der Geburt, um eine aktive und passive Immunisierung des Neugeborenen durchführen zu können.

HEPATITIS A-IMPFUNG: Totimpfstoff oder Antigenimpfstoff/Spaltvakzine. Strenge Indikationsstellung für Schwangerschaft und Stillzeit. Schädigungen des Kindes durch eine Impfung während der Schwangerschaft wurden nicht beobachtet und sind nicht anzunehmen. Allgemeine Vorsorgemaßnahmen beachten.

HÄMOPHILUS INFLUENZAE TYP B: Impfung nur für Kinder.

INFLUENZA(GRIPPE)-IMPFUNG: Totimpfstoff oder Antigenimpfstoff/Spaltvakzine. Das Robert-Koch-Institut empfiehlt eine Grippe-Impfung für alle Schwangeren ab dem 2. Schwangerschaftsdrittel, bei erhöhter gesundheitlicher Gefährdung wegen eines Grundleidens sogar im ersten Schwangerschaftsdrittel.

MASERN-IMPFUNG (mit Merieux® oder MMRvaxPro®): Abgeschwächter Lebendimpfstoff. Für Schwangere kontraindiziert. Frauen sollten möglichst drei Monate nach der Impfung nicht schwanger werden. Bei unbeabsichtigter Impfung während der Schwangerschaft hat das keine Konsequenzen – schädliche Effekte wurden nicht beobachtet. Impfung während der Stillzeit nur bei strenger Indikationsstellung. Der Impfstoff kann in die Muttermilch übergehen. Schädigungen wurden allerdings nicht beobachtet.

MENINGOKOKKEN-IMPFUNG: Konjugierter Totimpfstoff oder Antigenimpfstoff/Spaltvakzine. Strenge Indikationsstellung in Schwangerschaft und Stillzeit. Bei strenger Indikation wie direktem Kontakt zu Erkranktem zusätzlich Chemoprophylaxe mit Wirkstoff Ceftriaxon (Rifampicin und Gyrasehemmer sind kontraindiziert).

MUMPS(ZIEGENPETER)-IMPFUNG MIT MMR-KOMBINATIONSIMPFSTOFF: Abgeschwächter Lebendimpfstoff. Für Schwangere kontraindiziert. Frauen sollten möglichst drei Monate nach der Impfung nicht schwanger werden. Bei unbeabsichtigter Impfung während der Schwangerschaft hat das keine Konsequenzen – schädliche Effekte wurden nicht beobachtet. Impfung während der Stillzeit nur bei strenger Indikationsstellung. Der Impfstoff kann in die Muttermilch übergehen. Schädigungen wurden allerdings nicht beobachtet.

POLIOIMPFUNG (IVP, INAKTIVIERTE POLIO-VAKZINE): Totimpfstoff oder Antigenimpfstoff/Spaltvakzine. Kann auch in der Schwangerschaft erfolgen, Grundimmunisierung wie Auffrischimpfung. Empfohlen bei Reisen in Gebiete mit Häufung von Poliofällen, engem Kontakt in Haushalt oder Beruf mit Menschen aus Polio-belasteten Gebieten und an Polio Erkrankten.

PNEUMOKOKKEN-IMPFUNG: Lebendimpfstoff. Keine zuverlässige Wirkung während der Schwangerschaft. Bei Schwangeren nur unter zwingenden Umständen wie bei Frauen mit sehr schweren Grunderkrankungen, bei denen eine Infektion mit Pneumokokken tödlich verlaufen könnte.

ROTAVIRUS-IMPFUNG: Abgeschwächte Lebendimpfung, nur für Säuglinge und Kleinkinder.

TETANUS-IMPFUNG: Totimpfstoff oder Antigenimpfstoff/Spaltvakzine. Schwangerschaft und Stillzeit sind keine Kontraindikationen. Falls möglich, eine Grundimmunisierung oder erforderliche Auffrischimpfung nicht im 1., sondern im 2. oder 3. Schwangerschaftsdrittel. Bei Kontakt mit Erregern Simultanimpfung. Ein Impfschutz gegen Tetanus ist auch wichtig, um folgende Komplikation vermeiden zu können: beim neonatalen Tetanus, der 50 von 100 Tetanus-Todesfälle ausmacht, kommt es zu einer Infektion des Neugeborenen über eine kontaminierte Nabelschnur. Bei fehlendem Immunschutz der Mutter führt dies zu einer Tetanus-Erkrankung des Neugeborenen. Die WHO führt bis zu 25 Prozent der Neugeborenen-Sterblichkeit (580 000) auf eine Infektion mit Clostridium tetani zurück. Hierzulande kommt sie praktisch nicht mehr vor.

TOLLWUTIMPFUNG: Totimpfstoff oder Antigenimpfstoff/Spaltvakzine. Nach Tierbiss auch bei Schwangeren erforderlich, da die Erkrankung tödlich verläuft. Aktive und passive Impfung gleichzeitig. Der Hersteller empfiehlt, die Vorbeugeimpfung in der Schwangerschaft zurückzustellen. Die individuelle Risikoabwägung kann je nach Gefährdungsgrad aber anders ausfallen.

TYPHUS-IMPFUNG: Keine Standardimpfung. Zur Verfügung steht hier neben einer Schluckimpfung mit Lebendimpfstoff (S. 164) eine Impfung in Spritzenform mit einem Totimpfstoff. Der Impfstoff wird einmal gespritzt. Wenn die Infektionsgefahr andauert, kann nach drei Jahren eine Wiederholungsimpfung erfolgen. Schwangerschaft ist keine Gegenanzeige, wenn in besonderen Fällen ein Schutz vor Typhus angezeigt ist. Aber es gilt eine strenge Indikationsstellung.

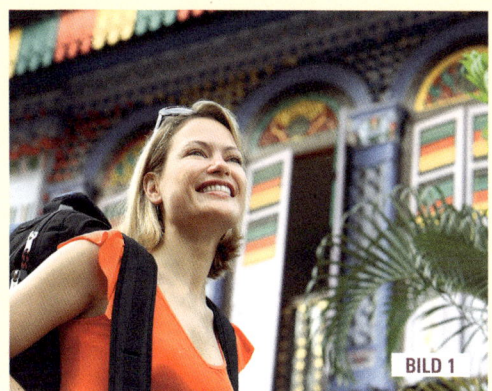 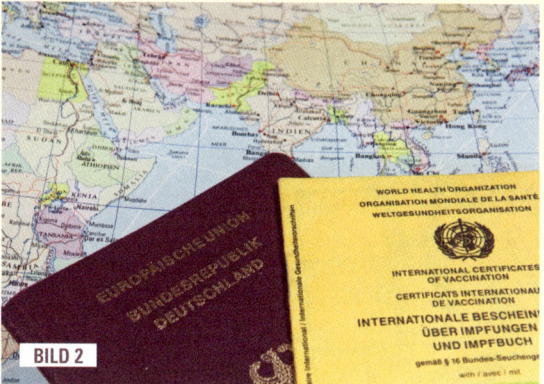

BILD 1: Reisen, nicht nur in ferne Länder, müssen gut vorbereitet sein.
BILD 2: In vielen Ländern ist Impfschutz nötig – kontrollieren Sie nicht nur den Reise-, sondern auch den Impfpass.

WINDPOCKEN(VARIZELLEN)-IMPFUNG: Abgeschwächter Lebendimpfstoff. Bei Schwangerschaft kontraindiziert. Frauen sollten möglichst drei Monate nach der Impfung nicht schwanger werden. Bei unbeabsichtigter Impfung während der Schwangerschaft wurden keine schädlichen Effekte beobachtet. Keine Impfung während der Stillzeit. Bei Kontakt mit Windpocken (Varizellen) kann die Schwangere unter Umständen mit Antikörpern passiv geschützt werden. Die Effektivität dieser Maßnahme ist allerdings nicht bewiesen.

ZOSTER-IMPFUNG: Bei Zoster-Erkrankung in der Schwangerschaft ist eine passive Immunisierung mit Varizellen-spezifischen Immunglobulinen denkbar. Die Effektivität ist nicht belegt.

! ABSTAND HALTEN

Die Entscheidung für oder gegen eine Impfung treffen Sie nach der Beratung in der ärztlichen Praxis und nach sorgfältigem Abwägen der Fakten. Wer ganz sichergehen will, kann versuchen, wenn möglich, zwischen Impfung und Schwangerschaft drei Monate Abstand zu halten. Als Grundsatz gilt: Während der Schwangerschaft so viel wie nötig und so wenig wie möglich impfen.

IMPFUNGEN FÜR REISENDE

Impfcheck

Für Reisenden oder für Menschen, die längere Aufenthalte in Risikogebieten planen, stehen acht (Reise-)Impfungen zur Verfügung: gegen die Frühsommer-Meningoenzephalitis (FSME, engl. tick-borne encephalitis, TBE), Gelbfieber, Hepatitis A und Hepatitis B, Japanische Enzephalitis, Meningokokken, Tollwut und Typhus. Die Experten der Stiftung Warentest halten sie alle für sinnvoll. Der individuelle Bedarf ist aber in einer reisemedizinischen Beratung zu klären.

Dazu informieren wir noch über die Cholera-Impfung und die Malaria. Gegen Malaria steht als Schutz noch keine Impfung zur Verfügung. Weitere Impfungen spielen bei der Reiseplanung und ihrem persönlichen Sicherheitscheck oder dem für Kinder eine Rolle.

INFO Impfberatung – Infos mit Lücken

Impfempfehlungen und die Ratschläge zu weiteren zahlreichen Vorsorgemöglichkeiten der Reisemedizin können unterschiedlich ausfallen. Etliche Risiken fahren nicht nur bei Reisen in die Ferne mit.

Impfberatung

Mit der reisemedizinischen Beratung steht es allerdings nicht immer zum Besten – so jedenfalls das Ergebnis einer Stichprobe durch die Stiftung Warentest: Drei Tester ließen sich in drei deutschen Großstädten bei je einem Allgemeinmediziner, einem weitergebildeten Reisemediziner und in einem Tropeninstitut beraten. Im ersten Szenario will ein junges Paar selbst organisiert drei Monate durch Afrika reisen, in einfachen Hotels wohnen und auf Safari gehen. Das zweite Szenario: Eine Familie wird eine Pauschalreise zum Baden und Tauchen nach Thailand antreten. Der dritte Fall: Ein älteres Ehepaar hat eine Kreuzfahrt gebucht. Geplant ist da auch ein Landgang durch einen Dschungelabschnitt in Südamerika.

Ergebnis: Die Details interessierten manche Ärzte kaum. Auch nicht der Gesundheitszustand der Paare. Bei drei Niedergelassenen gab es dazu keine Nachfrage. Dabei gehören Fragen zum Reiseziel, zu Impfungen und zum Gesundheitszustand zum Muss einer Reiseberatung. Ordentlich lief die nur bei der im Reisezusammenhang wichtigen Impfung gegen Hepatitis A und B ab. Dass eine Impfung gegen Typhus bei diesen Zielen nützlich sein könnte, erwähnten nur vier der neun Ärzte.

Auch Empfehlungen zur Meningokokken-Impfung und die Spezialkenntnisse zur aktuellen Malariasituation waren nicht immer vollständig und ausreichend. Teilweise wurde nur Infomaterial weitergereicht statt die Fragen direkt mündlich zu klären.

Gespräch aktiv führen

Bei erhöhtem Risiko, etwa Tropen-, Langzeit- oder Rucksackreisen, wenden Sie sich am besten an ein Tropeninstitut oder ergänzend noch andere Spezialanbieter (siehe Adressen).

Da manchmal die ärztlichen Fragen lückenhaft sind, informieren Sie den ärztlichen Gesprächspartner aktiv über eventuelle Gesundheitsprobleme und Reisedetails wie:

- Erfahrungen mit bisherigen Impfungen (Unverträglichkeiten, Allergien, Impfungen in den letzten vier Wochen?).
- Chronische Krankheiten, Immunschwäche, Medikamenteneinnahme.
- Sind Sie schwanger oder planen Sie das?
- Ziel und Organisation der Reise und die Unterbringung.
- Die besonderen Aktivitäten (Trekking, Tauchen?).

Informieren Sie sich über mögliche gefährliche Erreger, die Sie im Urlaub infizieren könnten.

Eine gute Beratung vom Experten dauert etwa 15 bis 30 Minuten.

Noch ein **Tipp**: Viele Infos zum Sonnenschutz und zu Repellents gegen Mücken und Zecken finden Sie unter www.test.de.

Impfpass muss mit

Welche Impfungen infrage kommen, klärt eine reisemedizinische Beratung, etwa bei Tropeninstituten, weitergebildeten Reise- oder Allgemeinmedizinern (Adressen z. B. unter www.fit-for-travel.de, www.crm.de).

Sie ist vor allem vor Fernreisen – selbst ans Mittelmeer und nach Osteuropa –, vor Langzeitaufenthalten und bei ungewöhnlichen Bedingungen zu empfehlen, spätestens sechs Wochen vor Reiseantritt. Manche Impfungen brauchen für optimalen Schutz Zeit oder eine mehrfache Dosis. Oft lohnt die Beratung aber auch noch kurzfristig. Der Impfschutz wirkt weltweit.

Bei der reisemedizinischen Beratung muss der Arzt immer auch den Impfpass kontrollieren. Die in Deutschland empfohlenen Standardimpfungen schützen vor Erregern, die weltweit vorkommen. Bei Erwachsenen ist alle zehn Jahre die Impfung gegen Tetanus und Diphtherie aufzufrischen und einmal die gegen Keuchhusten, eventuell auch gegen Polio. Es gibt alle vier Impfungen in einer Spritze. Außerdem sollten Erwachsene mit dem Arzt besprechen, ob sie eine Masernimpfung brauchen.

Auch bei Kindern und Jugendlichen sind eventuelle Impflücken zu schließen. Wir halten alle Standardimpfungen bis auf die Windpockenimpfung grundsätzlich für sinnvoll (siehe auch „Impfungen für Kinder", Seite 126).

Ratschläge für die Planung

Am Anfang steht die Planung. Hier wichtige Punkte, die Sie klären sollten:

■ Ihren gesundheitlicher Zustand und Ihre Belastbarkeit.

■ Die klimatischen Bedingungen der Jahreszeit und die Dauer des Aufenthaltes.

■ Den voraussichtlichen Grad des Reisekomforts, zum Beispiel als Pauschalreisender oder als Trekkingtourist.

■ Das Reiseland und die dort grundsätzlich möglichen Gesundheitsgefährdungen und Gesundheitsvorschriften.

In fernen Gebieten können – je nach Region – Polio, Malaria, Typhus, Cholera, Gelbfieber und weitere Erreger lauern, ebenso aber auch ganz nah, zum Beispiel gibt es zur Borreliose- und FSME-Gefahr durch Zeckenbiss in Deutschland und benachbarten Ländern einen wahren Flickenteppich unterschiedlicher Risikozonen.

Auffrischimpfungen

Bei den Impfungen prüfen Sie, ob Sie und wann Sie Standardimpfungen erhalten haben. Zu berücksichtigen sind jeweils auch eventuell fehlende oder notwendig werdende Auffrischimpfungen. Nehmen Sie sich hier etwas Zeit, denn viele Punkte sind zu berücksichtigen und sollten anhand der Impfbescheinigungen oder des Impfpasses abgeglichen werden. Auffrischimpfungen bei Diphtherie nach zehn Jahren; bei Tetanus nach zehn Jahren; Grundimmunisierung bei Poliomyelitis, der Kinderlähmung, durch drei Impfungen und eventuell eine Auffrischimpfung.

◤ WANN HEPATITIS A, WANN B?

Vor Reisen sollten Sie neben der Grundimmunisierung gegen Tetanus, Diphtherie, Polio, an eine Impfung gegen **Hepatitis A** denken. Der Berufsverband Deutscher Internisten empfiehlt Älteren und Menschen mit chronischen Leberkrankheiten, sich auch bei Reisen ans Mittelmeer und nach Osteuropa gegen Hepatitis A impfen zu lassen. Grund ist eine Häufung von Leberentzündungen durch eingeschleppte Erreger. Häufige Auslöser: verunreinigte Meeresfrüchte. **Hepatitis B** dagegen wird meist durch Blut und bei Sexualkontakten übertragen, sie spielt auch hierzulande eine große Rolle. Jeder 100. Deutsche ist Virusträger (S. 157 ff).

Noch zu beachten

Im Zusammenhang mit Diphtherie-, Wundstarrkrampf- und Polio-Impfung sollte es zumindest einmal zu einer Impfung gegen Keuchhusten (Pertussis) gekommen sein. Von Über-60-Jährigen sollte die Inanspruchnahme von Impfungen gegen Influenza und Pneumokokken mit dem Arzt abgewogen werden. Bei Kindern ist zu klären, ob die Standardimpfungen und die Grundimmunisierung erfolgt sind wie die zwei Impfungen gegen Masern, Mumps und Röteln (MMR-Impfung); die Grundimmunisierung gegen Diphtherie, Tetanus, Polio, Keuchhusten (Pertussis), Haemophilus influenzae Typ b (Hib) und Hepatitis B; die Grundimmunisierung bei Kindern bis zwei Jahre gegen Pneumokokken; eine Menigokokken-C-Impfung

für Ein- bis Zweijährige. Ein Konjugatimpfstoff gegen die Gruppen A, C, W-135, Y ist für Kinder ab 11 Jahren zugelassen.

Auffrischimpfungen gegen Diphtherie, Tetanus, Pertussis, Polio) oder Nachholimpfungen gegen Meningokokken C, Hepatitis B, Varizellen, MMR im Vorschul-, Schulalter und bei Jugendlichen; die drei HPV-Impfungen für Mädchen von 12 bis 17 Jahren.

Bei sehr kleinen Kindern suchen Sie ärztlichen Rat. Vor einer Reise ist auch an eine Impfung gegen Rotaviren zu denken (Seite 141).

Häufige Reiseimpfungen

Hier finden Sie eine Übersicht der wesentlichen für eine Reise (eventuell) wichtigen Impfungen in alphabetischer Reihenfolge – nützliche und ergänzende Informationen finden Sie darüber hinaus in den Krankheitsbeschreibungen und den Tabellen ab Seite 154. Diese Reiseimpfungen sollen schützen vor

- Hepatitis A,
- Gelbfieber,
- Typhus,
- FSME und
- Meningokokken.

Obwohl keine Impfung existiert, ist auch an den Schutz und die möglichst frühe Entdeckung einer Borreliose-Erkrankung durch Zecken zu denken und an Malaria-Schutz, z. B. bei Trekkingtouren, Camping, Radtouren. Bei der Malaria (S. 118) muss der Schutz noch nach konventionellen

Vor allem geht es darum, Hygieneregeln zu beachten und verunreinigte Lebensmittel und Wasser, auch Eis oder Eiswürfel, zu meiden. Sie können schwere Durchfälle auslösen. In subtropischen oder tropischen Gebieten sind vor allem zu meiden

- ungekochtes Wasser, Eiswürfel, Speiseeis
- rohe oder nur halb gegarte Speisen
- Soßen, Salate, Mayonnaise
- frisch gepresste Säfte
- Melonen (werden oft wegen des Gewichts mit Wasser gestreckt), ungeschälte Früchte (Standardrat cook it, peal it or leave it; kochen, schälen oder die Finger davon lassen).

Im Erkrankungsfall ist es bei weniger schweren Verläufen wichtig, zunächst den durch Durchfälle hervorgerufenen erheblichen Flüssigkeitsverlust auszugleichen. Dazu reicht nicht nur Wasser, am besten sind Elektrolytlösungen, auch aus der Apotheke oder zum Selbermachen (siehe unten).

Bei schweren Verläufen müssen Antibiotika gegeben werden, die die Dauer und Intensität der Durchfälle vermindern. Sprechen Sie mit einem Tropenmediziner über geeignete Antibiotika wie Co-Trimoxazol, Tetrazyklin oder Ci-

profloraxin, zu schlucken für fünf Tage. Erkundigen Sie sich auch nach eventuell örtlich aufgetretenen Resistenzentwicklungen.

Rezepte

Die WHO empfiehlt zum Ausgleich von Wasserverlust durch Durchfall speziell zusammengesetzte Zubereitungen mit

- 13,5 Gramm Glukose,
- 2,9 Gramm Natriumzitrat,
- 2,6 Gramm Natriumchlorid und
- 1,5 Gramm Kaliumchlorid auf einen Liter sauberes Wasser.

Entsprechende vorbereitete Elektrolytzubereitungen sind in der Apotheke zu erhalten.

Solche Elektrolytlösungen lassen sich aber auch relativ leicht selbst herstellen. Zum Beispiel auf

- einen halben Liter Wasser mit
- ½ Teelöffel Salz,
- 5 Teelöffeln Traubenzucker,
- etwas Orangensaft als Geschmacksverbesserer.

Oder auch

- Tee mit
- 2 Löffeln Traubenzucker pro Tasse
- einer Prise Salz.

Um größere Flüssigkeitsverluste auszugleichen, sollten pro Tag mindestens 2,5 Liter Flüssigkeit getrunken werden.

Methoden sowie herkömmlich vorbeugend mit Medikamenten erfolgen. Eine Impfung gegen (bestimmte Stämme der) Malaria ist erst in der Entwicklung.

Ergänzende Reiseimpfungen

Darüber hinausgehende Impfungen sind vor allem bei erschwerten hygienischen Bedingungen oder zum Beispiel bei Trekkingtouren in abgelegenen Gebieten zu erwägen, so die Impfung gegen

- Hepatitis B
- Tollwut (z. B. Camping, Trekking, Radfahrer): Statistisch ist eine Tollwutinfektion zwar unwahrscheinlich, Tierbisse aber passieren häufig. Reisende reagieren bei einem Biss oft sehr emotional, aus Angst, Tollwut zu bekommen. Deshalb beruhigt es auch, sich vor einer Reise gegen Tollwut impfen zu lassen.
- Japanische Enzephalitis
- Cholera.

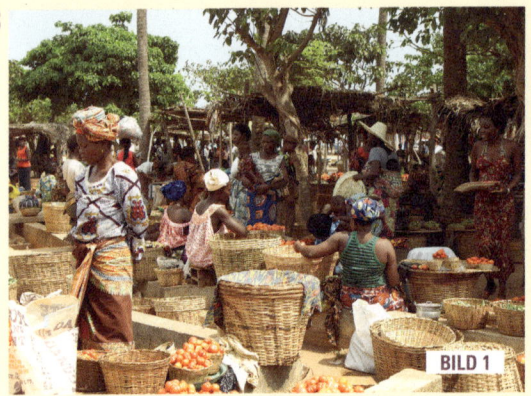 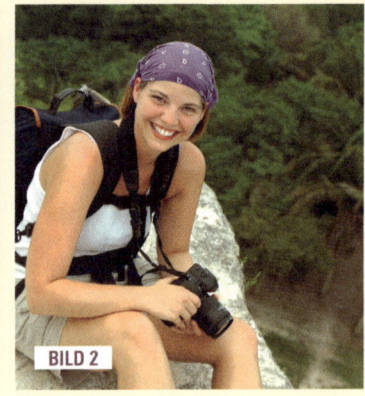

BILD 1: Exotischer Markt – Infektionsquelle zum Beispiel durch Früchte
BILD 2: Trekkingtouristen müssen sich besonders gut gegen Reiserisiken wappnen.
BILD 3: Anophelesmücke, Überträger der Malaria: Gegen etliche Medikamente haben sich bei den krankmachenden Viren Resistenzen entwickelt.

Infos zur Cholera

Die Cholera kommt in den Tropen und Subtropen vor. Die Erreger gelangen über verunreinigte Lebensmittel und Wasser in den Dünndarm.

Eine Impfung gegen Cholera kann in Einzelfällen wichtig sein und wird mitunter von einzelnen Ländern bei der Einreise verlangt, aber von der Weltgesundheitsorganisation nicht mehr ausdrücklich empfohlen. Eine Impfung bietet sich nur bei Reisen in Länder mit niedrigen hygienischen Standards an. Ein Cholera-Impfschutz ist zu erwägen bei

- Reisen in Gebiete mit Cholera-Epidemie
- für Rucksacktouristen und Entwicklungshelfer in Ländern mit schlechtem Hygienestandard
- Personen die sich längerfristig in Ländern mit Cholera-Risiko aufhalten
- Menschen mit Vorerkrankungen , so Magen-Darm-Erkrankungen oder jene, die Magensäureblocker (bei Speiseröhrenentzündung, bestimmten Magen- und Zwölffingerdarmgeschwüren) einnehmen.

Die Empfehlung der Ständigen Impfkommission von 2011 nennt als Voraussetzungen für eine Cholera-Impfung Aufenthalte in Infektionsgebieten, speziell unter schlechten Hygienebedingungen bei aktuellen Cholera-Ausbrüchen z. B. nach Naturkatastrophen oder in Flüchtlingslagern.

Seit 2005 gibt es eine Cholera-Schluckimpfung in Deutschland mit dem Präparat Dukoral® gegen die vier wichtigsten Stämme des Erregers Vibrio cholerae. International stehen noch wenige weitere, hier nicht zugelassene Impfstoffe zur Verfügung. Die Cholera-Impfung ist keine Standard-Impfung. Der Cholera-Impfstoff Dukoral® enthält abgetötete Vibrionen der 2 Serotypen Inaba und Ogawa sowie rekombinantes Cholera-Toxin B. Der Schutz ist nicht vollständig und nur kurzfristig.

Impfen mit Dukoral®: Zwei Impfungen mit Dukoral® im Abstand von einer Woche vermitteln für sechs Monate eine Schutzrate von 85 bis 90 Prozent gegen Cholera. Danach fiel sie bei Kleinkindern stark ab; bei älteren Kindern und Erwachsenen wurde 60 Prozent Schutzrate für die Zeit von zwei Jahren festgestellt. Die Weltgesundheitsorganisation (WHO) weist darauf hin, dass der Impfstoff innerhalb von drei Monaten auch gegen bestimmte krankheitsauslösende Stämme des Darmbakte-

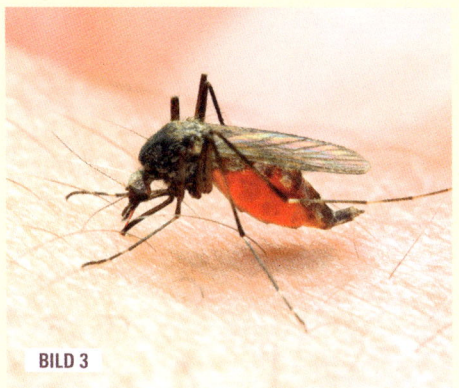

BILD 3

riums Escherichia coli (E. coli) wirkt, die heftigen wässrigen Durchfall auslösen (ETEC). Der Impfschutz gegen E. coli beginnt etwa acht Tage nach der zweiten Impfung.

Gegenanzeigen sind akute behandlungsbedürftige Krankheiten wie akute Magen-Darm- oder fiebrige Erkrankungen. Sie sind nicht geeignet für Kinder unter zwei Jahren, und Vorsicht gilt bei Menschen mit bekannten allergischen Reaktionen gegenüber Formaldehyd. Im Zusammenhang mit der Impfung sind schwere allergische Reaktionen bekannt geworden. Der Hersteller verlangt eine strenge Indikationsstellung. Wenn die vorliegt, sollte eine Schwangerschaft kein Grund sein, auf eine Impfung zu verzichten.

Malaria

Die häufigste Tropenkrankheit ist die Malaria. Sie wird durch die Anophelesmücke übertragen. Anopheles ist vor allem in Afrika südlich der Sahara auf der Suche nach einer Blutmahlzeit. Über ihren Speichel gelangt der malariaauslösende Parasit in die Blutbahn des Menschen, befällt die Leber und die roten Blutkörperchen. Etwa 600 Reisende kehren pro Jahr mit einer Malariainfektion nach Deutschland zurück. Malaria tritt in vielen tropischen und subtropischen Ländern auf. Die Erkrankung wird von Touristen häufig unter-

schätzt. Etwa drei Viertel aller Reisenden, die mit Malaria nach Deutschland zurückkehren, haben vorher keine Vorsorge getroffen und auf ihrer Reise wohl nicht einmal Insektenschutz oder angemessene und imprägnierte Kleidung dabei. Es gibt verschiedene Arten der Malaria, die gefährlichste ist die Malaria tropica. Ignoriert man ihre typischen Anzeichen – Fieber, Kopf- und Gliederschmerzen –, kann sie schon nach wenigen Tagen tödlich enden. Deshalb sind vorbeugende Maßnahmen so wichtig.

Sinnvolle Regeln

Seit 2001 gibt es im deutschsprachigen Raum einheitliche Regelungen zum Umgang mit dem Risiko:

Fährt man in ein Gebiet mit hoher Malariagefahr, raten Mediziner dringend zur Vorbeugung. Die Wahl des Medikaments hängt von der Verbreitung des Erregers in der jeweiligen Region ab und welche Wirkstoffe in dem Gebiet (noch) wirksam sind. Wichtig sind auch Gesundheitszustand des Anwenders, Wechselwirkungen mit anderen Medikamenten und die Reisedauer. Die Medikamente müssen je nach Präparat eine Woche vor, während und bis zu vier Wochen nach der Reise eingenommen werden.

Bereist man eine Region mit mittlerem oder geringem Malariarisiko, reicht es aus, ein Medikament für den Notfall dabeizuhaben, dann, wenn es zu Fieber und Malariaverdacht kommt. Den sofortigen Arztbesuch bei Malariaverdacht ersetzt das Notfallmittel aber nicht. Die Nutzung nur im Ernstfall soll verhindern, dass sich auch hier wieder rasch Resistenzen gegenüber dem Malariaerreger entwickeln.

Vorsorgekatalog

Im Vordergrund steht zunächst der konventionelle Mückenschutz (s. Tabelle Gelbfieber). Denn auf Medikamente wie das früher als Standardmittel genutzte Präparat Resochin® ist wegen Resistenzentwicklung nicht mehr in allen Fällen ausreichend Verlass, da es zu häufig eingesetzt worden ist.

Auch andere Medikamente zur Malaria-Vorbeugung wie die Wirkstoffe Mefloquin (Präparat Lariam®; Gegenanzeigen u. a. Menschen mit aktiven oder psychischen Erkrankungen in der Vorgeschichte) oder Atovagoun/Proquanil (Präparat Malarone®; gegen unkomplizierte Formen der Malaria tropica) sollen allenfalls in Gebieten mit einem hohen Infektionsrisiko für Malaria eingesetzt werden, um zu verhindern, dass sich auch hier zunehmend Resistenzen entwickeln.

Sind sie angezeigt, sind solche Mittel täglich oder wöchentlich einzunehmen, oft auch einige Zeit vor und nach der Reise. Ist das Infektionsrisiko eher gering, erhalten die Reisenden ein Stand-by-Medikament wie Lariam®, das aber nur genommen werden sollte, wenn infolge von Fieber der Verdacht einer Malariainfektion besteht und im Moment keine ärztliche Hilfe möglich ist.

Gutes Timing

Der Tag geht, die Mücke kommt. Die Insekten sind in der Dämmerung und bei Nacht besonders aggressiv. Richten Sie sich darauf ein, dass die Anopheles-Moskitos bis auf wenige Ausnahmen nur zwischen Sonnenuntergang und Sonnenaufgang stechen. Mehr als 90 Prozent aller Malariainfektionen werden zwischen 22 und 2 Uhr übertragen.

Um das Risiko zu senken sollten Sie:
- Aufenthalt im Freien zwischen 22 und 2 Uhr beschränken und den Mücken keine Angriffsflächen bieten.
- Sumpfgebiete, Seen und Wasserlöcher insbesondere zu dieser Zeit meiden.
- Wenn möglich, außerhalb der Regenzeiten in Tropengebiete reisen. Dann ist die Gefährdung geringer.
- Richtige Kleidung – helle, hautbedeckende und locker sitzende Sachen schützen vor Stichen. Die Kleidung und das Moskitonetz für die Nacht mit Insektenschutz imprägnieren.
- Oft waschen – Regelmäßiges Waschen und häufiger Kleiderwechsel helfen gegen Körpergeruch, der die Mücken anlockt. Auf duftende Kosmetika verzichten, die Haut lieber mit Mückenschutz einreiben.
- Mücken und andere Insekten abweisende Repellents nutzen.

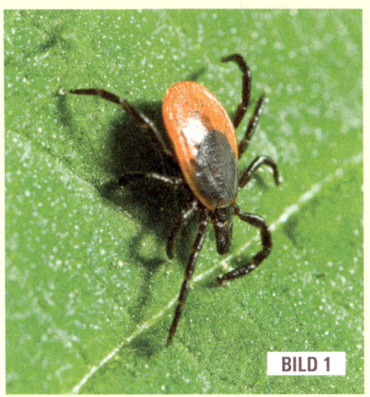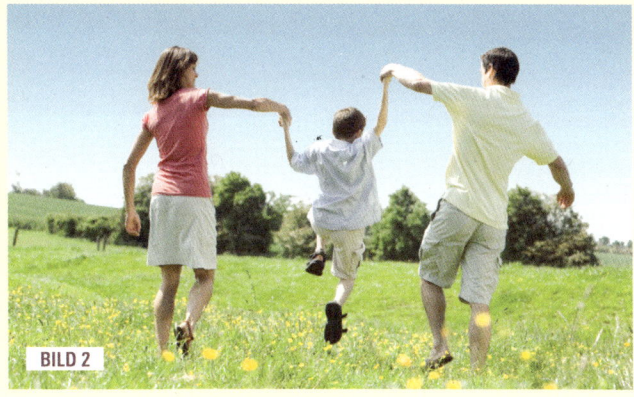

BILD 1
BILD 2

BILD 1: Zecken übertragen die durch Viren ausgelöste Frühsommer-Enzephalitis und die bakterielle Borreliose.
BILD 2: Nach Spaziergängen in belasteten Gebieten den Körper auf Zecken kontrollieren!

Aber eines müssen Sie unbedingt bedenken: Die Vorsorgemaßnahmen helfen nicht zuverlässig. Deshalb ist auch nach Abschluss der Reise bei Fiebersymptomen auf jeden Fall die Abklärung durch den Arzt notwendig.

Fieber und grippeähnliche Symptome im Malariagebiet sind bis zum Beweis des Gegenteils immer malariaverdächtig. Bei Fieber in einem Malariarisikogebiet ist Malaria durch eine ärztliche Untersuchung also unbedingt ausschließen.

Bei leichteren Symptomen sollte man den Verlauf erst einmal eine Zeit lang beobachten und abwägen, ob sie sich auf bekannte Beschwerden zurückführen lassen (zum Beispiel bei niedrigem Blutdruck Schwindel in tropischen Gebieten).

Vorschlag für die Strategie: Einen Arzt aufsuchen. Ist dieser nicht innerhalb von 24 Stunden erreichbar: Notfallmittel einnehmen.

Auf einen Malaria-Schnelltest, der in der Apotheke für etwa 20 Euro zu kaufen ist, sollten sich Betroffene keinesfalls allein verlassen. Für Reisende ist er nach Erfahrungen von Reisemedizinern ausgesprochen schwierig zu handhaben. In Studien war jeder Zweite dazu nicht in der Lage. Hat ein Malariakranker außerdem nur sehr wenige oder aber sehr viele Parasiten im Blut, kann der Malaria-Schnelltest versagen.

Siehe zu weiteren Informationen auch die Seiten unter www.dtg.org/malaria.html und den Gesundheitsdienst für Beschäftigte und Reisende „Malaria-Verhütung durch Schutz vor Mückenstichen" des Auswärtigen Amtes: www.auswaertiges-amt.de/cae/servlet/.../MalariaMerkblatt.pdf.

Über mückenabweisende Mittel (Repellents) berichtete die Stiftung Warentest in test regelmäßig (www.test.de).

Zecken – was wann und wo wichtig ist

Zecken, auch Holzböcke genannt, befinden sich vor allem im niederen Busch- und Strauchwerk, auf Gräsern, in Mischwäldern. Nicht alle Zecken sind mit FSME infiziert, man schätzt, dass 0,1 bis maximal 5 von 100 der Zecken Träger des FSME-Virus sind. Nicht jeder Kontakt mit einer infizierten Zecke führt zur Übertragung des Virus. Dabei gilt: Je früher eine Zecke entdeckt und entfernt wird, desto geringer ist die Infektionsgefahr.

INFO FSME-Risikogebiete

Saison für FSME ist April bis November.

Risikogebiete in Deutschland sind (Stand 2012, laut RKI) insbesondere:

- Baden-Württemberg
- Bayern (außer dem größten Teil Schwabens und dem westlichen Teil Oberbayerns)
- Hessen (Landkreis (LK) Odenwald, LK Bergstraße, LK Darmstadt-Dieburg, Stadtkreis (SK) Darmstadt, LK Gros-Gerau, LK Offenbach, SK Offenbach, LK Main-Kinzig-Kreis, LK Marburg-Biedenkopf)
- Rheinland-Pfalz (LK Birkenfeld)
- Saarland (LK Saar-Pfalz-Kreis)
- Thüringen (SK Jena, SK Gera, LK Saale-Holzland-Kreis, LK Saale-Orla-Kreis, LK Saalfeld-Rudolstadt, LK Hildburghausen, LK Sonneberg).

In den in Deutschland hauptbetroffenen Regionen Bayern, Baden-Württemberg und Odenwald z. B. schwankt die Erkrankungsziffer extrem (teilweise bis >20 Fälle pro 100 000 Einwohner und Jahr z. B. in den Kreisen Odenwald, Freudenstadt, Rottweil, Waldshut, Zollern-Alb-Kreis, Pforzheim, Main-Spessart, Altötting, Arnberg-Sulzbach, Freyung, Fürth, Rottal-Inn, Schwandorf, Weißenburg-Gunzenhausen u. a.).

Tipp: Sie können sich über die jeweils aktuellen Risikogebiete in Deutschland unter www.rki.de/fsme-karte informieren.

Auslandsreisende sollten sich ebenfalls über mögliche Zeckenaktivtäten informieren. Als Hochrisikogebiete gelten vor allem die baltischen Staaten. FSME-Infektionen gibt es aber zum Beispiel auch in Finnland, auf dem Balkan, Österreich, Polen, in Russlands europäischem Teil, in Schweden, in der Schweiz, Ungarn, der Tschechischen und der Slowakischen Republik. In den beiden letzten Staaten kann die Virus-Erkrankung in seltenen Fällen auch durch das Trinken von nicht pasteurisierter **Milch** infizierter Haustiere wie Ziege, Schaf, Kuh übertragen werden. FSME-frei sind Spanien, Portugal, Großbritannien und die Beneluxländer. Nur wenige Einzelerkrankungen melden Italien, Griechenland und Frankreich.

Außerhalb Europas sind nur sehr wenige Risikogebiete der Frühsommer-Meningo-Enzephalitis bekannt. Dazu gehören zum Beispiel das außereuropäische Russland und bestimmte Gebiete Japans oder Chinas, nicht aber die Türkei.

Risikogebiete: FSME-Impfung

Für die FSME-Impfung wird jedes Jahr wieder kräftig die Werbetrommel gerührt. Ein Impftermin für jeden ist aber nicht nötig. Die Ständige Impfkommission empfiehlt die Impfung gegen FSME für Menschen, die in Risikogebieten leben oder Personen, die beruflich durch FSME gefährdet sind (wie Forstarbeiter, Jäger, Förster, Gärtner, in der Landwirtschaft Tätige, auch Laborpersonal) oder die in Risikogebieten als Urlauber vor allem durch Wald und Flur streifen – und damit besonders gefährdet sind: 90 von 100 aller

FSME-Fälle werden mit Freizeitaktivitäten in Verbindung gebracht.

Impfplan Zecken

Zecken sind in der Zeit zwischen März und Oktober/November aktiv. Die erste Impfung sollte bis Ende Februar erfolgen, der zweite Pieks zwei bis vier Wochen später. Dann ist zur Zecken-Hochzeit schon weitgehender Schutz (95 Prozent) gegen die Virusinfektion gewährleistet. Doch zur ausreichenden Immunisierung bedarf es der dritten Auffrischungs(Booster)-Impfung nach 9 bis 12 Monaten. Weitere Auffrischungen sollten je nach Alter und Risiko alle drei bis fünf Jahre erfolgen. (FSME-Impfung für Erwachsene Seite 154).

FSME-Impfung für Kinder: FSME-Erkrankungen bei Kindern verlaufen laut Robert-Koch-Institut im Allgemeinen leichter als beim Erwachsenen. Nur in Einzelfällen sind neurologische Restschäden berichtet worden. Da Fieberreaktionen von mehr als 38 °C bei 1- bis 2-jährigen geimpften Kindern in 15 von 100 Fällen beobachtet wurden (gegenüber 5 von 100 bei 3- bis 11-jährigen Kindern, wird vor der Impfung von Kindern unter 3 Jahren gemeinsam mit den Eltern eine besonders sorgfältige Indikationsstellung empfohlen.

Es ist laut Robert-Koch-Institut nicht ratsam, von den empfohlenen Impfschemata erheblich abzuweichen. Die dritte Impfung gegen FSME im Standardimpfschema ist immunologisch gesehen bereits eine Auffrischimpfung; deshalb ist ein relativ großer Abstand von neun bis zwölf Monaten zu den ersten beiden Impfungen sinnvoll. Es existiert jedoch auch ein Schnellimmunisierungsschema, bei dem eine Auffrischimpfung als 4. Dosis dann bereits nach 12–8 Monaten erfolgen sollte.

Bindend für die korrekte Anwendung von Impfstoffen sind die jeweiligen Fachinformationen; dazu sollten Sie auch den Impfarzt befragen. Die Impfintervalle, die dort angegeben sind, wurden in Studien geprüft und der Aufbau eines sicheren Impfschutzes ist in diesem Rahmen belegt.

◣ KEINE EMPFEHLUNG FÜR IMMUNGLOBULINE

Weniger wirksam ist die passive Immunisierung nach einem Zeckenstich – falls er überhaupt bemerkt wurde: in über 40 von 100 Fällen ist dies nicht der Fall. Die Erfolgsrate liegt bei einer Impfung nach Zeckenstich bei 50 bis 60 von 100. In Einzelfällen wurde über einen ungünstigeren Verlauf einer FSME nach zu später Gabe berichtet, zum Beispiel erst nach 96 Stunden. Eine allgemeine Empfehlung der Vorbeugung durch Immunglobuline (Immunglobulinprophylaxe) kann daher nicht gegeben werden. Für Kinder und Jugendliche bis 14 Jahren ist sie tabu, da Immunglobuline in Verdacht steht, bei dieser Altersgruppe schwere Komplikationen zu verursachen.

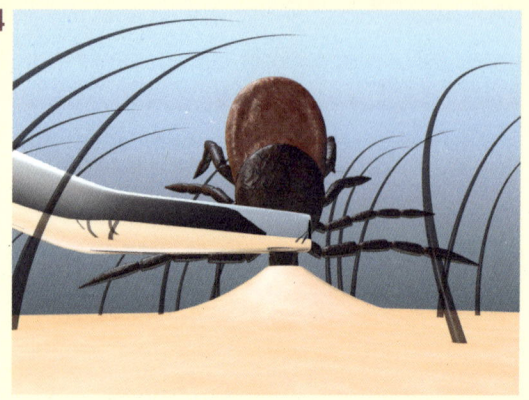
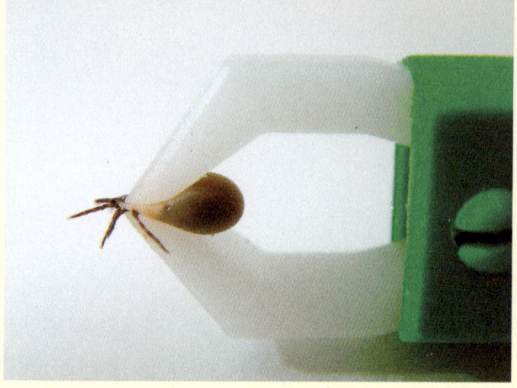

Festsitzende Zecken werden mit einer Pinzette, einer speziellen Zeckenzange aus Apotheke oder Drogerie oder mit spitzen Fingernägeln möglichst hautnah am »Kopf« gefasst (das sind eigentlich Mundwerkzeuge der Zecken) und nach leichtem Ruckeln (um sie zum Loslassen zu animieren) herausgedreht. Ob rechts oder links herum ist egal, Zecken haben kein Gewinde. Nie den Leib quetschen oder Öl, Alkohol, Klebstoff oder Ähnliches zum Abtöten verwenden, damit nicht unnötig virusinfizierter Speichel in die Stichstelle gelangt, den das Insekt im Todeskampf abgibt.

Die Lyme-Borreliose

Weitaus häufiger und bislang durch vorbeugende Impfung nicht zu verhindern ist die ebenfalls durch Zecken übertragene, durch Bakterien verursachte Infektion Lyme-Borreliose. Die Borreliose ist nicht auf bestimmte Gebiete beschränkt, mit den Bakterien infizierte Holzböcke sind in allen Teilen des Landes vertreten, vermutlich bis 1000 Meter Höhe und in den übrigen gemäßigten Klimazonen der Erde. In den USA gibt es bereits einen wirksamen Impfstoff, der allerdings nur dort wirksam ist und hierzulande bislang nichts gegen die bei uns vertretene größere Vielfalt der Borrelien-Bakterien ausrichten kann. Impfstoff ist aber für die hiesige Anwendung in der Entwicklung. Die Erreger sind nach einer Studie des RKI weit verbreitet, Kontakte sind zum Beispiel bei Kindern und Jugendlichen häufig nachweisbar. Etwa sieben von 100 14- bis 17-Jährigen sind danach bereits einmal von einer infizierten Zecke gebissen worden – allerdings muss das nicht zu einer Krankheit führen. Rund einer von 100 Betroffenen muss nach einem Zeckenbiss mit einer manifesten Erkrankung rechnen. Es gibt schätzungsweise 20 000 Erkrankungen im Jahr. Etwa jede dritte Zecke trägt den Erreger Borrelia burgdorferi in sich.

Symptome aufspüren

Eine Borreliose wird oft erst spät diagnostiziert und geht mit Fieber, Symptomen eines grippalen Infekts, Gelenkschmerzen einher. An der Stichstelle bildet sich Tage bis wenige Wochen nach dem Zeckenbiss ein typischer roter runder Hautausschlag, der sich als „Wanderröte" in alle Richtungen ausbreitet. Er tritt aber nicht immer auf (40 bis 60 Prozent). Infizierte fühlen sich schlapp und krank. Nach wenigen Wochen heilt der Ausschlag normalerweise ab. Im fortgeschrittenen Stadium kann die Borreliose auch zu Haarausfall führen. Wochen bis Monate später können Herz, Nerven, Augen, Gelenke befallen werden.

Antibiotikatherapie

Rechtzeitig erkannt, kann die Borreliose erfolgreich mit Antibiotika behandelt werden. Auch in späteren Krankheitsstadien spricht sie noch gut auf die Medikamente an, in den meisten Fällen ist eine komplette Heilung zu erwarten. Selten gibt es therapieresistente Borrelien-Infektionen, diskutiert wird dabei eine Autoimmunerkrankung. Eine vorbeugende Antibiotika–Einnahme nach einem Zeckenstich ohne Vorliegen von Krankheitszeichen macht nach Meinung aller Experten keinen Sinn.

Vorbeugung

Günstig ist es, vorbeugend helle Kleidung zu tragen, die Arme und Beine ausreichend zu bedecken. Besonders wichtig ist es, nach dem Spaziergang Kleidung und Körper nach Zecken gründlich abzusuchen. Bevorzugte Plätze der kleinen Blutsauger sind der Haaransatz, Ohren, Hals, Arm- und Kniebeugen, Leistengegend. Schon kleine Larven (etwa 1 mm groß) können die Krankheitserreger übertragen. Schnelles Entfernen senkt das Infektionsrisiko. Das gilt vor allem für die Borreliose. Deren Erreger befinden sich im Darm der Zecke, bis sie in unser Blut gelangen, können 12 bis 15 Stunden vergehen. Die FSME-Viren dagegen tummeln sich im Zeckenspeichel. Daher kann eine Übertragung bereits beim ersten Biss erfolgen.

Tipp: Mückenschutzmittel (Repellents) können in gewissen Maßen gegen Zecken helfen, verlieren aber nach etwa zwei Stunden ihre Wirkung. Also gilt es, sie öfters aufzutragen. Wie sich in früheren Tests herausstellte, wurde die Wirkdauer der Insekten abschreckenden Mittel von den Herstellern manchmal ohnehin sehr großzügig bemessen.

Was Kassen zahlen

Eine Impfung gegen Hepatitis A zum Beispiel kostet derzeit etwa 64 Euro – und ist zum Langzeitschutz zweimal erforderlich. Kombi- und Kinderimpfstoffe können billiger sein. Zudem dürfen Ärztehonorare fürs Impfen und die reisemedizinische Beratung berechnen, in der Regel etwa 20 bis 30 Euro. Krankenkassen müssen nur Standardimpfungen wie gegen Tetanus und Diphtherie bezahlen. Reiseimpfungen übernehmen aber viele freiwillig. Das bestätigte eine Umfrage 2012 bei den 25 größten Krankenkassen. Elf erstatten die Kosten für Impfungen, die die STIKO offiziell als Reiseschutz empfiehlt. Zwei weitere Kassen übernehmen diese Impfungen zumindest anteilig. Zudem zahlen zehn Kassen die Impfung gegen Japanische Enzephalitis und fünf die Malaria-Prophylaxe.

Nachträglich

Versicherte müssen die Kosten oft vorstrecken und die Rechnung einreichen. Meist erstatten die Kassen den Impfstoff und das kassenärztliche Honorar fürs Impfen, aber nicht für die Beratung.

KASSENINFOS

Details zu den 25 gesetzlichen Krankenkassen erfahren Sie kostenlos unter www.test.de/reiseimpfen-erstattung. Sie können sich aber auch direkt und aktuell telefonisch bei Ihrer Krankenversicherung erkundigen. So hängt die Erstattung bei Privatpatienten in der Regel vom individuellen Vertrag ab.

IMPFLEXIKON

Hier finden Sie zu den jeweiligen Krankheiten die entsprechenden Impfungen für Kinder und Erwachsene mit den Impfeinschätzungen der Stiftung Warentest in Tabellenform. Eine Vielzahl von Detailinformationen zur jeweiligen Impfung auf einen Blick soll Sie in die Lage versetzen, sich rasch ein Bild zu machen.

Zusammen mit den Impftabellen informieren Texte und Tabellen auch über mögliche Risiken des Impfens und das mögliche Risiko von nicht geimpften Kindern und Erwachsenen, wenn sie an gefährlichen Infektionen erkranken sollten. Die Informationen im Impflexikon können dabei hilfreich sein, zusammen mit den Ergebnissen der ärztlichen Beratung, eine individuelle Entscheidung für eine effektive gesundheitliche Vorsorge zu treffen – und sich auf das Beratungsgespräch in der ärztlichen Praxis, einer Klinik oder einem Institut vorzubereiten.

Die Impfeinschätzungen der Stiftung Warentest weichen in einigen Fällen von den offiziellen Vorschlägen ab, wie sie die Ständige Impfkommission formuliert.

IMPFUNGEN FÜR KINDER

DIPHTHERIE	
Fakten zur Krankheit	
Krankheitserreger und Übertragung	Diphtherie-Bakterium. Übertragung hauptsächlich durch Tröpfchen, etwa beim Husten, Niesen, Sprechen, seltener durch Schmierinfektion.
Vorkommen	Weltweit. In Europa große Epidemie Anfang der 1990er in ehemaligen Sowjetstaaten. In Deutschland einzelne Erkrankungs- und Todesfälle – meist durch eingeschleppte Erreger.
Besonders gefährdet	Alle.
Krankheitsbild	Fieber, Erkrankung der oberen Atemwege, Atem- und Schluckbeschwerden.
Komplikationen der Krankheit	Entzündungen des Herzmuskels, Schädigung der Nieren, Lähmung von Hirnnerven. Denn die Erreger bilden ein gefährliches Gift. 5 bis 10 Prozent der Erkrankten sterben trotz intensivmedizinischer Behandlung.
Behandlung	Bei Krankheitsverdacht sofort Therapie mit Antiserum (gegen das Gift) und Antibiotikum (gegen die Bakterien).
Immun nach Erkrankung	Nicht immer und nicht lebenslang.

Fakten zur Impfung	
Impfstoff	Totimpfstoff: Abgeschwächtes Gift des Bakteriums.
Persönlicher Nutzen	Schutz vor der Erkrankung.
Impfquote	95 Prozent bei der Schuleingangsuntersuchung 2010.
Nebenwirkungen der Sechsfachimpfung (Tetanus, Diphtherie, Keuchhusten, Hib, Polio, Hepatitis B)	In den ersten Tagen womöglich Impfreaktionen wie Schwellung und Rötung an der Einstichstelle, Fieber, Magen-Darm-Beschwerden. Auch Infektionen der oberen Atemwege sind möglich. Je nach Kombinationsimpfstoff können etwas andere Nebenwirkungen auftreten.
Komplikationen der Sechsfachimpfung	Sehr selten. Bei weniger als einem von 10 000 Geimpften kommt es zu einem meist folgenlosen Fieberkrampf. Ebenfalls sehr selten ist ein kurzzeitiger, sich schnell zurückbildender, folgenloser, schockähnlicher Zustand.
Impfplan	Vier Impfungen im ersten Lebensjahr. Auffrischung vor Schuleintritt und als Jugendlicher.
Alternative Impfstrategie	Verschiebung der Grundimmunisierung ins zweite Lebensjahr theoretisch möglich.
Immun nach Impfung	Mindestens zehn Jahre.
Wissenschaftliche Belege	Impferfolg und Sicherheit durch Studien und lange Anwendung belegt.
Unser Rat	
	Die Impfung ist für alle gesunden Kinder sinnvoll. Sie ist bewährt. Eine hohe Impfquote (ca. 95 Prozent) gewährleistet den Schutz aller.

HEPATITIS B

Fakten zur Krankheit

Krankheitsauslöser und Übertragung	Hepatitis-B-Virus. Es findet sich in Blut, Speichel, Sperma, Vaginalflüssigkeit. Es wurde auch in Muttermilch und Tränenflüssigkeit nachgewiesen.
Vorkommen	Weltweit eine der häufigsten Infektionskrankheiten überhaupt. 2011 in Deutschland 807 neu infizierte Menschen; 300 000 bis 650 000 sind chronisch infiziert.
Besonders gefährdet	Unter anderem Patienten mit chronischen Nieren- oder Leberleiden oder vor ausgedehnten Operationen; Personen mit medizinischen Berufen; Menschen mit ungeschützten, wechselnden Sexualkontakten.
Krankheitsbild	Unterschiedlich. Je nach Immunabwehr kann es ein bis sechs Monate dauern, ehe Krankheitssymptome auftreten. Etwa zwei Drittel der Infizierten bekommen grippeähnliche Beschwerden, teils mit Übelkeit und Erbrechen. Nur etwa ein Drittel der Erkrankten entwickelt eine typische „Gelbsucht" mit Gelbfärbung der Haut und dunklem Urin.
Komplikationen	Chronische Leberentzündungen. Daraus kann eine Leberzirrhose, also eine sehr starke Schädigung, oder Leberkrebs entstehen – beides womöglich tödlich. Das Risiko für chronische Verläufe steigt, je jünger Infizierte sind. Im frühen Kindesalter liegt es bei 90 Prozent.
Behandlung	Behandlung nur eingeschränkt mit speziellen virenhemmenden Medikamenten.
Immun nach Erkrankung	Meist besteht lebenslang Immunität, wenn die Erkrankung vollständig ausheilt.

Fakten zur Impfung

Impfstoff	Totimpfstoff: nachgebauter Bestandteil der Virushülle.
Persönlicher Nutzen	Schutz vor der Infektion mit dem Virus, allerdings nicht vor seltenen Mutanten.
Impfquote	87 Prozent bei der Schuleingangsuntersuchung 2010.
Nebenwirkungen der Sechsfachimpfung (Tetanus, Diphtherie, Keuchhusten, Hib, Polio, Hepatitis B)	In den ersten Tagen womöglich Impfreaktionen wie Schwellung und Rötung an der Einstichstelle, Fieber, Magen-Darm-Beschwerden. Auch Infektionen der oberen Atemwege sind möglich. Je nach Kombinationsimpfstoff können etwas andere Nebenwirkungen auftreten.
Komplikationen der Sechsfachimpfung	Sehr selten. Bei weniger als einem von 10 000 Geimpften kommt es zu einem meist folgenlosen Fieberkrampf. Ebenfalls sehr selten ist ein kurzzeitiger, sich schnell zurückbildender, folgenloser, schockähnlicher Zustand.

Impfplan	Vier Impfungen im ersten Lebensjahr. Im Alter von 9 bis 17 Jahren Grundimmuni-sierung, wenn keine Impfung im Säuglingsalter.
Altern. Impfstrategie	Keine.
Immun nach Impfung	Mindestens 10 Jahre, wahrscheinlich länger.
Wissenschaftliche Belege	Impferfolg und Sicherheit durch Studien und jahrelange Anwendung belegt.
Unser Rat	
	Die Impfung ist für alle gesunden Kinder sinnvoll. Sie ist bewährt und senkt Er-krankungs- und Sterberaten. Auch der frühe Impftermin ist sinnvoll. Denn Hepati-tis B wird nicht nur über Sexualkontakte übertragen, und im Säuglingsalter be-steht ein besonders hohes Risiko für einen chronischen Krankheitsverlauf.

HIB (HAEMOPHILUS INFLUENZAE TYP B)

Die Fakten zur Krankheit	
Krankheitserreger und Übertragung	Hib-Bakterien, verschiedene Typen. Typ b war vor Impfeinführung Auslöser der meisten invasiven Hib-Erkrankungen. Übertragung durch Tröpfchen, aber auch über Gegenstände.
Vorkommen	Weltweit. In Deutschland 173 Erkrankte 2011 (Gesamtzahl, nicht nur Typ b).
Besonders gefährdet	Säuglinge und Kleinkinder.
Krankheitsbild	Fieberhafte Infektion des Nasen-Rachen-Raums.
Komplikationen der Krankheit	Gelangen Bakterien durch die Schleimhaut in den Körper (invasiver Verlauf), können schwere Erkrankungen entstehen. Lebensgefährliche Komplikationen, vor allem im ersten Lebensjahr: Hirnhaut- und Kehldeckelentzündungen. Letz-tere können zu Erstickungsanfällen führen. Rund 5 Prozent der Erkrankten mit einer dieser Komplikationen sterben trotz intensivmedizinischer Behandlung. Wenigstens noch einmal so viele behalten bleibende Schäden.
Behandlung	Antibiotika gegen die Erreger.
Immun nach Erkrankung	Nein.

Die Fakten zur Impfung	
Impfstoff	Konjugatimpfstoff mit Teilen der Bakterienhülle, gebunden an ein Eiweißmolekül, das den Kontakt mit dem Immunsystem herstellt.
Persönlicher Nutzen	Schutz vor einem womöglich lebensgefährlichen Krankheitsverlauf.
Impfquote	93 Prozent bei der Schuleingangsuntersuchung 2010.
Nebenwirkungen der Sechsfachimpfung (Tetanus, Diphtherie, Keuchhusten, Hib, Polio, Hepatitis B)	In den ersten Tagen womöglich Impfreaktionen wie Schwellung und Rötung an der Einstichstelle, Fieber, Magen-Darm-Beschwerden. Auch Infektionen der oberen Atemwege sind möglich. Je nach Kombinationsimpfstoff können etwas andere Nebenwirkungen auftreten.
Komplikationen der Sechsfachimpfung	Sehr selten. Bei weniger als einem von 10 000 Geimpften kommt es zu einem meist folgenlosen Fieberkrampf. Ebenfalls sehr selten ist ein kurzzeitiger, sich schnell zurückbildender, folgenloser, schockähnlicher Zustand.
Impfplan	Vier Impfungen im ersten Lebensjahr.
Alternative Impfstrategie	Keine.
Immun nach Impfung	Zehn Jahre.
Wissenschaftl. Belege	Impferfolg und Sicherheit durch Studien und jahrelange Anwendung belegt.
Unser Rat	
	Die Impfung ist für alle gesunden Kinder bis zum fünften Lebensjahr sinnvoll. Sie ist bewährt und verringert die Krankheitshäufigkeit drastisch.

HPV

Fakten zur Krankheit	
Krankheitserreger und Übertragung	Humane Papillomaviren (HPV). Es gibt über 100 Typen, 13 (darunter HPV 16 und 18), sind mitbeteiligt an der Entstehung von Gebärmutterhalskrebs. Übertragung vor allem beim Geschlechtsverkehr.
Vorkommen	Weltweit und häufig. Etwa 70 Prozent aller Menschen, die Sex haben, stecken sich mindestens einmal im Leben mit HPV an.
Besonders gefährdet	Junge, sexuell aktive Mädchen und Frauen. Etwa drei Viertel der nachgewiesenen Infektionen finden sich bei 15- bis 24-Jährigen.
Krankheitsbild	Meist verlaufen HPV-Infektionen unbemerkt und heilen in ein bis zwei Jahren ohne Behandlung und ohne Folgen aus. Bei etwa 10 Prozent der Frauen bleibt die Infektion dauerhaft bestehen.

Komplikationen der Krankheit	Bei etwa 1 Prozent der Frauen mit einer dauerhaften HPV-Infektion entsteht Gebärmutterhalskrebs – oft nach rund 8 bis 15 Jahren, aber auch später und stets über mehrere Vorstufen. Daran erkranken in Deutschland jährlich etwa 12 von 100 000 Frauen neu. Die Sterberate liegt bei 3 pro 100 000 Frauen.
Behandlung	Früh entdeckte Zellveränderungen beziehungsweise Krebsvorstufen durch HPV lassen sich meist gut therapieren, etwa per Laser.
Immun nach Erkrankung	Nein.
Fakten zur Impfung	
Impfstoffe	Totimpfstoffe. Einer richtet sich gegen die HPV-Typen 16 und 18. Einer schützt auch vor den HPV-Typen 16 und 18 sowie 6 und 11, die Genitalwarzen verursachen können.
Persönlicher Nutzen	Bei Mädchen und jungen Frauen können beide Impfstoffe Infektionen und Krebsvorstufen durch HPV-Typ 16 und 18 vermeiden – wenn vor der Impfung noch keine Infektion damit vorliegt. Der Langzeitnutzen ist noch unbestimmt.
Impfquote	Keine Zahl verfügbar. 2009 waren 36 Prozent der 17-jährigen privat versicherten Mädchen geimpft. Impfung erst seit 2007 empfohlen.
Nebenwirkungen	Örtliche Reaktionen: Schmerzen, Rötungen, Schwellungen an der Einstichstelle.
Komplikationen der Impfung	Noch keine ausreichenden Studien, um das Auftreten zuverlässig zu bestimmen.
Impfplan	Impfung für Mädchen im Alter von 12 bis 17 Jahren mit drei Dosen innerhalb eines halben Jahres.
Alternative Impfstrategie	Je nach Lebensstil kann die Impfung auch Frauen über 18 Jahren nützen. Das Risiko für eine vorherige HPV-Infektion hängt von der Zahl der Sexualpartner und dem Kondomgebrauch ab.
Immun nach Impfung	Dauer noch unklar, wohl fünf bis acht Jahre.
Wissenschaftl. Belege	Klinische Zulassungsstudien belegen die Wirksamkeit, allerdings nur gegen die genannte Virentypen. Langfristige Effekte noch unklar.
Unser Rat	
	Die Impfung ist für Mädchen und junge Frauen sinnvoll, besonders vor dem ersten Geschlechtsverkehr. Vor allem dann kann sie auch Frauen über 18 Jahren nutzen. Sieben der 25 größten Krankenkassen erstatten die Kosten auch nach dem 18. Lebensjahr. Die jährliche, für Frauen ab 20 kassenfinanzierte Früherkennungsuntersuchung (Pap-Test) bleibt aber immer sehr wichtig, auch für Geimpfte. HPV-16 und 18 sind nur an etwa 70 von 100 der Gebärmutterhalskrebsfälle beteiligt (siehe auch Seite 100).

KEUCHHUSTEN (PERTUSSIS)

Die Fakten zur Krankheit

Krankheitserreger und Übertragung	Pertussis-Bakterium. Tröpfcheninfektion, etwa durch Husten, Niesen, Sprechen. Die Erreger sind hochansteckend – bis zu 90 Prozent aller, die damit in Kontakt kommen, erkranken.
Vorkommen	Weltweit. In Deutschland gehen seit Einführung der Impfempfehlung 1991 die Erkrankungszahlen zurück. Es sind zunehmend auch Erwachsene betroffen.
Besonders gefährdete Menschen	Alle, vor allem Neugeborene und Säuglinge. Denn sie haben keinen oder nur geringen Nestschutz durch mütterliche Antikörper und ein besonders hohes Risiko für Komplikationen.
Krankheitsbild	Zunächst grippeähnliche Symptome, dann über vier bis sechs Wochen quälende Hustenanfälle, die bis zum Erbrechen führen können. Die Beschwerden klingen nur langsam ab – über weitere sechs bis zehn Wochen. Bei Jugendlichen und Erwachsenen verläuft Keuchhusten oft mild und unerkannt – mit einer hohen Ansteckungsgefahr für Kinder. Bei Neugeborenen und jungen Säuglingen sind hustenarme oder -freie Krankheitsverläufe möglich. Stattdessen kann es zu lebensbedrohlichen Atemstillständen kommen.
Komplikationen der Krankheit	Treten vor allem im Säuglingsalter auf: Lungenentzündungen (75 Prozent), beatmungspflichtige Atemstillstände (25 Prozent), Krampfanfälle (14 Prozent), Gehirnentzündungen (5 Prozent). Die Zahlen beziehen sich auf stationär behandelte Kinder im ersten Lebenshalbjahr. Jährlich sterben in Deutschland ein bis zwei Menschen an Keuchhusten, meist Säuglinge.
Behandlung	Antibiotika gegen die Erreger. Bei Behandlung in der Inkubationszeit (7 bis 10 Tage) kann ein Auftreten der Krankheit vermieden werden.
Immun nach Erkrankung	Immunität nach Erkrankung nicht lebenslang – etwa fünf bis zehn Jahre.

Die Fakten zur Impfung

Impfstoff	Totimpfstoff aus einigen Eiweißen des Bakteriums.
Persönlicher Nutzen	Schutz vor der Erkrankung, die besonders für Neugeborene und Säuglinge bedrohlich ist.

Impfquote	95 Prozent bei der Schuleingangsuntersuchung 2010.
Nebenwirkungen der Sechsfachimpfung (Tetanus, Diphtherie, Keuchhusten, Hib, Polio, Hepatitis B)	In den ersten Tagen womöglich Impfreaktionen wie Schwellung und Rötung an der Einstichstelle, Fieber, Magen-Darm-Beschwerden. Auch Infektionen der oberen Atemwege sind möglich. Je nach Kombinationsimpfstoff können etwas andere Nebenwirkungen auftreten.
Komplikationen der Sechsfachimpfung	Sehr selten. Bei weniger als einem von 10 000 Geimpften kommt es zu einem meist folgenlosen Fieberkrampf. Ebenfalls sehr selten ist ein kurzzeitiger, sich schnell zurückbildender, folgenloser, schockähnlicher Zustand.
Impfplan	Vier Impfungen im ersten Lebensjahr. Auffrischung vor Schuleintritt und als Jugendlicher.
Altern. Impfstrategie	Keine.
Immun nach Impfung	Dauer etwa fünf bis zehn Jahre – nach neuen wissenschaftlichen Erkenntnissen auch weniger: Aktuelle Studiendaten haben gezeigt, dass die Wirkung auch recht schnell nachlassen kann, sodass ggf. regelgerecht (oder nach den bisherigen Regeln) geimpfte Kinder an Keuchhusten erkranken können. Zurzeit wird darüber nachgedacht, das Impfschema zu ändern, um einen zuverlässigeren und längerfristigen Schutz zu erreichen.
Wissenschaft. Belege	Impferfolg und Sicherheit durch Studien und jahrelange Anwendung belegt.
Unser Rat	
	Die Impfung ist für alle gesunden Kinder sinnvoll. Sie ist bewährt und vermindert die Krankheitshäufigkeit drastisch.

KINDERLÄHMUNG (POLIO): IMPFUNG FÜR KINDER

Fakten zur Krankheit

Krankheitsauslöser und Übertragung	Polio-Virus, drei verschiedene Typen. Übertragung durch Schmierinfektion, etwa beim Stuhlgang, aber auch durch Tröpfcheninfektion und über verunreinigtes Wasser.
Vorkommen	Weltweit, insbesondere in einigen Ländern in Afrika und Asien. Europa gilt seit 2002 als poliofrei. Allerdings gab es 2010 einen Ausbruch in Tadschikistan. Von dort verbreiten sich die Erreger auch in einigen anderen östlichen Ländern.
Besonders gefährdet	Alle, besonders Reisende, die das Virus wieder in europäische Länder einschleppen können.
Krankheitsbild	Bei rund 95 Prozent der Infizierten gibt es keine oder nur ganz leichte Krankheitszeichen. Bei etwa 5 Prozent treten Fieber, Hals- und Kopfschmerzen auf.
Komplikationen der Krankheit	Hirnhautentzündung. Bei einem von 100 bis 1 000 Erkrankten kommt es zu bleibenden schlaffen Lähmungen der Arm- oder Bein-, schlimmstenfalls auch der Sprech-, Schluck- oder Atemmuskeln. Noch Jahrzehnte nach Infektion können erneut Muskelschmerzen und Lähmungen auftreten.
Behandlung	Keine Erregerbekämpfung möglich, sondern nur Symptombehandlung, etwa von Fieber.
Immun nach Erkrankung	Lebenslange Immunität nach Erkrankung gegen den auslösenden Virustyp.

Fakten zur Impfung

Impfstoff	Totimpfstoff: inaktive Viren.
Persönlicher Nutzen	Schutz vor einer Infektion mit möglichen schweren Folgeschäden in einer globalisierten Welt.
Impfquote	94 Prozent bei der Schuleingangsuntersuchung 2010.
Nebenwirkungen der Sechsfachimpfung (Tetanus, Diphtherie, Keuchhusten, Hib, Polio, Hepatitis B)	In den ersten Tagen womöglich Impfreaktionen wie Schwellung und Rötung an der Einstichstelle, Fieber, Magen-Darm-Beschwerden. Auch Infektionen der oberen Atemwege sind möglich. Je nach Kombinationsimpfstoff können etwas andere Nebenwirkungen auftreten.

Komplikationen der Sechsfachimpfung	Sehr selten. Bei weniger als einem von 10 000 Geimpften kommt es zu einem meist folgenlosen Fieberkrampf. Ebenfalls sehr selten ist ein kurzzeitiger, sich schnell zurückbildender, folgenloser, schockähnlicher Zustand.
Impfplan	Vier Impfungen im ersten Lebensjahr. Auffrischung im Alter zw. 9 und 17 Jahren.
Altern. Impfstrategie	Keine.
Immun nach Impfung	Wahrscheinlich lebenslang.
Wissenschaftl. Belege	Impferfolg und Sicherheit durch Studien und jahrelange Anwendung belegt.
Unser Rat	
	Die Impfung ist für alle gesunden Kinder sinnvoll. Sie ist bewährt und vermindert die Krankheitshäufigkeit drastisch. Durch ausreichend hohe Impfquoten lässt sich Polio ausrotten.

GEGEN MASERN, MUMPS UND RÖTELN: MEIST MIT EINER KOMBINATIONSIMPFUNG

	Masern	Mumps	Röteln
Fakten zur Krankheit			
Krankheitserreger und Übertragung	Masern-Virus. Übertragung durch Tröpfchen, etwa beim Husten, Niesen, Sprechen. Die Erreger sind hochansteckend – 95 Prozent aller, die damit in Kontakt kommen, erkranken.	Mumps-Virus. Übertragung durch Tröpfchen. Die Ansteckungsrate liegt bei 60 Prozent. Patienten sind etwa eine Woche vor bis neun Tage nach Krankheitsausbruch ansteckend.	Röteln-Virus. Übertragung durch Tröpfchen. Die Ansteckungsrate liegt unter 50 Prozent. Aber Patienten sind eine Woche vor und bis eine Woche nach Auftreten des Ausschlags ansteckend.
Vorkommen	Weltweit. 2011 in Deutschland 1 609 Fälle, davon 526 In Baden-Württemberg, 435 in Bayern.	Weltweit. Besonders häufig in Ostasien. In Deutschland immer wieder Erkrankungswellen.	Weltweit. Vermehrt in Afrika und weiten Teilen Asiens ohne Impfprogramme gegen Röteln.

	Masern	Mumps	Röteln
Besonders gefährdete Menschen	Alle Kinder, auch Erwachsene, da sie oft schwerer erkranken. Säuglinge haben meist die ersten Wochen Schutz durch mütterliche Antikörper.	Alle Kinder und auch Erwachsene, da sie oft schwerer erkranken. Säuglinge haben meist die ersten Wochen Nestschutz wie gegen Masern.	Alle Kinder und schwangeren Frauen, da Röteln Ungeborene schwer schädigen können. Säuglinge haben meist die ersten Wochen Nestschutz.
Krankheitsbild	Fieber, Schnupfen, Entzündungen im Hals-Rachen-Raum, roter Ausschlag am ganzen Körper. Masern schwächen das Immunsystem etwa sechs Wochen lang. Deshalb können weitere Erreger zusätzliche Krankheiten verursachen.	Fieber, Schnupfen, Kopfschmerzen. Oft kommt es zur ein- oder beidseitigen Schwellung der Ohrspeicheldrüse. Etwa ein Drittel der Erkrankten zeigt keine oder kaum Symptome.	Fieber, grippeartige Beschwerden, hellroter Hautausschlag. Etwa die Hälfte der erkrankten Kinder zeigt keine oder kaum Symptome. Der Ausschlag ist leicht mit anderen Infektionskrankheiten oder Allergien zu verwechseln.
Komplikationen der Krankheit	Häufig Mittelohr- und Lungenentzündungen. Gehirnentzündung bei einem von 1 000 Erkrankten. Daran stirbt einer von 10 000 Masern-Erkrankten, 2 bis 3 behalten Dauerschäden. Sehr selten entsteht SSPE, eine spezielle Gehirnentzündung (ein bis zehn Fälle pro 10 000 bis 100 000 Erkrankte). Besonders gefährdet sind Säuglinge im ersten Lebensjahr. SSPE bricht meist erst sechs bis acht Jahre nach den Masern aus und führt stets zum Tod. Insgesamt gibt es etwa einen bis drei Todesfälle pro 1 000 Masern-Erkrankte.	Erkannte Hirnhautentzündung bei 15 bis 20 Prozent der Erkrankten, kann sehr selten zu Innenohrschwerhörigkeit führen. Gehirnentzündungen sehr selten. Schmerzhafte Hoden- und Nebenhodenentzündungen bei Jungen. Die Rate steigt mit dem Erkrankungsalter, etwa jeder vierte bis zweite erkrankte männliche Jugendliche ist betroffen. Seltene Folge: Unfruchtbarkeit. Eierstockentzündung bei rund jedem zwanzigsten Mädchen, das nach der Pubertät erkrankt. 2009 starben in Deutschland sechs Menschen an Mumps.	Selten Mittelohr-, Lungen-, Gehirnentzündung und Verringerung der Blutplättchen. Gelenkschmerzen und -entzündungen, vor allem bei jungen Frauen. Röteln in den ersten acht Schwangerschaftswochen führen bei 90 Prozent der Embryos zu Schäden. Mögliche Folgen: Fehl- und Frühgeburten, Missbildungen wie Herzfehler, Augenlinsentrübung und Innenohrschwerhörigkeit. Solche Infektionen von Ungeborenen kamen in Deutschland in den letzten Jahren vereinzelt vor.

	Masern	**Mumps**	**Röteln**
Behandlung	Keine Erregerbekämpfung möglich, sondern nur Symptombehandlung, etwa von Fieber.		
Immun nach Erkrankung	Lebenslang.		
Fakten zur Impfung			
Impfstoff	Abgeschwächte Lebendviren.		
Persönlicher Nutzen	Schutz vor schweren Krankheitsverläufen, selbst bei Impfversagern ohne messbare Immunantwort. Sicherer Schutz vor SSPE.	Schutz vor schweren Krankheitsverläufen, selbst bei Impfversagern ohne messbare Immunantwort.	Schutz vor schweren Krankheitsverläufen, selbst bei Impfversagern. Vermeidung von Schäden für ungeborene Kinder.
Impfquote	1. Kombiimpfung: 96 Prozent. 2. Kombiimpfung: 91 Prozent. Bei der Schuleingangsuntersuchung 2010.		
Nebenwirkungen der Kombiimpfung	In den ersten Tagen womöglich Impfreaktionen wie Schwellung und Rötung an der Einstichstelle, Fieber und Magen-Darm-Beschwerden. Nach ein bis vier Wochen bei etwa 2 von 100 Geimpften vorübergehend eine nichtansteckende „Impfkrankheit" mit Fieber, schwachen Hautausschlägen, Schwellung der Ohrspeicheldrüse.	In den ersten Tagen womöglich Impfreaktionen wie Schwellung und Rötung an der Einstichstelle, Fieber und Magen-Darm-Beschwerden. Nach ein bis vier Wochen bei etwa 2 von 100 Geimpften vorübergehend eine nichtansteckende „Impfkrankheit" mit Fieber, schwachen Hautausschlägen, Schwellung der Ohrspeicheldrüse.	In den ersten Tagen womöglich Impfreaktionen wie Schwellung und Rötung an der Einstichstelle, Fieber und Magen-Darm-Beschwerden. Nach ein bis vier Wochen bei etwa 2 von 100 Geimpften vorübergehend eine nichtansteckende „Impfkrankheit" mit Fieber, schwachen Hautausschlägen, Schwellung der Ohrspeicheldrüse.

	Masern	Mumps	Röteln
Komplikationen der Kombiimpfung	Sehr selten. Beispielsweise in Einzelfällen allergische Reaktionen oder vorübergehend Verringerung der Blutplättchen.	Sehr selten. So kommt es beispielsweise etwa bei einem von 1 bis 3 Millionen männlichen Impflingen zur Hodenentzündung.	Sehr selten. Beispielsweise in Einzelfällen allergische Reaktionen oder vorübergehend Verringerung der Blutplättchen.
Impfplan	Zwei Impfungen: die erste mit etwa einem Lebensjahr, die zweite vor Ende des zweiten.		
Alternative Impfstrategie	Impfung spätestens vor Geburt eines Geschwisterkindes oder vor dem Eintritt in eine Gemeinschaftseinrichtung.	Impfung von Jungen spätestens vor der Pubertät, eventuell nach Antikörpertest auf unerkannt durchgemachten Mumps.	Impfung von Mädchen spätestens vor der Geschlechtsreife.
Immun nach Impfung	Nicht sicher bekannt – wohl lebenslang. Nach der zweiten Impfung anhaltender und sicherer, da sie noch Impfversager der ersten erfasst.		
Wissenschaftliche Belege	Impferfolg und Sicherheit durch Studien und jahrelange Anwendung belegt.		
Unser Rat			
	Die Impfung ist für alle gesunden Kinder sinnvoll. Sie ist bewährt und schützt auch sicher vor der tödlichen Gehirnentzündung SSPE. Bei hohen Durchimpfungsraten (95 Prozent) mit zwei Impfungen lassen sich die Masern ausrotten. Das schützt auch Säuglinge, die noch nicht geimpft werden können.	**Die Impfung ist für alle gesunden Kinder sinnvoll.** Sie ist bewährt und schützt vor Komplikationen wie Hirnhaut- und Hodenentzündung. Bei hohen Durchimpfungsraten (95 Prozent der Bevölkerung) mit zwei Impfungen ist die Ausrottung von Mumps möglich.	**Die Impfung ist für alle gesunden Kinder sinnvoll, auch für Jungen,** sie können stiller Überträger der Röteln sein und z. B. Schwangere anstecken. Die Impfung ist bewährt. Bei hohen Durchimpfungsraten (95 Prozent) mit zwei Impfungen lassen sich die Röteln ausrotten.

MENINGOKOKKEN

Fakten zur Krankheit

Krankheitserreger und Übertragung	Bakterium Neisseria meningitidis, verschiedene Typen. Tröpfcheninfektion, oft durch Küssen. Einige Menschen leben beschwerdefrei mit dem Keim – Ansteckungsgefahr.
Vorkommen	Weltweit. In Afrika gibt es den „Meningitisgürtel" südlich der Sahara (vor allem Gruppe A). Meiste Erkrankungen in Europa durch Gruppe B (zwei Drittel) und C (ein Viertel). In Deutschland gab es 368 Fälle im Jahr 2011.
Besonders gefährdet	Säuglinge und Kleinkinder sowie Jugendliche. Außerdem Menschen mit Störungen des Immunsystems.
Krankheitsbild	Meist Fieber und Entzündung im Rachen, später Kopfschmerzen, Lichtempfindlichkeit, Schüttelfrost, Schwindel, Nackensteifheit. Oft punktförmige Einblutungen unter der Haut. Symptome bei Kindern oft unklar.
Komplikationen der Krankheit	Hirnhautentzündung bei etwa 70 Prozent der Erkrankten. Davon enden in Deutschland etwa 3 Prozent tödlich. Blutvergiftung (Sepsis) bei mehr als jedem dritten Patienten. Diese kann zum septischen Schock führen – an dem etwa jeder Dritte stirbt. Auch schwere Spätfolgen möglich: Organschäden und Amputationen.
Behandlung	Meist stationär im Krankenhaus. Patienten bekommen Antibiotika gegen die Erreger und wenn nötig intensivmedizinische Betreuung.
Immun nach Erkrankung	Keine Immunität nach Erkrankung.

Die Fakten zur Impfung

Impfstoffe	Meningokokken-C-Konjugatimpfstoff für Ein- bis Zweijährige. Ein Konjugatimpfstoff gegen die Gruppen A, C, W-135, Y ist für Kinder ab elf Jahren zugelassen.
Persönlicher Nutzen	Schutz vor Erkrankung mit oft schweren Verläufen. Der Impfstoff für Kinder ab elf Jahre schützt vor weiteren gefährlichen Typen, zum Beispiel auf Reisen.
Impfquote	70 Prozent bei der Schuleingangsuntersuchung 2010, schwankend von 53 % (Thüringen) bis 90 % (Meckl.-Vorpommern) . Impfung seit 2006 empfohlen.
Nebenwirkungen	In den ersten Tagen Reaktionen an der Impfstelle und allg. Krankheitszeichen.
Komplikationen der Impfung	Bisher nicht sicher bekannt – wohl sehr selten.
Impfplan	Impfung im zweiten Lebensjahr mit dem Meningokokken-C-Impfstoff. Zweite Impfung zwischen dem 11. und 15. Geburtstag mit Impfstoff gegen Gruppe A, C, W-135, Y.

Alternative Impfstrategie	Bei sehr starker Gefährdung, etwa vor Reisen in Risikogebiete, eventuell Impfung von Unter-11-Jährigen mit dem Konjugatimpfstoff gegen die Gruppen A, C, W-135 und Y.
Immun nach Impfung	Dauer nicht sicher, wohl drei bis fünf Jahre.
Wissenschaftl. Belege	Studien, die Effekte über eine längere Zeit überprüfen, liegen noch nicht vor.
Unser Rat	
	Die Impfung von Kleinkindern ist sinnvoll. Ebenso sinnvoll ist eine zweite Impfung zwischen dem 11. und 15. Geburtstag mit Konjugatimpfstoff gegen A, C, W-135, Y. Denn wie lange der Schutz der ersten Impfung anhält, ist noch unklar. Zudem erkranken zwar Kinder unter 5 Jahren am häufigsten, doch auch 15- bis 19-Jährige sind noch mal stärker gefährdet. Wichtig: Die Kostenerstattung bei Jugendlichen ist mit der Kasse zu klären.

PNEUMOKOKKEN

Fakten zur Krankheit	
Krankheitserreger und Übertragung	Verschiedene Typen des Bakteriums Streptococcus pneumoniae. Sie werden durch Tröpfchen, meist durch Husten oder Niesen, übertragen.
Vorkommen	Weltweit. In Deutschland pro Jahr schätzungsweise 900 invasive Pneumokokkenerkrankungen bei Kindern unter fünf Jahren, die besonders schwer verlaufen können.
Besonders gefährdete Menschen	Säuglinge und Kleinkinder. Alle Menschen, bei denen die Milz fehlt oder nicht richtig funktioniert. Patienten mit Herz- und Atemwegserkrankungen, Diabetes, Immunschwäche, Hodgkin-Lymphom.
Krankheitsbild	Mittelohrentzündung, eitriger Schnupfen mit Nebenhöhlenentzündung, eine bestimmte, örtlich begrenzte Form der Lungenentzündung (Bronchopneumonie).
Komplikationen der Krankheit	Gelangen Bakterien durch die Schleimhaut in den Körper (invasiver Verlauf), können schwerere Erkrankungen entstehen, etwa ausgeprägte Lungen- und Hirnhautentzündungen. Rund 2 bis 10 Prozent der invasiven Pneumokokkenerkrankungen verlaufen tödlich. Etwa 15 Prozent hinterlassen bleibende Folgen wie Hörverlust oder Schäden am Nervensystem.
Behandlung	Antibiotika gegen die Erreger.
Immun nach Erkrankung	Keine Immunität nach Erkrankung.

Fakten zur Impfung	
Impfstoffe	Konjugatimpfstoffe mit Teilen der Bakterienhülle, gebunden an ein Eiweißmolekül. Einer schützt vor zehn Pneumokokken-Typen (PCV10), einer vor 13 (PCV13), ist also umfassender.
Persönlicher Nutzen	Schutz vor einem schweren Krankheitsverlauf.
Impfquote	15 Prozent bei der Schuleingangsuntersuchung 2010, seit 2006 empfohlen. Schwankend von 5 Prozent in Thüringen bis 50 Prozent in Sachsen-Anhalt.
Nebenwirkungen	In den ersten Tagen Reaktionen an der Impfstelle und allgemeine Krankheitszeichen wie Fieber.
Komplikationen der Impfung	Sehr selten.
Impfplan	Drei Impfungen ab dem zweiten Lebensmonat im Abstand von je einem Monat, die vierte spätestens mit 14 Monaten.
Alternative Impfstrategie	Kinder unter zehn Jahren mit einem hohen Krankheitsrisiko, etwa wegen eines gestörten Immunsystems, sollten nach mindestens drei Jahren eine Auffrischimpfung erhalten.
Immun nach Impfung	Dauer des Schutzes ist nicht sicher bekannt.
Wissenschaftl. Belege	Studien belegen den Nutzen und die Sicherheit der Impfung für Kinder.
Unser Rat	
	Die Impfung ist für alle gesunden Kinder und für die oben genannten besonders gefährdeten Menschen sinnvoll. Sie schützt vor gefährlichen Erregern und folgenreichen Erkrankungen.

ROTAVIREN

Fakten zur Krankheit	
Krankheitserreger und Übertragung	Rotavirus, sieben verschiedene Gruppen. Übertragung durch Schmierinfektionen, etwa über Stuhlgang, aber auch durch verunreinigtes Wasser oder Lebensmittel. Hohe Ansteckungsgefahr: Zehn Viren reichen, um ein Kind zu infizieren.
Vorkommen	Weltweit. In Deutschland meiste Erkrankungen zwischen Februar und April. 2011 bei uns 54 331 Fälle.
Besonders gefährdet	Säuglinge und Kleinkinder bis zwei Jahre.
Krankheitsbild	Darminfektion mit wässrigen Durchfällen, Erbrechen, Bauchschmerzen, Fieber über zwei bis sechs Tage.

Komplikationen der Krankheit	Austrocknung, die oft eine Krankenhausbehandlung erforderlich macht. 2009 kam fast jedes zweite erkrankte Kind im Alter bis zu fünf Jahren in die Klinik. Rotaviren verursachen bei Säuglingen und Kleinkindern besonders häufig und besonders schwere Darminfektionen.
Behandlung	Bekämpfung der Viren unmöglich, nur Symptombehandlung, etwa Ausgleich von Flüssigkeitsverlusten.
Immun nach Erkrankung	Gegen auslösende Virusgruppe nach Erkrankung Immunität. Nicht dauerhaft.
Fakten zur Impfung	
Impfstoff	Schluckimpfung mit abgeschwächten Lebendviren. In Deutschland sind zwei Impfstoffe zugelassen.
Persönlicher Nutzen	Schutz vor schweren Erkrankungen, Vermeidung von Klinikbehandlungen.
Impfquote	Keine Angabe, da keine Standardimpfung. In Sachsen, wo die Impfung offiziell empfohlen wird, lag die Quote 2010 bei 63 Prozent der Kleinkinder.
Nebenwirkungen	Geimpfte Säuglinge scheiden Viren aus und können Menschen in ihrer Umgebung anstecken. Gefährdet sind vor allem Immungeschwächte. Auf gute Händehygiene, etwa nach Windelwechsel, ist zu achten.
Komplikationen der Impfung	Sehr selten.
Impfplan	Nach der sechsten Lebenswoche zwei oder drei Impfungen (je nach Impfstoff) im Abstand von jeweils vier Wochen.
Altern. Impfstrategie	Keine.
Immun nach Impfung	Dauer nicht sicher bekannt, wohl zwei bis drei Jahre.
Wissenschaftliche Belege	Zulassungsstudien belegen die Wirksamkeit. Noch keine Studien zu Effekten über einen längeren Zeitraum.
Unser Rat	
	Für alle gesunden Säuglinge eine sinnvolle Impfung. Auch wenn der Impfschutz nur zwei bis drei Jahre hält, wirkt er in einer besonders wichtigen Zeit. Denn Säuglinge und Kleinkinder erkranken am häufigsten und besonders schwer an Rotaviren. 16 der 25 größten Krankenkassen in Deutschland erstatten die Impfung – häufig nicht direkt, sondern in Form einer Kostenerstattung bei Rechnungsstellung. Gegebenenfalls müssen Eigenanteile gezahlt werden.

WINDPOCKEN (VARIZELLEN)

Fakten zur Krankheit

Krankheitserreger und Übertragung	Varicella-Zoster-Virus. Übertragung durch Tröpfchen, etwa beim Husten oder Niesen. Die Erreger schweben lange in der Luft („Windpocken"). Die Ansteckungsrate liegt bei 90 Prozent, also sehr hoch.
Vorkommen	Weltweit. In Deutschland vor der allgemeinen Impfempfehlung 2004 jährlich etwa 750 000 Fälle, seither fallende Tendenz.
Besonders gefährdete Menschen	Sehr häufige, aber meist harmlose Krankheit bei Kindern. Gefährlich werden kann sie vor allem bei immungeschwächten Patienten.
Krankheitsbild	Juckender Hautausschlag mit Bläschen, Fieber, Kopf- und Gliederschmerzen.
Komplikationen der Krankheit	Zusätzlich durch Bakterien ausgelöste Entzündungen an aufgekratzten Bläschen. Lungen-, Hirnhaut- oder Gehirnentzündung – vor allem bei immungeschwächten Patienten. Windpocken in der Schwangerschaft können beim Ungeborenen schwere Fehlbildungen verursachen und dadurch sogar zum Tode führen. Die Erreger können unbemerkt in Nerven überdauern. Wenn sie wieder aktiv werden, entsteht eine schmerzhafte Gürtelrose (Herpes zoster). Besonders gefährdet sind ältere und immungeschwächte Menschen.
Behandlung	Arzneien gegen die Virusvermehrung sind bei schweren Krankheitsverläufen und besonders gefährdeten Kindern zu empfehlen. Immer wichtig: sorgfältige Hautpflege, damit sich Bläschen nicht entzünden.
Immun nach Erkrankung	Bei den meisten Erkrankten lebenslang.

Fakten zur Impfung

Impfstoff	Abgeschwächte Lebendviren.
Persönlicher Nutzen	Schutz vor der Erkrankung – nach der zweiten Impfung offenbar noch höher als nach der ersten.
Impfquote	58 Prozent für die erste Impfung, 24 Prozent für die zweite Impfung bei der Schuleingangsuntersuchung 2010.
Nebenwirkungen	Bei 1 bis 3 von 100 Geimpften etwas Fieber und leichte Hautausschläge (weniger als 20 Bläschen). Nur bei direktem Kontakt mit den Pusteln besteht Ansteckungsgefahr.
Komplikationen der Impfung	Möglicher Einfluss auf Zahl der Gürtelrosenfälle im Erwachsenenalter ungeklärt.

Impfplan	Zwei Impfungen: die erste mit 11 bis 14 Monaten, die zweite vier bis sechs Wochen später. Die Gabe der zwei Impfungen ist auch im Alter von 9 bis 17 Jahren möglich.
Alternative Impfstrategie	Verschiebung der Grundimmunisierung ins zweite Lebensjahr theoretisch möglich.
Immun nach Impfung	Dauer bislang nicht sicher bekannt.
Wissenschaftliche Belege	Studien, die Effekte über einen längeren Zeitraum belegen, liegen noch nicht vor.
Unser Rat	
	Die generelle Impfung aller Kinder ist problematisch. Sie bietet zwar einen wirksamen Schutz, der aber wohl nicht unbegrenzt anhält. Somit können Windpocken vermehrt bei Erwachsenen auftreten – bei denen sie oft schwerer verlaufen. Zudem könnte sich die Häufigkeit und Schwere von Gürtelrosen erhöhen, wenn Erwachsene aufgrund hoher Impfraten selten mit erkrankten Kindern in Kontakt kommen. Wichtig, wenn Kinder doch geimpft werden: Die erste Impfung sollte mit einem Einzelimpfstoff gegen Windpocken erfolgen. Im Vergleich dazu besteht bei der Vierfachimpfung (gegen Masern, Mumps, Röteln, Windpocken) ein erhöhtes Risiko für Fieberkrämpfe.

WUNDSTARRKRAMPF (TETANUS)

Die Fakten zur Krankheit

Krankheitserreger und Übertragung	Bakterien, die überall im Erdreich vorkommen. Übertragung durch Verletzungen, auch kleinste, oder bei Kontakt von vorgeschädigter Haut mit Erde, etwa bei der Gartenarbeit.
Vorkommen	Weltweit, besonders in den Tropen und in Ländern mit schlechter medizinischer Versorgung. In Deutschland in den letzten Jahren weniger als 15 Erkrankungen pro Jahr.
Besonders gefährdete Menschen	Alle.
Krankheitsbild	Nach drei Tagen bis drei Wochen Spannungsgefühle an der Wunde. Kurz darauf starke, schmerzhafte Krämpfe der Kau- und Gesichtsmuskulatur, später ganzer Muskelgruppen. Arme und Beine sind meist nicht betroffen.
Komplikationen der Krankheit	Brüche im Bereich der Wirbelsäule; Lungenentzündungen; Krämpfe des Kehlkopfes und der Brustmuskulatur, die zum Erstickungstod führen können. 10 bis 20 Prozent der Erkrankten sterben trotz intensivmedizinischer Behandlung.

Behandlung	Gründliche Wundversorgung und -hygiene. Antibiotika gegen die Erreger und Medikamente, die das Bakteriengift unschädlich machen.
Immun nach Erkrankung	Nein.
Die Fakten zur Impfung	
Impfstoff	Totimpfstoff: verändertes Gift des Bakteriums.
Persönlicher Nutzen	Nahezu kompletter Schutz vor einer stets lebensgefährlichen Erkrankung.
Impfquote	96 Prozent bei der Schuleingangsuntersuchung 2010.
Nebenwirkungen der Sechsfachimpfung (Tetanus, Diphtherie, Keuchhusten, Hib, Polio, Hepatitis B)	In den ersten Tagen womöglich Impfreaktionen wie Schwellung und Rötung an der Einstichstelle, Fieber, Magen-Darm-Beschwerden. Auch Infektionen der oberen Atemwege sind möglich. Je nach Kombinationsimpfstoff können etwas andere Nebenwirkungen auftreten.
Komplikationen der Sechsfachimpfung	Sehr selten. Bei weniger als einem von 10 000 Geimpften kommt es zu einem meist folgenlosen Fieberkrampf. Ebenfalls sehr selten ist ein kurzzeitiger, sich schnell zurückbildender, folgenloser, schockähnlicher Zustand.
Impfplan	Vier Impfungen im ersten Lebensjahr. Auffrischung vor Schuleintritt und als Jugendlicher.
Altern. Impfstrategie	Keine.
Immun nach Impfung	Mindestens zehn Jahre.
Wissenschaftliche Belege	Impferfolg und Sicherheit durch Studien und jahrelange Anwendung belegt.
Unser Rat	
	Die Impfung ist für alle gesunden Kinder sinnvoll. Sie ist bewährt und vermindert die Krankheitshäufigkeit drastisch.

IMPFUNGEN FÜR ERWACHSENE

DIPHTHERIE: IMPFUNG FÜR ERWACHSENE

Fakten zur Erkrankung bei Impfungen für Kinder, S. 126

Impfstoff	Totimpfstoff: abgeschwächtes Bakteriengift. Es gibt Einzel- und Kombinationsimpfstoff gegen Tetanus und Keuchhusten, zusätzlich auch gegen Polio.
Persönlicher Nutzen	Schutz vor der Erkrankung.
Nebenwirkungen der Kombinationsimpfung	In den ersten Tagen Reaktionen an der Impfstelle wie Rötung, Schmerzen und Schwellung möglich – auch Allgemeinsymptome, etwa Fieber oder Magen-Darm-Beschwerden. „Arthus-Phänomen" (starke Rötung und Schwellung) kommt bei sehr häufigen Diphtherie-Impfungen vor. Vor weiteren sollte eine Antikörperbestimmung aus dem Blut erfolgen. Je nach Kombiimpfstoff etwas andere Nebenwirkungen möglich.
Komplikationen der Kombinationsimpfung	Sehr selten. In Einzelfällen allergische Reaktionen oder Erkrankungen des Nervensystems, etwa mit Lähmungen oder Missempfindungen.
Impfplan	**Auffrischung:** alle zehn Jahre mit einer Dosis. **Nachholimpfung:** Ungeimpfte und Personen mit unklarem Impfstatus bekommen zwei Impfungen im Abstand von vier Wochen, eine dritte mindestens sechs Monate nach der zweiten.
Immun nach Impfung	Mindestens zehn Jahre.
Wissenschaftl. Belege	Impferfolg und Sicherheit durch Studien und lange Anwendung belegt.
Unser Rat	
	Die Impfung ist für alle gesunden Erwachsenen sinnvoll. Sie ist bewährt. Eine hohe Impfquote von etwa 95 Prozent der Bevölkerung gewährleistet den Schutz aller.

GRIPPE: IMPFUNG FÜR ERWACHSENE

Fakten zur Krankheit

Krankheitserreger und Übertragung	Grippeviren, die sich schnell verändern. Übertragung durch Tröpfchen, etwa beim Husten, Niesen, Sprechen, aber auch über verunreinigte Oberflächen wie Hände oder Türgriffe. Hohe Ansteckungsgefahr beim engen Zusammensein, etwa in Pflegeheimen.
Vorkommen	Weltweit. In Deutschland Grippewellen regelmäßig im Winter, Erkrankung aber ganzjährig möglich.
Besonders gefährdet	Ältere Menschen, Säuglinge und Kleinkinder, Schwangere, Patienten mit Immunschwäche oder chronischen Krankheiten, wie etwa Herz-Kreislauf- oder Atemwegserkrankungen, Diabetes.
Krankheitsbild	Plötzlicher Beginn mit hohem Fieber, Kopf- und Gliederschmerzen. Eventuell weitere Beschwerden wie Husten, Halsweh, starke Erschöpfung. Eine Grippe ist meist erst nach zwei bis drei Wochen überstanden.
Komplikationen der Krankheit	Besonders oft Lungenentzündung – durch die Viren selbst oder andere Erreger, die eindringen, weil die Grippe das Immunsystem schwächt. Auch Mittelohr-, Gehirn- oder Herzmuskelentzündungen möglich. In einer Durchschnittssaison sterben in Deutschland etwa 10 000 Menschen an den Folgen der Grippe, besonders Senioren, chronisch Kranke, junge Kinder.
Behandlung	Symptombehandlung, etwa von Fieber. Eventuell Antibiotika bei zusätzlichen bakteriellen Infektionen.
Immun nach Erkrankung	Immunität nach Erkrankung besteht nur gegen die saisonalen Viren.

Fakten zur Impfung

Impfstoffe	Totimpfstoff mit Teilen von drei Influenza-Virustypen. Die Zusammensetzung wird jährlich angepasst. Seit September 2012 ist ein Impfstoff als Nasenspray mit abgeschwächten lebenden Viren für 2- bis 17-Jährige auf dem Markt (im weiteren Verlauf dieser Tabelle nicht berücksichtigt). Die Kostenerstattung durch die Krankenkassen ist nicht einheitlich.
Persönlicher Nutzen	Schutz vor einem schweren Krankheitsverlauf.

Nebenwirkungen	In den ersten Tagen Reaktionen an der Einspritzstelle möglich – auch Allgemeinsymptome wie Fieber, Übelkeit, Kopf-, Muskel- und Gelenkschmerzen.
Komplikationen der Impfung	Sehr selten. Vereinzelt allergische Reaktionen. Hühnereiweißallergien sind dem Arzt rechtzeitig mitzuteilen. Meist werden Impfstoffviren in Eiern vermehrt.
Impfplan	Einmalige Impfung – jedes Jahr, meist in den Herbstmonaten Oktober bis Dezember.
Immun nach Impfung	Gesunde jüngere Erwachsene sind durch die Impfung bis zu 90 Prozent vor Grippe geschützt. Mit höherem Alter sinkt die Schutzwirkung.
Wissenschaftl. Belege	Studien belegen die Schutzwirkung – und deren Abnahme mit steigendem Alter.

Unser Rat/Kommentar

Die generelle Impfung aller gesunden Erwachsenen über 60 Jahre ist wenig sinnvoll. Das Immunsystem wird mit zunehmendem Alter schwächer – und reagiert immer schlechter auf die Impfung.

Eine andere Idee ist erwägenswert: Die Impfung möglichst vieler Kinder und Jugendlicher. Ihre Immunantwort ist besonders hoch. Zudem verbreiten sie die Viren aufgrund ihrer vielen Sozialkontakte besonders stark. Ihre jährliche Impfung könnte auch ältere Menschen und andere Risikogruppen schützen. Diese Personen sollten eine Inanspruchnahme der Grippeimpfung mit dem Arzt besprechen.

Gut gegen die Weiterverbreitung: Die Impfung von medizinischem Personal und Pflegeheimbewohnern sowie innerbetriebliche Impfprogramme. Laut unserer Abfrage erstatten 15 der 25 größten Krankenkassen die Impfung bei Erwachsenen unter 60 sowie Kindern und Jugendlichen uneingeschränkt.

GÜRTELROSE (ZOSTER)

Fakten zur Krankheit

Krankheitserreger und Übertragung	Herpes-Zoster-Virus. Verbleibt nach einer durchgemachten Windpockeninfektion in den Nervenzellen des Körpers und kann bei geschwächter körpereigener Abwehr aktiv werden und Gürtelrose auslösen.
Vorkommen	Weltweit. In Deutschland jährlich etwa 350 000 Erkrankungen.
Besonders gefährdet	Ältere Menschen und Personen mit Immunschwäche.
Krankheitsbild	Zunächst Beschwerden wie Kopfschmerzen, Durchfall oder Fieber. Nach drei bis vier Tagen schmerzhafter, mit Bläschen besetzter Hautausschlag. Betrifft meist nur eine Körperregion – vor allem den Rumpf, wo sich die Bläschen gürtelförmig ausbreiten, aber auch das Gesicht, die Ohren und sogar die Augen.
Komplikationen der Krankheit	Sehr starke, stechende Schmerzen – teils noch Monate oder Jahre nach dem Hautausschlag. Gesichtslähmung bei Befall der Ohren möglich, bei Beteiligung der Augen bleibende Sehstörungen bis zur Erblindung. Bei ausgeprägter Immunschwäche auch Ausbreitung auf die gesamte Haut sowie Gehirn- und Hirnautentzündungen möglich.
Behandlung	Medikamente gegen die Virusvermehrung sowie gegen Schmerzen, sorgfältige Hautpflege. Bei Verdacht auf Gürtelrose sofort zum Arzt.
Immunität	Keine Immunität nach Erkrankung.

Fakten zur Impfung

Impfstoff	Abgeschwächte Lebendviren. Impfstoff seit 2009 in Deutschland zugelassen, aber noch nicht offiziell empfohlen und derzeit nicht verfügbar.
Persönlicher Nutzen	Schutz vor Ausbruch der Erkrankung nach durchgemachten Windpocken bei rund der Hälfte der Geimpften. Minderung der Schmerzbelastung bei den Patienten, die trotz Impfung an Gürtelrose erkranken.
Nebenwirkungen	In den ersten Tagen Reaktionen an der Impfstelle wie Rötung, Schmerzen und Schwellung möglich.

Fakten zur Krankheit	
Komplikationen	Sehr selten schwere allergische Reaktionen.
Impfplan	Einmalige Impfung für Personen ab 50 Jahre.
Immun nach Impfung	Dauer nicht sicher bekannt, wohl mindestens sechs Jahre.
Wissenschaftliche Belege	Studienlage noch nicht ausreichend.
Unser Rat	
	Die generelle Impfung aller gesunden Erwachsenen über 50 Jahre ist wenig sinnvoll. Die Impfung ist in Deutschland ab einem Alter von 50 Jahren zugelassen, aber für 50- bis 59-Jährige fehlen Daten zur Wirksamkeit. Dasselbe gilt für die Hauptrisikogruppe, die immungeschwächten Personen. Bei gesunden Über-60-Jährigen ist die Schutzwirkung der Impfung zwar besser belegt, und mit zunehmendem Alter steigt das Risiko für eine komplikationsreiche Erkrankung mit nachfolgenden chronischen Schmerzen (postherpetische Neuralgie). Aber langwierige postherpetische Neuralgien kommen insgesamt selten vor – entsprechend klein ist der absolute Nutzen der Impfung. Ob die Impfung im Einzelfall lohnen kann, ist mit dem Arzt zu klären. Der Impfstoff ist derzeit in Deutschland nicht verfügbar.

KINDERLÄHMUNG (POLIO): (NACHHOL-)IMPFUNG FÜR ERWACHSENE

Informationen zu Krankheit und Impfung auf S. 133

Besonders gefährdet	Alle Personen, Vielreisende, Fernreisende, insbesondere nach Asien oder Afrika.
Impfplan	Erwachsene, denen die Grundimmunisierung als Kleinkinder fehlt oder die Auffrischung, sollten diese nachholen. Weitere Auffrischungen sind nicht nötig, außer eventuell vor Reisen in Risikogebiete.
Impfstoffe	Für Erwachsene stehen Einzel- und Kombinationsimpfstoff, etwa zusammen mit Schutz gegen Tetanus, Diphterie und Kechhusten, zur Verfügung.
Unser Rat	
	Bewährte Impfung, die bis zur weltweiten Ausrottung der Kinderlähmung auch in Zukunft Bestand haben wird – insbesondere bei Reisen und Aufenthalten in Risikogebieten Asiens und Afrikas.

MASERN: (NACHHOL-)IMPFUNG FÜR ERWACHSENE

Informationen zur Krankheit und Impfung auf S. 135

Besonders gefährdet	Alle.
Impfplan	Erwachsene ohne oder mit nur einer Impfung im Kindesalter und die die Krankheit nicht durchgemacht haben 1 Impfung zur Grundimmunisierung; mit Masern-Mumps-Röteln-(MMR)-Impfstoff. STIKO-Empfehlung: für alle nach 1970 Geborenen ohne Impfschutz. Ebenso für alle im Gesundheitsdienst und in Gemeinschaftseinrichtungen Beschäftigten ohne Antikörper im Blut. Nach Kontakt mit einem Masernkranken, wenn keine Immunität vorliegt.
Impfstoffe	Abgeschwächte Lebendviren, als Kombiimpfstoff MMR-Impfstoff

Unser Rat

Bewährte Impfung. Für alle Erwachsenen ohne Impfschutz und durchgemachte Krankheit, auch Menschen, die vor 1970 geboren sind, sollten eine Impfung mit ihrem Arzt besprechen. Bei entsprechend hoher Durchimpfungsrate der Bevölkerung (95 Prozent) mit je zwei Impfungen ist eine Ausrottung der Masern möglich.

MUMPS („ZIEGENPETER"): (NACHHOL-)IMPFUNG FÜR ERWACHSENE

Informationen zur Krankheit und Impfung auf S. 135

Besonders gefährdete Personen	Für bestimmte Berufsgruppen, bei Personen ohne Antikörper im Blut; Frauen ohne Antikörper im Blut mit Kinderwunsch nach Kontakt zu einem Mumpskranken. Bei Erwachsenen schwerer Krankheitsverlauf.
Impfplan	1 Impfung zur Grundimmunisierung für Erwachsene ohne oder mit nur einer Impfung im Kindesalter und jene, die die Krankheit nicht durchgemacht haben, mit Masern-Mumps-Röteln-(MMR)-Impfstoff (STIKO-Empfehlung: für alle nach 1970 Geborenen ohne Impfschutz). Ebenso für alle im Gesundheitsdienst und in Gemeinschaftseinrichtungen Beschäftigten ohne Antikörper im Blut. Nach Kontakt mit einem Mumpskranken, wenn keine Immunität vorliegt.
Impfstoffe	Abgeschwächte Lebendviren, als Kombiimpfstoff MMR-Impfstoff.

Unser Rat

Bewährte Impfung. Für alle Erwachsene ohne Impfschutz und durchgemachte Krankheit. Bei entsprechend hoher Durchimpfungsrate der Bevölkerung (95 Prozent) mit je zwei Impfungen ist eine Ausrottung von Mumps möglich.

RÖTELN: (NACHHOL-)IMPFUNG FÜR ERWACHSENE

Informationen zur Krankheit und Impfung auf S. 135

Besonders gefährdete Personen	Für bestimmte Berufsgruppen, bei Personen ohne Antikörper im Blut; Frauen ohne Antikörper im Blut mit Kinderwunsch nach Kontakt zu einem Rötelnkranken.
Impfplan/Grundimmunisierung	1 Mal für Erwachsene, die nach 1970 geboren wurden, mit MMR-Impfstoff. 2 Mal für Frauen im gebärfähigen Alter. Jeweils wenn keine oder nur eine Impfung im Kindesalter erfolgte und Röteln auch nicht durchgemacht wurden.
Impfstoffe	Abgeschwächte Lebendviren, als Kombiimpfstoff MMR-Impfstoff.
Unser Rat	
	Bewährte Impfung. Für alle Erwachsenen ohne Impfschutz und durchgemachte Krankheit – besonders für Frauen mit Kinderwunsch. Bei entsprechend hoher Durchimpfungsrate der Bevölkerung (95 Prozent) mit je zwei Impfungen ist eine Ausrottung der Röteln möglich.

PNEUMOKOKKEN: IMPFUNG FÜR ERWACHSENE

Fakten zur Krankheit

Krankheitserreger und Übertragung	Verschiedene Typen des Bakteriums Streptococcus pneumoniae. Sie werden durch Tröpfchen, meist durch Husten oder Niesen, übertragen.
Vorkommen	Weltweit.
Besonders gefährdete Menschen	Ältere Menschen, Säuglinge und Kleinkinder, Patienten mit Immunschwäche, Krebs oder chronischen Krankheiten, zum Beispiel Herz- und Atemwegerkrankungen oder Diabetes.
Krankheitsbild	Mittelohrentzündung, eitriger Schnupfen mit Nebenhöhlenentzündung, eine bestimmte, örtlich begrenzte Form der Lungenentzündung (Bronchopneumonie).
Komplikationen der Krankheit	Gelangen Bakterien durch die Schleimhaut in den Körper (invasiver Verlauf), können schwerere Erkrankungen entstehen, etwa ausgeprägte Lungen- und Hirnhautentzündungen. Bei schwerem Verlauf sterben etwa 10 von 100 Erkrankten, bei geschwächtem Immunsystem sogar bis zu 30 von 100.
Behandlung	Antibiotika gegen die Erreger.
Immun nach Erkrankung	Keine Immunität nach Erkrankung.

Fakten zur Impfung	
Impfstoff	**Polysaccharidimpfstoff** mit Teilen der Bakterienhülle, der vor 23 Pneumokokken-Typen schützt. Offiziell für Über-60-Jährige empfohlen. **Konjugatimpfstoff** mit Teilen der Bakterienhülle, gebunden an ein Eiweißmolekül, der vor 13 Pneumokokken-Typen schützt. Seit 2011 für Erwachsene zugelassen, nicht offiziell für Über-60-Jährige empfohlen.
Persönlicher Nutzen	Schutz vor einem schweren Krankheitsverlauf.
Nebenwirkungen	In den ersten Tagen zum Teil heftige schmerzhafte Reaktionen an der Impfstelle möglich sowie allgemeine Krankheitszeichen wie Fieber.
Komplikationen	Sehr selten.
Impfplan	Einmalige Impfung bei Über-60-Jährigen. Je nach Gesundheitszustand Auffrischung alle fünf Jahre.
Immun nach Impfung	Der 23-fache Polysaccharidimpfstoff deckt mehr Bakterientypen ab, die Immunantwort scheint aber geringer auszufallen als beim 13-fachen Konjugatimpfstoff. Schutzdauer beider Impfstoffe nicht sicher bekannt.
Wissenschaftl. Belege	Die gegenwärtige Studienlage ist widersprüchlich.
Unser Rat	
	Die generelle Impfung aller gesunden Erwachsenen über 60 Jahre mit dem Polysaccharidimpfstoff ist wenig sinnvoll. Die Studien zur Wirksamkeit in dieser Altersgruppe sind widersprüchlich. Gerade läuft eine große Untersuchung, die zeigen könnte, ob die Impfung mit dem neuen Konjugatimpfstoff sinnvoller wäre. Wenn die Ergebnisse vorliegen, wird die Stiftung Warentest eine neue Einschätzung abgeben. Bis dahin sollten gesunde ältere Erwachsene den Polysaccharidimpfstoff nur gemäß ärztlicher Rücksprache bekommen, denn anschließend wirkt der Konjugatimpfstoff, z. B. zur Auffrischung, nicht mehr so gut. Auch Patienten mit Immunschwäche, Krebs oder chronischen Krankheiten sollten dies mit dem Arzt klären. Generell sinnvoll ist die Impfung für Kinder. Hohe Impfraten bei Kindern könnten auch ältere Menschen und andere Risikogruppen schützen.

IMPFUNGEN FÜR REISEN

FSME

Fakten zur Krankheit

Krankheitsauslöser und Übertragung	FSME-Virus – Abkürzung für Frühsommer-Meningoenzephalitis. Übertragung durch Zeckenstiche.
Vorkommen	Weltweit jährlich etwa 20 000 bis 50 000 Erkrankungen, meist in Europa und Russland. In Deutschland 2011 406 Erkrankte. Risikogebiete: Bayern, Baden-Württemberg, Teile von Hessen, Thüringen, Rheinland-Pfalz. Risikogebiete in Europa: etwa Österreich, Schweiz, Tschechien, Slowakei, Slowenien, Kroatien.
Besonders gefährdet	Jene, die Risikogebiete bewohnen oder bereisen **und** sich dort viel in der Natur aufhalten.
Krankheitsbild	Nur bei ca. 30 Prozent der Infizierten treten Symptome auf, zunächst oft grippeähnliche.
Komplikationen der Krankheit	Bei rund 10 Prozent der Erkrankten Hirnhaut- oder Gehirn-, eventuell auch Rückenmarkentzündung. Symptome: Fieber, Erbrechen, Kopfschmerz, Nackensteife, eventuell Lähmungen, Krämpfe. Vor allem bei älteren Erwachsenen schwere Verläufe. Sie können tödlich enden (etwa 1 Prozent der Fälle) oder Langzeitschäden verursachen, heilen aber oft aus.
Behandlung	Keine Erregerbekämpfung möglich, sondern nur Symptombehandlung.
Immun nach Erkrankung	Lebenslang nach Erkrankung.
Vorbeugende Maßnahmen	Bei „naturnahen" Aktivitäten empfiehlt sich helle Kleidung, die Arme und Beide bedeckt. Vorher: Abwehrmittel gegen Zecken, etwa mit Icaridin, auf freie Haut auftragen. Nachher: Haut nach Zecken absuchen, sie mit Pinzette entfernen.

Fakten zur Impfung

Impfstoff	Totimpfstoff zum Spritzen. Impfung ab dem 1. Geburtstag möglich.
Persönlicher Nutzen	Schutz vor schweren Krankheitsverläufen und Langzeitschäden.
Nebenwirkungen	In den ersten Tagen Impfreaktionen möglich, etwa gerötete Einstichstelle. Fieber ist bei Kindern häufiger, besonders oft bei Unter-3-Jährigen.

Komplikationen der Impfung	Sehr selten, in Einzelfällen Erkrankungen des Nervensystems und allergische Reaktionen.
Impfplan	Zwei Impfungen mit ein bis drei Monaten Abstand, eine dritte einige Monate später. Auffrischungen risiko- und altersabhängig alle drei bis fünf Jahre.
Kosten pro Impfstoffdosis in Euro	34,82 bis 42,92 (je nach Anbieter). Preise beziehen sich auf Präparate für Erwachsene.
Alternative Impfstrategie	„Schnellimmunisierung": Drei Impfungen innerhalb von drei Wochen für Kurzzeitschutz, eine weitere nach einigen Monaten.
Immun nach Impfung	Aufbau eines hohen Antikörperspiegels. Schutz für etwa drei bis fünf Jahre.
Wissenschaftliche Belege	Studien zur Wirksamkeit vorhanden. Weitere Studien zum Nutzen wären wünschenswert.
Unser Rat	
	Die Impfung ist sinnvoll für Erwachsene und Kinder, die sich vorübergehend oder dauerhaft in FSME-Gebieten aufhalten und viel Zeit in der Natur verbringen. Immer wichtig: Zeckenschutz auch für Geimpfte und außerhalb von FSME-Gebieten. Zecken übertragen auch noch die Krankheit Borreliose. Wichtig: Impfung bei Unter-3-Jährigen wegen erhöhter Fieberreaktionen nur nach besonders strenger Abwägung.

GELBFIEBER

Fakten zur Krankheit

Krankheitsauslöser und Übertragung	Gelbfieberviren. Übertragung durch verschiedene Mückenarten. Diese nehmen die Erreger in der Regel von Affen oder Menschen auf.
Vorkommen	Tropische Regionen Afrikas und Südamerikas. Etwa 90 Prozent der Erkrankten südlich der Sahara, vor allem in Westafrika. Gelangt das Virus in dicht besiedelte Gegenden („Stadtgelbfieber"), können explosionsartig Epidemien entstehen.
Besonders gefährdet	Reisende in tropische Gebiete von Afrika und Südamerika.
Krankheitsbild	Vor allem Erwachsene erkranken für einige Tage mit deutlichen Symptomen, etwa hohem Fieber, Kopf- und Gliederschmerzen, Erbrechen.

Komplikationen der Krankheit	Bei etwa 10 bis 30 Prozent der Erkrankten entsteht teils nach kurzer Besserung eine schwere Krankheit, etwa mit hohem Fieber, Nasenbluten, Bluterbrechen, blutigen Durchfällen, Gelbfärbung der Haut als Folge von Leberschäden. Auch Niere, Herz und Gehirn kann das Virus angreifen. 10 bis 20 Prozent aller Erkrankten sterben.
Behandlung	Keine Erregerbehandlung möglich, sondern nur Symptombehandlung.
Immun nach Erkrankung	Lebenslang nach Erkrankung.
Vorbeugende Maßnahmen	Kleidung, die möglichst viel Haut bedeckt. Auf freie Haut Mückenabwehrmittel (für Tropen; Wirkstoff DEET). Abends, nachts möglichst in mückengeschützten Räumen aufhalten, etwa mit Fliegengittern, Schlafplatz mit Moskitonetz schützen.
Fakten zur Impfung	
Impfstoff	Spritzimpfung mit abgeschwächten Viren, meist ab 10. Lebensmonat möglich.
Persönlicher Nutzen	Schutz vor einer lebensbedrohlichen Krankheit.
Nebenwirkungen	In den ersten Tagen Impfreaktionen möglich, etwa gerötete Einstichstelle. Nach drei bis sieben Tagen sehr oft eine milde, nichtübertragbare „Impfkrankheit".
Komplikationen der Impfung	Nur bei Erstimpfung sehr selten schwere Impfvirusinfektion – tödlich bei 1 : 300 000 bis 1 Million Impfungen.
Impfplan	Einzelimpfung, mindestens zehn Tage vor Einreise in ein Risikogebiet. Auffrischungen risikoabhängig alle zehn Jahre.
Kosten pro Impfstoffdosis in Euro	38,43 bis 39,83 (je nach Anbieter)
Altern. Impfstrategie	Keine.
Immun nach Impfung	Bei mehr als 96 Prozent der Geimpften hoher Schutz für mindestens zehn Jahre.
Wissenschaftl. Belege	Impferfolg durch klinische Studien und langjährige Anwendung belegt.
Unser Rat	
	Impfung ist für Erwachsene und Kinder sinnvoll, die in Risikogebiete reisen – und in einigen Ländern Pflicht. Durchzuführen ist sie ausschließlich von „Gelbfieber-Impfstellen", etwa in Unikliniken. Wichtig: Bei Menschen über 60 Jahre, vor allem Männern, ist die Impfung riskanter und streng abzuwägen. Hühnereiweißallergien sind dem Arzt rechtzeitig mitzuteilen. Impfstoffviren sind in Eiern vermehrt.

HEPATITIS A

Fakten zur Krankheit

Krankheitsauslöser und Übertragung	Hepatitis-A-Virus. Übertragung etwa über Stuhlgang, aber oft auch durch verunreinigtes Wasser beziehungsweise Lebensmittel.
Vorkommen	Weltweit, vor allem unter schlechten hygienischen Verhältnissen. Risikogebiete besonders in Afrika, Südostasien, Teilen Südamerikas, aber auch im Mittelmeer- sowie arabischen Raum und Osteuropa. 2011 gab es in Deutschland 827 Fälle.
Besonders gefährdet	Reisende in Risikogebiete u. Risikogruppen, auch in Deutschland – z. B. chronisch Leberkranke, Berufstätige im Medizinbereich oder in Einrichtungen für Kinder.
Krankheitsbild	Frühestens etwa zwei Wochen nach Ansteckung Symptome wie Oberbauchschmerzen, Übelkeit, Brechreiz, eventuell Fieber. Manchmal entsteht eine typische „Gelbsucht" mit Gelbfärbung der Haut und dunklem Urin. Oft kaum Symptome, gerade bei Kindern.
Komplikationen der Krankheit	Bei etwa 10 Prozent der Patienten zieht sich die Krankheit über Monate hin. Andere Komplikationen sind sehr selten. Tödliche Verläufe in weniger als 0,1 % der Fälle.
Behandlung	Keine Erregerbehandlung möglich, sondern nur Symptombehandlung.
Immun nach Erkrankung	Lebenslang nach Erkrankung.
Vorbeugende Maßnahmen	Gute Hygiene, riskante Speisen und Getränke meiden, z. B. nicht abgekochtes Leistungswasser, nicht industriell abgefüllte Getränke, Eiswürfel, Speiseeis, rohes Fleisch, Fisch, Salate, ungeschältes Obst, Gemüse, unzureichend gegarte Speisen.

Fakten zur Impfung

Impfstoff	Totimpfstoff zum Spritzen mit inaktiven Viren. Impfung ab 1. Geburtstag möglich.
Persönlicher Nutzen	Schutz vor einer oft langwierigen Krankheit.
Nebenwirkungen	In den ersten Tagen Impfreaktionen möglich wie Schwellung und Rötung an der Einstichstelle, Fieber, Magen-Darm-Beschwerden. Sehr selten erhöhte Leberenzymwerte.
Impfkomplikationen	Sehr selten.

Impfplan	Zwei Impfungen im Abstand von sechs bis zwölf Monaten. Die erste schützt bereits kurzfristig und sollte mindestens zehn Tage vor dem Aufenthalt im Risikogebiet stattfinden. Auffrischung risikoabhängig nach 20 bis 25 Jahren.
Kosten pro Impfstoffdosis in Euro	52,37 bis 64,13 (je nach Anbieter). Preise beziehen sich auf Präparate für Erwachsene.
Altern. Impfstrategie	Kombinationsimpfung gegen Hepatitis A und B bez. Hepatitis A und Typhus – Anbieterangaben beachten.
Immun nach Impfung	Nach zwei Impfungen nahezu 100-prozentiger Schutz für 20 bis 25 Jahre.
Wissenschaftl. Belege	Studien belegen die Wirksamkeit, etwa Eindämmung von Krankheitsausbrüchen.
Unser Rat	
	Die Impfung ist für Erwachsene und Kinder sinnvoll, die in Risikogebiete reisen. Zudem nützt sie Risikogruppen, auch in Deutschland: etwa medizinischem Personal und chronisch Leberkranken. Sie schützt vor einer Krankheit, die langwierig verlaufen kann und oft nach Deutschland eingeschleppt wird. Für Geimpfte und Nichtgeimpfte ist gute Toiletten- und Lebensmittelhygiene sehr wichtig – auch gegen andere Darminfektionen.

HEPATITIS B: REISEIMPFUNG FÜR ERWACHSENE

Fakten zur Erkrankung bei Impfungen für Kinder, S. 128

Impfstoff	Totimpfstoff zum Spritzen, nachgebauter Bestandteil der Virushülle. Impfung in jedem Alter möglich.
Persönlicher Nutzen	Schutz vor der Infektion mit dem Virus.
Nebenwirkungen	In den ersten Tagen Impfreaktionen möglich wie Schmerzen, Schwellungen, Rötungen an der Einstichstelle, Allgemeinbeschwerden wie Fieber, Magen-Darm-Probleme
Impfkomplikationen	Sehr selten, etwa allergische Reaktionen.
Impfplan	Zwei Impfungen mit einem Monat Abstand. Nach sechs bis zwölf Monaten ist eine dritte Impfung nötig. Auffrischung risikoabhängig etwa alle zehn Jahre. Wichtig: Die Hepatitis-B-Impfung ist in Deutschland eine Standardimpfung für Säuglinge – meist mit Kombinationsimpfstoffen.
Kosten pro Impfdosis in Euro	42,64 bis 65,78 (je nach Anbieter). Preise beziehen sich auf Präparate für Erwachsene.
Altern. Impfstrategie	Drei Impfungen in kürzeren Abständen. Eine vierte für Langzeitschutz nach einem Jahr. Kombiimpfung gegen Hepatitis A und B.

Immun nach Impfung	Mindestens 10 Jahre, wahrscheinlich länger.
Wissenschaftl. Belege	Impferfolge und Sicherheit durch Studien und jahrelange Anwendung belegt.
Unser Rat	
	Die Impfung ist bei Reisen in Risikogebiete sinnvoll – besonders bei langen Aufenthalten und engem Kontakt zu Einheimischen. Zudem nützt sie bestimmten Risikogruppen auch in Deutschland: etwa chronisch Leber- oder Nierenkranken, medizinischem Personal und Kindern. Das Risiko für chronische Verläufe steigt, je jünger Infizierte sind. Die Impfung ist bewährt und senkt Erkrankungs- und Sterberaten.

JAPANISCHE ENZEPHALITIS

Fakten zur Krankheit	
Krankheitsauslöser und Übertragung	Japanische-Enzephalitis-Viren. Übertragung durch Mückenarten. Oft nehmen sie die Erreger von Schweinen oder Wasservögeln auf.
Vorkommen	Ländliche Gegenden Ost-, Südost- und Südasiens bis zur Nordspitze Australiens. Meiste Erkrankte der letzten Jahre in China und Vietnam, Ausbrüche in Nordindien. Die Mücken sind vor allem in der Regenzeit von Mai bis September, aber auch sonst, abends und nachts aktiv.
Besonders gefährdete Menschen	Reisende in Risikogebiete, insbesondere bei längerem Aufenthalt in ländlichen Gebieten unter einfachen Bedingungen.
Krankheitsbild	Mit deutlichen Symptomen erkranken wenige Infizierte (unter 1 Prozent). Zu den Krankheitszeichen zählen Kopfschmerzen, Fieber, Übelkeit und allgemeines Krankheitsgefühl etwa fünf bis 15 Tage nach Ansteckung. Bei Kindern stehen Magen-Darm-Beschwerden und Krampfanfälle im Vordergrund.
Komplikationen der Krankheit	Gehirn- und Hirnhautentzündungen, unter anderem mit Bewusstseinsstörungen und Lähmungen. Etwa die Hälfte der Erkrankten behält bleibende Schäden mit Folgen wie Gangstörungen, Lähmungen, geistige Behinderung. Die Sterblichkeit schwankt zwischen 1 und 40 Prozent, je nach medizinischer Versorgung. Kinder erkranken meist schwerer und zudem häufiger als Erwachsene.
Behandlung	Keine Erregerbehandlung möglich, sondern nur Symptombehandlung, was die Überlebenschancen erhöht.
Immun nach Erkrankung	Vermutlich lebenslang nach Erkrankung.

Vorbeugende Maßnahmen	Kleidung, die möglichst viel Haut bedeckt. Auf freie Stellen Mückenabwehrmittel (für Tropen, Wirkstoff DEET). Abends und nachts möglichst in mückengeschützten Räumen aufhalten, etwa mit Klimaanlage oder Fliegengittern, Schlafplatz mit Moskitonetz schützen.
Fakten zur Impfung	
Impfstoffe	Einziger in Deutschland ist ein Totimpfstoff zum Spritzen, ab dem 18. Geburtstag zugelassen.
Persönlicher Nutzen	Schutz vor einer Krankheit, die schwere bis tödliche Komplikationen und Langzeitschäden verursachen kann.
Nebenwirkungen	In den ersten Tagen Reaktionen an der Impfstelle möglich, auch Jucken, und allgemeine Krankheitszeichen.
Impfkomplikationen	Bisher nicht beobachtet. Impfstoff seit 2009 zugelassen.
Impfplan	Zwei Impfungen mit einem Abstand von 28 Tagen. Beide sollten vor Reisebeginn verabreicht sein. Studien zu Auffrischungsimpfungen noch nicht abgeschlossen. Bisher gilt: Bei erhöhter Gefährdung, etwa bei häufigen Aufenthalten in asiatischen Risikogebieten, nach einem Jahr eine Auffrischung.
Kosten pro Impfstoffdosis in Euro	83,84
Altern. Impfstrategie	Keine.
Immun nach Impfung	Mehr als 90 Prozent der Geimpften entwickeln Antikörper. Dauer des Schutzes noch nicht sicher bekannt.
Wissenschaftliche Belege	Klinische Zulassungsstudien belegen die Wirksamkeit. Langfristige Effekte noch unklar.
Unser Rat	
	Die Impfung ist sinnvoll vor Reisen in Risikogebiete, insbesondere bei längeren Aufenthalten in ländlichen Gebieten unter einfachen Bedingungen. Sie schützt vor einer oft schweren und folgenreichen Erkrankung. Guter Mückenschutz ist für Geimpfte und Ungeimpfte wichtig – auch gegen andere Krankheiten, etwa Malaria. Wichtig: In Deutschland ist noch kein Impfstoff für Kinder und Jugendliche zugelassen. Ob und wie sie individuell zu schützen sind, etwa evtl. durch Erwachsenenimpfstoff oder durch Kinderimpfstoffe in asiatischen Impfstellen, ist mit dem Arzt zu klären.

MENINGOKOKKEN

Fakten zur Krankheit

Krankheitsauslöser und Übertragung	Bakterium: Neisseria meningitidis, mehrere Typen. Tröpfcheninfektion, oft durch Küssen. Einige Menschen leben beschwerdefrei mit dem Keim, Ansteckungsgefahr!
Vorkommen	Weltweit. In Afrika gibt es den „Meningitisgürtel" südlich der Sahara (vor allem Gruppe A). Meiste Erkrankungen in Europa durch Gruppe B (zwei Drittel) und C (ein Viertel). In Deutschland gab es 368 Fälle im Jahr 2011.
Besonders gefährdet	Reisende in Risikoregionen. Säuglinge, Kleinkinder sowie Jugendliche und Menschen mit Störungen des Immunsystems sind auch in Deutschland Risikogruppen.
Krankheitsbild	Meist Fieber und Entzündung im Rachen, später Kopfschmerzen, Lichtempfindlichkeit, Schüttelfrost, Schwindel, Nackensteifheit. Oft punktförmige Einblutungen unter der Haut. Symptome bei Kindern oft unklar.
Komplikationen der Krankheit	Hirnhautentzündung bei etwa 70 Prozent der Erkrankten. In Deutschland enden etwa 3 Prozent tödlich. Blutvergiftung (Sepsis) bei mehr als jedem dritten Erkrankten. Diese kann zum septischen Schock führen – an dem etwa jeder Dritte stirbt. Auch schwere Spätfolgen möglich: Organschäden und Amputationen.
Behandlung	Meist stationär im Krankenhaus mit Antibiotika gegen die Erreger, eventuell intensivmedizinischer Betreuung.
Immun nach Erkrankung	Nein.
Vorbeugende Maßnahmen	Nicht im engeren Sinn möglich

Fakten zur Impfung

Impfstoff	Üblich vor Reisen ist ein Konjugatimpfstoff (Teile der Bakterienhülle, gebunden an Eiweiß) gegen Erreger Typ A, C, W-135, Y. Ab 11. Geburtstag zugelassen.
Persönl. Nutzen	Schutz vor Erregertypen, die auf Reisen schwere Erkrankungen verursachen können.
Nebenwirkungen	In den ersten Tagen Reaktionen an der Impfstelle und allgemeine Krankheitszeichen möglich.
Impfkomplikation	Bisher nicht sicher bekannt – wohl sehr selten.
Impfplan	Einzelimpfung. Bei erhöhtem Infektionsrisiko, etwa wegen weiterer Reisen, ist eine Auffrischung etwa alle 3 Jahre zu erwägen. **Wichtig**: Die Meningokokken-C-Impfung im 2. Lebensjahr ist in Deutschland eine Standardimpfung.
Kosten pro Impfstoffdosis in Euro	61,07 (A-, C-, W-135-, Y-Konjugatimpfstoff).

Alternative Impfstrategie	Polysaccharidimpfstoff (ungebundene Teile der Bakterienhülle) gegen A, C, W-135, Y. Ab 2. Geburtstag zugelassen, aber schwächer. Daher bei sehr starker Gefährdung eventuell Konjugatimpfstoff für Unter-11-Jährige.
Immun nach Impfung	Dauer noch nicht sicher, wohl drei bis fünf Jahre.
Wissenschaftl. Belege	Studien, die Effekte über längere Zeit überprüften, liegen noch nicht vor.

Unser Rat

Die Impfung ist für Erwachsene und Kinder sinnvoll, die in Risikogebiete reisen, besonders bei engem Kontakt zu Einheimischen. Sie schützt vor Erregern einer gefährlichen Krankheit mit möglichen Folgeschäden. Auch die Impfung von Klein-kindern in Deutschland ist sinnvoll. Ebenso eine zweite Impfung zwischen dem 11. und 15. Geburtstag mit dem Konjugatimpfstoff gegen die Gruppen A, C, W-135, Y. Denn Kinder unter fünf Jahren erkranken am häufigsten, doch auch 15- bis 19-Jäh-rige sind noch einmal stärker gefährdet. **Hinweis:** Ein Meningokokken-B-Impfstoff könnte bald in Deutschland die Zulassung bekommen.

TOLLWUT

Fakten zur Krankheit

Krankheitsauslöser und Übertragung	Tollwut-Virus, mehrere Typen. Übertragung durch Tiere, vor allem Füchse, Hunde, Katzen, Fledermäuse. Menschen stecken sich vor allem durch Bisse und Kratzer von infizierten Tieren an – aber auch durch Speichel auf vorgeschädigter Haut.
Vorkommen	Weltweit. Hochrisikogebiete in Asien und Afrika. Durch Impfungen von Füchsen und Haustieren gelten Deutschland und viele andere europäische Länder als frei von klassischer Tollwut – aber nicht von Fledermaus-Tollwut. Diese wurde zwi-schen 1954 und 2009 europaweit bei 931 Fledermäusen festgestellt. Vereinzelt gab es Erkrankungsfälle bei Menschen.
Besonders gefährdet	Reisende in Risikogebiete, besonders ländliche Regionen.
Krankheitsbild	Beginn wenige Wochen bis viele Monate nach der Infektion. Zunächst uncharak-teristische Beschwerden wie Kopfschmerzen, Appetitlosigkeit, Brennen und Ju-cken im Wundbereich.
Komplikationen der Krankheit	Immer. Denn die Viren wandern in die Nerven oder ins Gehirn und verursachen dort schwere Schäden. Typische Folgen: Angst- und Erregungszustände, Lähmun-gen, Krämpfe, besonders in Rachen und Schlund – das führt zu einer Angst vorm Trinken und starkem Speichelfluss. Bei einer anderen Form überwiegen Lähmun-gen und Apathie. Wenn Tollwut ausbricht, endet sie immer tödlich. Weltweit sterben pro Jahr etwa 55 000 Menschen daran.

Behandlung	Nach Krankheitsausbruch unmöglich – aber schnell nach Tierkontakt „Postexpositionsprophylaxe" (siehe „Notfallplan").
Immunität	Nicht möglich, da stets tödlich.
Vorbeugende Maßnahmen	Wildtiere, streunende Katzen und Hunde auf Distanz halten und vor allem nie anfassen. Das gilt auch für lebende und tote Fledermäuse – auch in Deutschland. Falls es doch zum Kontakt mit einem tollwutverdächtigen Tier kommt, die Stelle gut mit Seife waschen, desinfizieren und schnellstmöglich „Postexpositionsprophylaxe" (siehe unter „Notfallplan").

Fakten zur Impfung

Impfstoff	Totimpfstoff zum Spritzen. Impfung in jedem Alter möglich.
Persönlicher Nutzen	Schutz vor der klassischen Tollwut und der europäischen Fledermaus-Tollwut – zwei stets tödlichen Krankheiten.
Nebenwirkungen	In den ersten Tagen Impfreaktionen möglich wie Schwellung und Rötung an der Einstichstelle, Magen-Darm-Beschwerden, Fieber, Kopf- und Gliederschmerzen. Auch vorübergehende Gelenkschmerzen und -entzündungen können auftreten.
Komplikationen	Selten – eher nach Auffrischimpfung – allergische Reaktionen.
Impfplan	Drei Impfungen, verteilt über 3 bis 4 Wochen, die letzte mindestens zwei Wochen vor dem Aufenthalt im Risikogebiet. Auffrischungen risikoabhängig – die erste Impfung nach ein bis zwei, die nächsten alle zwei bis fünf Jahre.
Kosten pro Impfstoffdosis in Euro	59,75 bis 60,88 (je nach Anbieter)
Notfallplan	Postexpositionsprophylaxe: Mehrere Impfungen, teils mit „Passivimpfung" in den Wundbereich, alles schnellstmöglich nach Tierkontakt und bei unvollständigem Impfschutz unerlässlich.
Immun nach Impfung	Nahezu 100-prozentiger Schutz bei allen Geimpften, der mindestens ein Jahr anhält.
Wissenschaftliche Belege	Zahlreiche klinische Studien belegen die Schutzwirkung, etwa nach Kontakt mit tollwutverdächtigen Tieren.

Unser Rat

Die Impfung ist für Erwachsene und Kinder sinnvoll, die in Hochrisikogebiete reisen – vor allem bei Langzeitaufenthalten, einfachen Bedingungen und einem zu erwartenden Umgang mit Tieren, unzureichender ärztlicher Versorgung, Mangel an modernen Tollwut-Impfstoffen. Die Impfung bietet zuverlässig Schutz vor einer stets tödlichen Krankheit. Wichtig: Wer vor Reisen nicht oder unvollständig in Deutschland geimpft ist, muss nach Kontakt mit einem tollwutverdächtigen Tier sofort für die Postexpositionsprophylaxe zum Arzt.

TYPHUS

Fakten zur Krankheit

Krankheitsauslöser und Übertragung	Bakterium Salmonella enterica, Typ Typhi. Übertragung über Stuhlgang beziehungsweise durch verunreinigtes Wasser oder Lebensmittel.
Vorkommen	Weltweit jährlich etwa 22 Millionen Erkrankungen, vor allem bei schlechten hygienischen Bedingungen. Risikogebiete bes. in Afrika, Südamerika und Südostasien. Hier kommt es teilweise sogar zu Epidemien. 2011 in Deutschland 57 Fälle.
Besonders gefährdet	Reisende in Risikogebiete, dort vor allem Kinder. Besonders schwer verläuft die Krankheit bei Säuglingen im ersten Lebensjahr.
Krankheitsbild	Zunächst Kopf- und Gliederschmerzen, später hohes Fieber (bis 41° Celsius), das bis zu drei Wochen anhält. Verstopfung und breiiger Durchfall möglich. Typisch, aber selten: hellrote, stecknadelkopfgroße, nichtjuckende Flecken, meist am Bauch.
Komplikationen der Krankheit	Darmblutungen, -durchbruch. Es drohen Entzündungen von Bauchfell, Gallenblase, Herzklappen, Hirnhaut, Knochenmark. Rückfall nach Genesung möglich. Bis zu 10 Prozent der Erkrankten sterben.
Behandlung	Antibiotika gegen die Erreger – so früh wie möglich. Doch immer mehr Keime sind resistent dagegen.
Vorbeugende Maßnahmen	Gute Hygiene, vor allem im Toilettenbereich. Riskante Speisen und Getränke meiden, wie nicht abgekochtes Leitungswasser, nicht industriell abgefüllte Getränke, Eiswürfel, Speiseeis, unzureichend durchgegarte Speisen – vor allem rohes Fleisch, roher Fisch, Salate, ungeschältes Obst und Gemüse sowie Melonen.

Fakten zur Impfung

Impfstoffe	Totimpfstoff zum Spritzen ab 2. Geburtstag, ab 1. Geburtstag Schluckimpfstoff mit abgeschwächten Lebendviren.
Persönl. Nutzen	Schutz vor schweren Krankheitsverläufen.
Nebenwirkungen	In den ersten Tagen Impfreaktionen möglich wie Schmerzen, Schwellung und Rötung an der Einstichstelle sowie Allgemeinbeschwerden wie Fieber, Magen-Darm-Probleme, Kopf- und Gliederschmerzen.
Impfkomplikationen	Sehr selten allergische Reaktionen, etwa der Haut.
Impfplan	Spritzimpfung: Einzelimpfung – mindestens zwei Wochen vor dem Aufenthalt im Risikogebiet. Schluckimpfung: Drei Kapseln im Abstand von jeweils zwei Tagen – die letzte etwa zehn Tage vor dem Aufenthalt im Risikogebiet. Auffrischungen risikoabhängig alle drei Jahre.

Kosten pro Impfstoffdosis in Euro	24,40 bis 24,66 (Spritzimpfstoff, je nach Anbieter) 26,87 (Schluckimpfstoff, drei Kapseln)
Altern. Impfstrategie	Kombinationsimpfung gegen Typhus und Hepatitis A ab dem 15. Geburtstag.
Immun nach Impfung	Bei etwa 60 Prozent der Geimpften Schutz bis zu drei Jahren.
Wissenschaftl. Belege	Feldstudien in Risikogebieten belegen eine begrenzte Wirksamkeit (siehe „Immun nach Impfung").

Unser Rat

Die Impfung ist für Erwachsene und Kinder sinnvoll, die in Risikogebiete reisen, vor allem unter einfachen Bedingungen. Sie bietet einen gewissen Schutz, kann Klinikaufnahmen und schwere Komplikationen verhindern. Sehr wichtig auch für Geimpfte ist eine gute Toiletten- und Lebensmittelhygiene. Sie wirkt zugleich vorbeugend gegen andere Darminfektionen wie Paratyphus. Die Krankheit hat ähnliche Erreger und Symptome wie Typhus, verläuft aber meist milder.

LISTE DER IMPFSTOFFE, DIE HÜHNEREIWEISS ENTHALTEN, UND EMPFEHLUNGEN FÜR HÜHNEREIWEISSALLERGIKER

Hühnereiweißgehalt		Empfehlung für Hühnereiweißallergiker
Impfstoffe aus Anzucht auf Hühnerembryonen		
Gelbfieber (Stamaril®)	+ + + +	Impfung kontraindiziert
Influenza (alle zugelassenen Influenza-Impfstoffe außer Optaflu®*)	+ +	Impfung kontraindiziert
Influenza (alle zugelassenen Influenza-Impfstoffe außer Optaflu®)		
Masern, Mumps (alle zugelassenen Masern- und MM(R)-Impfstoffe)	+	Grundsätzlich nicht kontraindiziert, aber: Kinder mit klinisch sehr schwerer Hühnereiweißallergie gegebenenfalls im Krankenhaus impfen
FSME (alle zugelassenen FSME-Impfstoffe)	+	Grundsätzlich nicht kontraindiziert, aber: Personen mit klinisch sehr schwerer Hühnereiweißallergie gegebenenfalls im Krankenhaus impfen
Tollwut (nur: Rabipur®)	+	Präexpositionell kann als Alternative der Einsatz von Tollwutimpfstoff-HDC inaktiviert® erwogen werden

*Optaflu® ist ein hühnereiweißfreier Impfstoff.   Quelle: Bundesgesundheitsblatt 14.10.2009

EINIGE KOMPLIKATIONEN NACH ERKRANKUNG AN MASERN, MUMPS, RÖTELN (MMR) UND KOMPLIKATIONEN NACH MMR-IMPFUNG

Symptom/Erkrankung	Komplikationsrate bei Erkrankung	Komplikationsrate nach MMR-Impfung
Rate bei Masern		
Hautausschlag (Exanthem)	98 %	5 %, abgeschwächt
Fieber	98 %, meist hoch	3–5 %, sehr selten hoch
Fieberkrämpfe	7–8 %	≤1 %
Verminderte Anzahl der Blutplättchen	1/3 000	1/30 000–50 000
Gehirnentzündung (Enzephalitis) Sterberate Defektheilung	1/500–10 000 30 % 20 %, Komplikationsrate bei Erwachsenen höher	< 1/1 000 000, nicht gesichert k. A. k. A.
SSPE (s. a.Zahlen RKI, S. 11)	1/200 000 (unterschiedl. Angaben)	nicht eindeutig
Rate bei Mumps		
Entzündung der Ohrspeicheldrüse	98 %	0,5 %
Entzündung der Bauchspeicheldrüse	2–5 %	0,5 %
Hodenentzündung bei männlichen Jugendlichen und Männern	20–50 %	0,0001 %
Hirnhautentzündung (Meningitis)	15 %	0,0001 %
Taubheit	1/20 000	0

Symptom/Erkrankung	Komplikationsrate bei Erkrankung	Komplikationsrate nach MMR-Impfung
Rate bei Röteln		
Gelenkbeschwerden bei erwachsenen Frauen	bis 70 %, häufig, lang dauernd und stark	25 %, meist kurz und schwach
Schädigung des Kindes im Mutterleib (Rötelnembryopathie bei Infektion in der Schwangerschaft)	bis zu 60 Prozent; je früher in der Schwangerschaft, desto häufiger	0

(in Anlehnung an dgk, Ärztemerkblatt MMR, 2002)

ZUM WEITERLESEN

- **Friedrich Hofmann*, Tödliche Welten:** Die unglaubliche Geschichte von drei Medizinern (Robert Koch, Emil von Behring, Paul Ehrlich), die Millionen Menschen das Leben retteten, Verlag Herder; TB Herder spektrum, 2010, 336 Seiten, 9,95 Euro.

*War seit 1995 Mitglied und einige Jahre Vorsitzender der Ständigen Impfkommission (STIKO).

- **Philip Roth, Nemesis,** Carl Hanser Verlag 2011, 220 Seiten, Taschenbuch 8,99 Euro, gebunden 18,90 Euro. Roman vor dem Hintergrund der Polioepidemien in den USA gegen Ende des Zweiten Weltkriegs.

- **Schwanger – Mein Kind und ich – sicher und gesund;** Stiftung Warentest, 2011, 336 Seiten, 24,90 Euro.

- **Mein Kind – Unsere ersten drei Jahre;** Stiftung Warentest, 2010, 336 Seiten, 2010, 16,90 Euro.

INFORMATIONSQUELLEN

- **www.bundesversorgungsgesetz.de/Titel.htm**

- **www.gutepillen-schlechtepillen.de** Gemeinschaftsprojekt von Der Arzneimittelbrief, arznei-telegramm, Pharma-Brief und Arzneiverordnung in der Praxis (AVP): Unabhängige Informationen zur Gesundheit. Gemeinnützige Gesellschaft für unabhängige Gesundheitsinformation mbH, Bergstr. 38A, 12169 Berlin, Telefon: 0431/6 48 96 59, Fax: 0431/64 8 96 60; E-Mail: redaktion@gp-sp.de

- **impfen-info.de** – umfassende Informationen der Bundeszentrale für gesundheitliche Aufklärung (BZgA) zum Thema Impfungen

- **www.kindergesundheit.de,** Stichwort Impfen

- **www.kindergesundheit-info.de/themen/risiken-vorbeugen/impfen** – Impfinformationen der BZgA

- **www.menschmikrobe.de/ausstellung.html:** Wanderausstellung der Deutschen Forschungsgemeinschaft und des Robert-Koch-Instituts. Im Internet (Audio-)Infos, Bilder, Materialien „zum Wechselspiel zwischen Mensch und Mikrobe" und das aktuelle Wissen über Krankheitserreger. Katalog zum kostenfreien Herunterladen.

- **www.rki.de** Bundesgesundheitsblatt 11/2009: Leitthema Impfen (Zahlreiche Themenbereiche zum Herunterladen)

ADRESSEN

Ärzte für individuelle Impfentscheidung e. V.
Telefon: 01 80/22 10 44,
www.impf-info.de

Berufsverband der Kinder und Jugendärzte (BVKJ)
Mielenforster Str. 2
51069 Köln
Telefon: 02 21/68 90 90
Fax: 02 21/68 32 04
www.kinderaerzteimnetz.de

Bundeszentrale für gesundheitliche Aufklärung (BZgA)
Ostmerheimer Straße 220
51109 Köln
Telefon: 02 21/89 92-0
Fax: 02 21/89 92-300
www.bzga.de

Deutsches Grünes Kreuz
Nikolaistraße 3
35037 Marburg
Telefon: 0 64 21/2 93-0
Telefax: 0 64 21/2 93-1 87
E-Mail: dgk@dgk.de

Gemeinsamer Bundesausschuss
Wegelystr. 8
10623 Berlin
Telefon: 030/ 27 58 38-0
Fax: 030/27 58 38-9 90
www.g-ba.de
E-Mail: info@g-ba.de

Netzwerk für unabhängige Impfaufklärung
Telefon: 08 1/8 10 86 26,
www.impfkritik.de
Paul-Ehrlich-Institut
Paul-Ehrlich-Str. 51–59
63225 Langen
Telefon: 06103/77-0
www.pei.de

Robert-Koch-Institut
Nordufer 20
13353 Berlin
Telefon: 030/1 87 54-0 (Zentrale)
www.rki.de
E-Mail: Zentrale@rki.de

Ständige Impfkommission (STIKO)
am Robert-Koch-Institut
Abteilung für Infektionsepidemiologie
DGZ-Ring 1
13086 Berlin

Reiseplanung

Auswärtiges Amt
11013 Berlin
Telefonzentrale: (24-Stunden-Service):
030 18 17-0
Bürgerservice: (Mo bis Fr 9.00 bis 15.00
Uhr): 030/18 17 20 00
Fax: 030/18 17 34 02
www.auswaertiges-amt.de
Reise- und Sicherheitshinweise
Merkblätter des Gesundheitsdienstes

CRM Centrum für Reisemedizin GmbH
Hansaallee 299
40549 Düsseldorf
Telefon: 02 11/9 04 29-0
Fax: 02 11/9 04 29-99
www.crm.de
E-Mail: info@crm.de

Deutsche Gesellschaft für Tropenmedizin und Internationale Gesundheit (DTG) e. V.
c/o Bernhard-Nocht-Institut für
Tropenmedizin
Bernhard-Nocht-Str. 74
20359 Hamburg
Telefon: 040/42 81-84 78
Fax: 040/4 28 18-512
dtg@bni-hamburg.

Die DTG hat für die medikamentöse Malariavorbeugung und Notfallbehandlung Empfehlungen herausgegeben. Sie können heruntergeladen werden. Aufgeschlüsselt nach jahreszeitlicher Gefährdung, gibt die Gesellschaft für jedes Malaria-Land eine Risikoeinschätzung, listet von Ägypten bis zur Zentralafrikanischen Republik die Risikogebiete auf und informiert über Resistenzen in bestimmten Gebieten. Spezielle Vorsorgehinweise für Kinder, Schwangere und Reisende mit Vorerkrankungen. Keine individuelle medizinische Beratung!
Bundeszentrale für gesundheitliche Aufklärung mit Informationen zu sexuell übertragbaren Infektionen s. o.

Tropeninstitute

Berlin:
Institut für Tropenmedizin
Spandauer Damm 130
14050 Berlin
Telefon: 030/30 11 66

Charité – Campus Universitätsklinikum
Rudolf Virchow
Standort Wedding
II. Medizinische Abteilung
Augustenburger Platz 1
13353 Berlin
Telefon: 030/45 05-0

Bonn:
Institut für Medizinische Parasitologie
der Universität Bonn
Sigmund-Freud-Str. 25
53105 Bonn
Telefon: 02 28/28 71 56 73

Dresden:
Institut für Tropenmedizin am Städtischen
Klinikum Dresden-Friedrichstadt
Friedrichstr. 41
01067 Dresden
Telefon: 03 51/4 80-38 01

Düsseldorf:
Tropenmedizinische Ambulanz der
Heinrich-Heine-Universität Düsseldorf
Klinik für Gastroenterologie
und Infektiologie
Moorenstr. 5
40225 Düsseldorf
Telefon: 02 11/8 11 70 31

Hamburg:
Bernhard-Nocht-Institut für Tropenmedizin
Bernhard-Nocht-Str. 74
20359 Hamburg
Telefon: 040/4 28 18-0

Heidelberg:
Institut für Tropenhygiene
und Öffentliches Gesundheitswesen
der Universität Heidelberg
Im Neuenheimer Feld 324
69120 Heidelberg
Telefon: 0 62 21/562905
Fax: 0 62 21/565948

Leipzig:
Medizinische Klinik und Poliklinik IV
der Universität Leipzig
Abteilung für Infektions- und
Tropenmedizin
Philipp-Rosenthal-Str. 27
04103 Leipzig
Telefon: 03 41/9 72 49 71

Zentrum für Reise- und Tropenmedizin Leipzig
Städtisches Klinikum St. Georg
II. Klinik für Innere Medizin
Delitzscher Straße 141
04129 Leipzig
Telefon: 03 41/9 09-26 19

München:
Abteilung für Infektions- und
Tropenmedizin der
Ludwig-Maximilians-Universität München
Leopoldstr. 5
80802 München
Telefon: 089/21 80-1 35 00
Fax: 089/33 60 38

Städtisches Klinikum München
Klinikum Schwabing
Klinik für Hämatologie, Onkologie,
Immunologie, Infektiologie und
Tropenmedizin
Kölner Platz 1
80804 München
Telefon: 089/3068-2228

Augenklinik der Universität München
Abteilung für Präventiv- und
Tropenophthalmologie
Mathildenstr. 8
80336 München
Telefon: 089/51 60-38 24

Potsdam:
Infektionsklinik des Klinikums
Ernst von Bergmann Potsdam
Charlottenstraße 72
14467 Potsdam
Telefon: 03 31/241-0

Rostock:
Klinik und Poliklinik für Innere Medizin
der Universität Rostock
Abteilung für Tropenmedizin und
Infektionskrankheiten
Ernst-Heydemann-Str. 6
18056 Rostock
Telefon: 03 81/4 94-75 11
Fax: 03 81/4 94-7 509

Saarbrücken:
Klinikum Saarbrücken, Infektiologie
Winterberg 1
66119 Saarbrücken
Telefon: 06 81/9632531

Tübingen:
Institut für Tropenmedizin der Universität
Tübingen
Wilhelmstraße 27
72074 Tübingen
Telefon: 0 70 71/2 98 23 65

Tropenklinik Paul-Lechler-Krankenhaus
Paul-Lechler-Str. 24
72074 Tübingen
Telefon: 0 70 71/20 60

Ulm:
Sektion Infektionskrankheiten und
Tropenmedizin

Klinik für Innere Medizin III der Universität
Ulm
Robert-Koch-Str. 8
89081 Ulm
Telefon: 07 31/5 00-4 55 01
Fax: 07 31/5 00-4 55 05

Würzburg:
Tropenmedizinische Abteilung der
Missionsärztlichen Klinik
Salvatorstr. 7
97074 Würzburg
Telefon: 09 31/7 91-28 21

REGISTER

2+1-Schema 96
3+1-Schema 96

A
Allergie 107
Alternative, der Impfgeg-
ner 70
Anophelesmücke 119
Antikörper 38
Arbeitsmedizin 104
Arzneimittelwirkungen,
unerwünschte 56
Arzneimittelüberwa-
chung 51
Aufklärungsgespräch 88
Aufklärungspflicht 88
Autismus 63
Autoimmunkrankheiten 63

B
Bakterien 39
BCG-Impfung 98
Beratung, reisemedizini-
sche 114
Blattern-Belzen 29
B-Lymphozyten 38
Bundesversorgungs-
gesetz 64

C
Cholera 118

D
Darmeinstülpungen 64
Diphtherie, Impfung für
Kinder, Tabelle 126

–, Impfung für Erwachse-
ne, Tabelle 146
Dreifachimpfstoff
– DTaP 27
– MMR 27
Dreifachimpfung 13

E
Effektivität 44
Entwicklungen, neue 53
Escherichia coli 119

F
Frühgeborene, Nest-
schutz 108
FSME 122
– durch Milch 122

– passive Immunisie-
rung 123
– Tabelle 154
FSME-Risikogebiete 122
Fünffachimpfstoff DTaP-
IPV-Hib-Impfstof 27

G
Gelbfieber-Impfung, Tabelle 155
Grippeimpfung 24, 25
– für Erwachsene, Tabel-
le 147
– neues Impfkonzept 24
Gürtelrose, Tabelle 149

H
Haemophilus influenzae
Typ b, Tabelle 129
Hepatitis A, Tabelle 157
Hepatitis B
– Tabelle 128
–, Impfkritik 66
– Reiseimpfung für Er-
wachsene, Tabelle 158
Herdenimmunität 18
Hirnentwicklung 63
Holzbock 121
Homöopathie 73
HPV-Impfung 100
–, Tabelle 130
Hühnereiweiß 107
Hygieneregeln 97
Hygieneregeln für die
Reise 117

I
idiopathische thrombozyto-
penische Purpura 63
Immunabwehr 37
Immungeschwächte 26
Immunogenität 44
Impfakzeptanz 70
Impfberatung 114
Impfbewusstsein 70
Impfempfehlungen
– für spezielle Berufsgrup-
pen 104
– für Bevölkerungsgrup-
pen 104
Impfen
– mit Dukoral® 118
–, Fakten für das 12
– Fernziele 12
–, Geschichte des 71
–, homöopathisches 76
–; Nahziele 12
Impfentscheidung
–, Fakten zur 89
–, Rechtsrahmen 87
Impffahrplan 91
Impffolgen, Studienergeb-
nisse 58
Impfgegner 69
Impfkalender der Stiftung
Warentest
– für Kinder 92
– für Erwachsene 104
Impflexikon 126
Impflücken 10, 101
Impfmasern 60
Impfnebenwirkung
–, Krankheitsverdacht 63

–, Risikosignale 62
–, Verdachtsfälle von 62
Impfpass 106
Impfpflicht, historisch 72
Impfquote 15
Impfreaktion, Melde-
pflicht 93
Impfschäden 60
–, Schadensregulierung 87
Impfschutz zweiter Klas-
se 78
Impfskeptiker 69
Impfstatus, ungeklärt 96,
106
Impfstoff, Zulassung 45
– EMA 50
Impfstoffe
–, die Hühnereiweiß ent-
halten, Tabelle 165
–, Nebenwirkungen
durch 56
, neue 30
–, Wirksamkeit von 43
–, Zukunft 54
Impfstoffherstellung 40
– mithilfe der Gentechnolo-
gie 42
– mit Zellkulturen 42
–, traditionelle 42
Impfstrategie, Impfskepti-
ker 70
Impftermin 16, 91
Impfung
–, aktive 40
–, direkte, mit Virus-
DNA 42

–, Empfehlungen für Erwachsene 103
–, Gründe für eine 17
–, ohne Empfehlung 51
–, passive 40
Impfungen
– für Erwachsene 100
– für Kinder, Entscheidungshilfe 87
–, Hypothesen und unbewiesene Behauptungen 57
–, Komplikationen 57
–, Krankheiten und Krankheitserscheinungen 57
Impfvarianten 96
Infektionsschutzgesetz 48, 64
Informationsgespräch 90

J
Japanische Enzephalitis, Tabelle 159

K
Keuchhusten – Impfstoff verbessert 43
Keuchhusten, Tabelle 132
Kinderlähmung 29
– (Nachhol-)Impfung für Erwachsene, Tabelle 150
– Impfung für Kinder Tabelle 133
Kindstod, plötzlicher 61
Kombinationsimpfstoffe 26

Komplikationen nach Erkrankung an Masern, Mumps, Röteln (MMR) und Komplikationen nach MMR-Impfung 166
Konjugatimpfstoff 32
Kosten und Nutzen 99
Kosteneffektivität 100
Krankenkasse, Kostenübernahme für Reiseimpfungen 125
Krebsimpfung 55

L
Lebendimpfstoff 39, 109
Lokal- und Allgemeinreaktionen 56
Lyme-Borreliose 124f

M
Malaria 119
Malaria, Mückenschutz 120
Malaria, Risiko seniken 120
Malariagefahr 119
Malaria-Schnelltest 121
Malaria-Vorbeugung, medikamentös 120
Masern 9
–, Spätfolgen 11
–, Tabelle 135
– (Nachhol-)Impfung für Erwachsene, Tabelle 151
„Masernparty" 10, 89

„Masernpartys", rechtlich 89
Meldeformular, Nebenwirkungen 45
Meningokokken, Tabelle 138, 161
MMR-Impfung 15
multiple Sklerose 63
Mumps (Nachhol-)Impfung für Erwachsene, Tabelle 151
Mumps, Impfung für Kinder, Tabelle 135

N
Nachholimpfungen 101
Narkolepsie 64, 67
Nestschutz 18, 108
Nestschutz, Stillen 108

O
Online-Umfrage 80

P
Panenzephalitis, subakute sklerosierende (SSPE) 11
Paul-Ehrlich-Institut 31
Pertussis, Tabelle 132
Pneumokokken
–, Impfung für Erwachsene, Tabelle 152
–, Impfung für Kinder. Tabelle 140
Polio 20
Polio, Tabelle 133

Polysaccharide der Bakterienkapsel 55

Q

Quecksilberbestandteile in Impfstoffen 63

R

Ratgeber Kinderkrankheiten 78
Reichsimpfgesetz 72
Reise, Auffrischimpfungen 115
Reiseimpfung 113
–, Checkliste 114
–, ergänzende 117
–, häufige 116
Rekombination 42
Risikogebiete 113
Robert-Koch-Institut 31
Rotaviren, Tabelle 141
Röteln,(Nachhol-)Impfung für Erwachsene, Tabelle 152
Röteln, Impfung für Kinder Tabelle 135

S

Schluckimpfung 30
Schutzdauer 44
Schwangerschaft 107
–, Impfempfehlungen 110
–, Lebendimpfstoffe 108
–, Spaltimpfstoffen 109
–, Totimpfstoffe 109
Sechsfachimpfstoff

– DTaP-HepB-IPV-Hib 27
–, Ratschlag 67
Simultanimpfung 40
Spaltvakzine 40
SSPE s. Panenzephalitis, subaktue sklerosierende 11
Ständige Impfkommission (STIKO) 31
STIKO-Empfehlungen 93
Stillzeit 107, 108, 110

T

Tätigkeiten mit Infektionsgefährdung 104
Tetanus, Tabelle 144
TOKEN-Studie 61
Tollwut, Tabelle 162
Totimpfstoffe 39, 110
Tropeninstitut 114
Tuberkulose 98
Typ 1 Diabetes 63
Typhus, Tabelle 164
T-Zellen 54

V

Vakzination 28
Variolation 29
Varizellen, Tabelle 142
Vierfachimpfstoff MMR-V 27
Viren 39

W

WHO 21
Windpocken, neue Empfehlungen zu 95

Windpocken, Tabelle 142
Wundstarrkrampf, Tabelle 144

Z

Zecken 121
Zeckenstich, Vorbeugung 124
Zentralverein homöopathischer Ärzte 76
Zoster, Tabelle 149
Zusatzstoffe 67

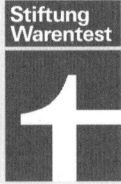

IMPRESSUM

© 2013 Stiftung Warentest, Berlin

Stiftung Warentest
Lützowplatz 11–13
10785 Berlin
Telefon 0 30/26 31–0
Fax 0 30/26 31–25 25
www.test.de
email@stiftung-warentest.de

USt.-IdNr.: DE136725570

Vorstand: Hubertus Primus
Weiteres Mitglied der Geschäftsleitung:
Dr. Holger Brackemann
(Bereichsleiter Untersuchungen)

Programmleitung: Niclas Dewitz
Autor: Carl-Friedrich Theill
Projektleitung/Lektorat: Christiane Hefendehl
Mitarbeit: Katrin Andruschow (fachlich);
Veronika Schuster
Korrektorat: Hartmut Schönfuß, Berlin
Fachliche Unterstützung:
Dr. Maria J. Beckermann, Köln;
Prof. Dr. Gerd Glaeske, Bremen;
Prof. Dr. Dietrich Hofmann, Frankfurt;
Prof. Dr. Stefan H. E. Kaufmann, Berlin;
Prof. Dr. Winfried V. Kern, Freiburg;
Prof. Dr. Michael M. Kochen, Freiburg
Titelentwurf: Susann Unger, Berlin
Layout: Pauline Schimmelpenninck Büro für Gestaltung, Berlin, Anne-Katrin Körbi
Bildredaktion: Anne-Katrin Körbi

Bildnachweis: Ralph Kaiser (Titel);
Andreas Buck S. 50
Bundesarchiv/Gathmann, Jens: S. 60
Corbis/Bettmann: S. 72
Fotolia, S. 38 (psdesign1), S. 105 (AK-DigiArt)
istockphoto/Ines Gesell: S. 118 links
Klosterfrau-Gesundheitsservice: S. 29
Mauritius-Images: S. 29, S. 32, S. 51
Picture-alliance/akg-images: S. 72
Superbild: S. 99
Thinkstock: S. 8, S. 10, S. 14, S. 16, S. 22, S. 23,
S. 25, S. 28, S. 36, S. 43, S. 52,
S. 57, S. 69, S. 74, S. 77, S. 88, S. 93, S. 96, 97, S.
101, 102, 105; Thinkstock/Banana Stock: S. 121
rechts; Thinkstock/Jupiterimages: S. 5 rechts,
S. 107 links, rechts George Doyle, S. 113 links,
S. 86, S. 121
Vario Images: S. 50, S. 113 rechts
(Christian Werthenbach)
Visum/PhotoXPress: S.41

Produktion: Vera Göring
Verlagsherstellung: Rita Brosius (Ltg.), Susanne Beeh
Litho: tiff.any, Berlin
Druck: AZ Druck und Datentechnik GmbH, Berlin/
Kempten

ISBN: 978-3-86851-136-9